Drug Research Series

禁毒研究丛书

国家出版基金项目
NATIONAL PUBLICATION FOUNDATION

U0381244

夏国美 杨秀石 等著

社会学
视野下的新型毒品

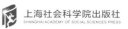

上海社会科学院出版社
SHANGHAI ACADEMY OF SOCIAL SCIENCES PRESS

禁毒是全社会的共同责任

　　第23个"国际禁毒日"前夕，上海社会科学院人类健康与社会发展研究中心执行主任夏国美研究员给我送来《社会学视野下的新型毒品》书稿，并附了一封热情洋溢的长信，邀我作序。利用端午节假期，我一气读完。这是一部"理智与情感"并存的学术性著作，采用文献搜集、问卷调查、个案访谈、专题研讨相结合的方法，集聚了大量的数据、信息作为研究的基础资料，体现了研究者严谨的学术态度。同时，蕴含着作者对人类社会强烈的情感，反映了学者肩负的责任意识和批判精神。

　　这本书从全球视角对毒品问题进行了分析、思考，具有强烈的时代特征。与一般禁毒类书的区别在于，它从文化的角度审视了毒品之所以泛滥的成因，认为这是一个涉及经济、政治和文化因素的复杂问题。即使有了各种禁毒公约和法律，实际效果仍受制于社会条件、经济实力、政治利益、司法资源、社会舆论等因素。书中还特别分析了毒品亚文化在当代中国社会的状况及其辐射对青少年的影响。

　　我对毒品危害的了解源于我长期从事的政法工作，所谓"烟枪一根，打得妻离子散；锡纸一张，烧尽万贯家产"，此话毫不夸张。上海一直高度重视禁毒工作，禁毒力度不断加大。据悉，去年上海市共侦破毒品刑事案件1 719起，其中千克以上的毒品案件68起，毒情总体处于可控状态。然而，随着毒品制作工艺的日趋高效、便捷，毒品合成种类的花样迭出，根除毒源日益困难。无须否认，上海禁毒形势依然严峻，吸毒人数呈上升趋势，目前登记在册的吸毒人数达44 423人，仅去年就新发现吸毒人员7 000人，警方缴获毒品316.16千克。较之1999年的登记吸毒人数8 437人和当年警方缴获毒品86.94千克，这十年间增幅迅猛。尤为引人关注的是，近年来各种新型毒品的使用人数大幅上升，且屡屡出现在某些俱乐部、夜总会、歌厅、舞厅、酒吧……，具有更强的消费娱乐性和文化渗透性。正是此类亚文化迎合了众多青少年崇尚个性自由、逆反家庭与社会、追求人生刺激的时尚从众心理。我常为之感慨，人啊，为什么这么愚蠢？明知毒品危害无穷,却还要以身试法。人啊,为什么这般无能? 即便在"科学"与"管理"如此发达的今天,我们依然无法完全控制住这小小的毒品。我说这话是有根据的,有数据表明,全世界的吸毒人数至今仍在不断增加,远远超过各国官方的统计数字;吸毒地域还在日益扩大,已从发达国家向发展中国家迅速蔓延;吸毒群体趋向低龄,青少年在吸毒者中的比例越来越大。人类的禁毒之战如此艰难,到底还要打多久呢?

读了这本书,让我更加坚定地认为,既然跨国界、地区的毒品生产和贸易不断扩大,世界性的毒品制贩网络正在形成,那么人类的禁毒就应该是全世界的共同责任(但因为利益所驱,谈何容易);既然国际社会已经取得的禁毒成果十分脆弱,且存在着极大的逆转可能,那么我们更应该进行新的探索,创造一条具有中国特色的禁毒之路。感谢全国人大常委会,2007 年 12 月底已经通过了《中华人民共和国禁毒法》,并于 2008 年 6 月正式实施。这部法律指明了中国特色的禁毒之路,明确了"禁毒是全社会的共同责任",为我国的禁毒工作提供了强有力的法律依据。法律还规定了宣传和教育的责任,为国民构筑一条强大的文化防线和心理防线。正如本书反复阐明的一条定理:建立健康的文化氛围,是人类安全的保障。

我衷心希望更多的禁毒、政法、宣传、教育工作者,确切地说应该是社会各界人士都来读一读这部凝聚着众多禁毒专家的智慧、感情和心血的书。如果能从中汲取和激发全社会开展禁毒工作的责任和智慧,对人类的禁毒之战作深层的文化透视,将书中的许多文化思考和建议变为现实,为探索中国特色的禁毒工作积累更多的实践经验和理论成果,我想,这应该是作者和专家们最大的欣慰。

刘云耕

2009 年

目　录

CONTENTS

CONTENTS

第一章 导　　论

　　"毒品问题"并非今日社会的新问题。科学家认为,人类可能在 5 000 年前就开始从植物中提取致幻类毒品。[①]　今天,玻利维亚和秘鲁的安第斯山原住民仍像他们的先人一样使用古柯:口里几乎总是不停地嚼着古柯叶或含着一个古柯叶球。[②]　鸦片,开始是被当做一种几乎无病不治的万灵药使用的。1805 年,德国人塞特纳分解出了鸦片首要的活性成分并将其命名为吗啡,这种活性物质具有 10 倍于鸦片的效力;19 世纪末,科学家在吗啡分子上进行了一次重要的化学转变,于是,效能大约是吗啡 3 倍的海洛因诞生了,它被当做可卡因的非上瘾性替代品投放市场。[③]

　　无论是鸦片、吗啡或海洛因,人类探究和应用此类物质的初衷主要是基于医疗的需要。然而,如同 20 世纪知识领域的两项最伟大突破"核裂变"和"DNA"研究,在给人类福音的同时也给人类带来了两种最大的危险,即"核武器扩散"和"克隆人"一样,19 世纪对临床医学产生重大影响的吗啡与海洛因,也未可预料地给人类带来了巨大的苦难。正如哲学家罗素所言:"科学提高了人类控制大自然的能力,因此据认为很可能会增加人类的快乐和富足。这种情形只能建立在理性基础上,但事实上,人类总是被激情和本能所束缚。"激情和本能驱使人类一次次开启"潘多拉魔盒",从而引发一系列灾难性的连锁反应。

　　近半个世纪以来,人类目睹了毒品问题的全球化,毒品蔓延的范围已扩展到五大洲的两百多个国家和地区。联合国麻醉品管制署提供的资料显示,20 世纪50 年代,全球的吸毒人数约为 910 万人,但目前该数字已上升为两亿多人,其中17 至 35 周岁的青壮年占 78%;20 世纪 50 年代,全球的毒品交易额为年均 20 多亿美元,但现在已达 8 000 至 1 万亿美元。为惩治毒品犯罪、阻止毒品蔓延,世

---

　　① 科学家很早就认为人类使用毒品的历史非常悠久,但一直缺乏支持这一理论的根据。2008 年,英国伦敦大学的克塔·凯与美国北卡罗来纳州立大学的考古学家科特·菲茨帕特里克在加勒比海的卡里亚库岛上找到了一些新的线索,是一些陶碗和用来吸食毒品烟雾或粉末的管子,并确定这些工具属于南美史前部落。科学家认为,史前人类吸食的这种毒品是"柯合巴",即一种用某种含羞草属植物的种子制成的致幻剂。英国《每日电讯报》网站 2008 年 10 月 19 日。

　　②③ 〔美〕O.瑞、C.科塞著,夏建中等译:《毒品、社会与人的行为》,中国人民大学出版社 2001 年版,第 128、330—331 页。

界各国投入了大量的人力、财力、物力,布下天罗地网,但毒品的生产、提炼、走私和吸食非但没有禁绝,反而花样翻新,变本加厉,对人类健康和社会发展带来空前的威胁。

中国曾是受到毒品危害最为严重的国家。19 世纪中叶,西方殖民主义者强行向中国输入鸦片,中国人民深受其害。新中国成立前,全国范围内种毒、制毒、贩毒、吸毒现象十分严重,当时有 100 万公顷的罂粟种植,有 30 万人以贩毒为业,吸毒总人数大约为 2 000 万。以当时人口总数 5.4 亿计,平均每 27 个人当中就有一个是瘾君子。新中国成立后,人民政府开展了声势浩大的禁绝烟毒运动,收缴毒品,禁种罂粟,封闭烟馆,严厉惩办制贩毒品活动,短短 3 年时间,就基本禁绝了为患百余年的鸦片烟毒,创造了举世公认的无毒国奇迹。

然而,30 年后,中国的毒品问题又开始面临新的挑战。随着世界经济一体化格局的形成,西方社会巨大的毒品消费刺激了世界各国的毒品生产和流通,毒品问题逐渐演变为一个全球性问题,开放的中国也无法例外。1991 年,中国登记在册的吸毒人数是 14.8 万人,1992 年为 25 万人,1994 年为 38 万人,1995 年为 52 万人,1997 年为 54 万人,到 2008 年底,已达 112.7 万人。如果按每一显性吸毒人员背后至少有 4 名隐性吸毒人员的国际惯例计算,国内的实际吸毒人员已达 450 万之众。尽管自 2006 年以来,中国滥用海洛因等传统毒品的人数开始趋于稳定,基本保持在 70 万人左右,但滥用冰毒、摇头丸、氯胺酮等新型毒品的人却呈不断扩大蔓延之势。[①]

吸毒在英语中叫作"drug abuse",意为"药品滥用"。但是,无论从哪个角度来看,被称为毒品的药品都不能与其他药品相提并论,因为毒品所造成的身体和精神依赖性,即人们通常所说的"毒瘾",对人类的危害有目共睹。对于大多数成瘾者来说,对渴求用药的强烈欲望是很难摆脱的。而毒品犯罪不仅会与黑社会、暴力、凶杀等联系在一起,成为许多刑事犯罪和社会治安问题的重要诱因,还会导致艾滋病等多种传染病的扩散流行,给人类安全带来巨大威胁。

与中国百年前遭受帝国主义外来鸦片入侵的灾难不同,今日中国的毒品危害主要已经不是强敌压境,公开入侵的结果,而是在全球化背景下,由人们自身的生活方式、生活态度和文化理念的演变给毒品的渗透提供了潜在的市场。

经历了旧中国一百多年灾难深重的痛苦,又经历了新中国前三十年艰辛摸索的磨难,迅速改变贫困落后的面貌,以健康强盛、不受欺凌的姿态立足世界民

---

① 公安部禁毒局:《2006 年中国禁毒报告》,http://www.mps.gov.cn/n16/n80209/n80481/n804535/804663.html。

族之林,是中国人民基本的需求和最大的愿望;发展经济、提高人民的生活水平是中国改革开放不可阻挡的历史潮流和社会进步的必由之路。

但是,随着经济的发展及自由时间的逐渐增多,现代人正面临着更重大、更棘手的问题——物质富足之后精神世界的严重贫乏。如今,"郁闷"二字成了很多人,尤其是年轻人的口头禅;物质文明和精神文明的非同步发展,不仅让一些人失去了生活的目标,产生了意义的真空,也加剧了酗酒、吸毒、赌博及其他不健康的甚至可能导致犯罪的生活方式的蔓延。

人类的认识总是随着实践的发展而不断深化的。在经济落后的条件下,摆脱贫困、走向富裕是人们普遍的渴望。但是,一旦实现了从贫困向富裕的转化,由充裕的闲暇与过度的消费催生的享乐主义价值观,以及由此造成的普遍的社会病,已经成为威胁人类未来健康发展的更严峻挑战。对此,具有洞察力的20世纪的思想家们早已有过许多经典言论。如著名经济学家凯恩斯在1932年就在《预言与劝说》一书中预言:"经济问题将可能在100年内获得解决,或者至少是可望获得解决。这意味着,如果我们展望未来,经济问题并不是'人类永恒的问题'。……自人类出现以来,第一次遇到了他真正的、永恒的问题——当从紧迫的经济束缚中解放出来以后,应该怎样来利用它的自由? 科学和复利的力量将为他赢得闲暇,而他又该如何来消磨这段光阴,生活得更明智而惬意呢?"

今天,我们曾经称之为"西方社会病"①的种种现象,已经不再是一种地域性现象,而是伴随经济发展而出现的人类普遍的共性现象。因此,我们有必要借鉴发达国家的经验教训,从人类发展的固有规律深刻认识这种现象,对前进中的陷阱或误区保持高度警觉和清醒的意识。

历史的进程不是笔直的,文明的步伐常常在物质力量和精神力量的矛盾中交替。保持物质文明和精神文明的均衡发展,是马克思主义历史辩证法深刻的政治艺术,也是中国共产党"两个文明一起抓"的基本方针。人类社会的文明进步不仅仅是创造美好,也包括战胜罪恶。毒品的演变向我们发出的一个警示是:从发展和进步的根本意义上说,应对新型毒品的挑战已经迫在眉睫,是亟待解决的重大的社会战略问题。因此,弄清毒品演变背后的社会、文化和人性根源,为禁毒决策提供理论层面的科学依据,已经成为今后禁毒工作的一个重要方向。

长期以来,人类始终将毒品当做一种外在的敌人,各国政府的现行政策无一例外,主要集中在如何禁绝毒品和遏制毒品来源的视角上。但是,尽管我们付出了艰辛的努力,却依然没有从根本上找到解决毒品问题的最后法宝。因此,反对

---

① [美]柏忠言编著,张蕙兰助编:《西方社会病》,三联书店1983年版。

毒品的每一次战役胜利之后,都会出现一个新的战场。

这一现象本身应该引起我们的反思:人类对毒品的认识是否还存在着盲区? 面对传统毒品向新型毒品的演变,我们是否到了应该换一个角度思考问题的时候?

如果我们不只是从毒品本身去解读它对人类的危害性,更注重从人类自身的弱点去寻找毒品何以能够持久发生魔力的根源,那么,我们是否可能在对毒品的认识和禁毒的决策方面获得某种新的进步呢?

本书所要揭示的就是这样一个从新的视角所思考的问题。

回顾迄今浩如烟海的禁毒史实和种种理论,关于毒品作用的心理机制以及人性本身的弱点如何受制于毒品的研究成果已经非常丰富,但其中的多数研究只是以个人为主体或从生物学角度展开的行为分析。问题是,社会生活中的个人行为常常是超越纯粹生理的界限而带有历史和文化内涵的,尤其是进入信息社会中的个人,历史因素的积淀和社会文化的浓缩已经以全新的方式笼罩或渗透到个人行为中。

在当代社会中,毒品的流行不仅与特定的社会阶层或群体紧密相关,而且与社会政治、经济环境,特别是某种文化思潮的影响密切相关。文化和信息的全球高度一体化,导致个人行为的社会文化特征越来越浓厚,在某些情况下,个人行为的反映几乎可以看成是社会演变的缩影。因此,尽管法律可以将个人的行为结果规定为个人意志的产物,并由个人自己承担最终的法律责任,但是,从吸毒行为的形成机制和文化根源中可以发现,构成世界难题的毒品滥用现象,是具有深刻的社会文化背景和复杂的社会心理机制的。深入分析从海洛因滥用的明显减少到新型毒品滥用的迅速增加的现象背后不断演变的社会文化根源,对于提升禁毒决策的科学性和合理性无疑是有重要价值的。

如果说,对付外来毒品的侵犯是一场传统意义上的阻击战,可以用比较强硬和痛快的方法去解决,那么对付现代毒品的渗透,便是一场综合领域的持久战。要全面、科学地认识毒品的演变问题并为对策的制定和实施提供科学的依据,需要多学科的全面研究以及社会、文化和教育等领域的综合治理,需要系统的思考和实践的探索。

作为上海市禁毒基金资助的一项研究成果,本书的写作把握了第一手资料和相对前沿的实证信息。其特点在于研究者通过大量实证调查和深度访谈,力图揭示毒品演变背后更深层次的问题,通过科学的探索和理性的思考,把握毒品演变的主要特点和规律,从理论和实践层面提出具有建设性的见解。

第一节 毒品滥用的演变

2009年1月31日,英国《世界新闻报》在其网站上公布了轰动北京奥运会泳坛的美国巨星菲尔普斯手拿玻璃针管吸食大麻的照片。次日,菲尔普斯发表个人声明,正式就吸毒事件向公众道歉。丑闻一出,全球震惊,菲尔普斯再次成为世界各大媒体的焦点。尽管媒体和公众都没有对这个23岁的年轻人进行强烈的批评,而是采用了中性甚至宽容的态度给予了评价,但吸毒就是吸毒,菲尔普斯的"粉丝"中有很多是青少年和儿童,没有哪个家长愿意自己的孩子学他吸食大麻。由此,大麻——这一低矮平常的野生植物,又将一位世界泳坛骄子逐出了神坛。

今天,在西方社会,明星使用毒品的报道已算不得什么新闻。在中国,近年来这类报道也越来越多地见诸报端。问题是,人们为什么要使用毒品?为什么总有这么一些人,包括那些看上去颇有头脑、事业上已经取得一定成绩的人,竟然甘愿冒着被道德谴责甚至法律制裁的风险,偏要去体验毒品的刺激呢?社会怎样才能有效阻断人们吸毒呢?

透视漫长的毒品发展史我们将不难发现,今天被人们称为"恶魔"的毒品,在其悄悄侵入人类的生活方式时,并不是以一种狰狞可怖的面目出现的,相反,毒品对人类的诱惑不仅与特定的社会阶层或群体紧密相关,而且总是伴随着特定思想和文化思潮的影响,迎合着人性的某种自然需要,以潜移默化的形式悄无声息地渗透蔓延的。对于外在的敌人,人们是比较容易识别和警惕的,但是,要驱除潜藏于人性中的恶魔,却无比困难。

2002年1月,英国媒体曝出王储查尔斯的次子、17岁的哈里王子与学校的伙伴们一起吸食大麻的新闻,引发了英国公众对青少年吸毒问题的强烈关注。青少年是人性生长的幼稚阶段,也是人性欲望的旺盛阶段,毒品之所以最容易从青少年身上突破防线,就是因为不成熟的人性难以辨别社会文化编织的复杂陷阱而给毒品的进攻留下了太多的机会。可以说,社会文化对毒品的流行起了推波助澜的作用,同时也是毒品难以禁绝的主要症结之一。因此,从社会文化的视角寻找抵御毒品的有效方法,应当成为禁毒教育关注的焦点。

但是,人类的认识常常落后于迅猛发展的现实。今天,正当联合国为"毒品管制已经取得了重大成果","全球的鸦片生产减少了70%"①而欢欣鼓舞时,几

---

① 国际麻醉品管制局:《2008年世界毒品报告》。

乎所有的国家都开始忧虑起化学人工合成毒品的危害。人们担心"禁毒之战"将变成一场"可能永远也打不赢的战争",因为大量的毒品已经不再需要通过大面积的辛苦种植从植物中提取原料;方便快捷的合成毒品正以令人心惊的速度,借助"消费文化"和"享乐文化"的掩护,向人性的弱点发起新的攻势。所谓"知己知彼,百战不殆"。人类之所以对毒品的诱惑会产生两种截然不同的反应:拒绝诱惑或接受诱惑,其中一个非常重要的原因就在于人类能否洞悉自己的弱点。但是,正如历史上不少伟大的思想家曾经说过的那样:"人最不了解的是自我";而经验的常识也告诉我们,"烛光底下是暗处"。为了认识毒品挑战的时代特征,我们将从社会文化和人性自我的视角对毒品滥用的演变特点和原因进行剖析。

一、从药品到毒品的演变

毒品,一种细微而不起眼的物质。它既没有生命、不会繁衍传染,也不会爆炸、没有杀伤威力,它所具有的只是一种诱惑。人们只是在自动接受它的诱惑以后,才会陷入不能自拔的堕落状态。为此,被人们视为魔鬼的毒品,其魔性本不在物性而在人性。正如佛教所言,魔由心生,心中无魔,活人何以被静物所制?

说到心魔,其实起因并不骇人听闻,最初几乎就是构成一般追求的自然人性。只是在扩展以后,失去了合理的控制才成其为魔。这种变异如同人类同样感到恐怖的癌症病变一样。癌症也并非天外病魔,最初也是体内的正常细胞,因为生长过程中受到复杂的刺激,发生变异,转向恶性的趋势而成为癌细胞。生命的这种变异规律,不独存在于生理机体的发展中,也存在于精神的发展中。每个吸毒者都会有一段被毒品诱惑的故事或经历,虽然情节不同,表现了个人吸毒经历的偶然性,但是被诱惑的性质却是相同的。这种共同性,来源于特定的社会文化环境和人性的普遍弱点。当我们超越个人变异的多样性和偶然性,从毒品演变的历史中来解读这种普遍性时,将会对不同社会背景下的人性的弱点获得一种新的认识。

虽然毒品在今天被法律明文规定的种类已经多达两百多种,但最古老而具有代表性的就是从植物罂粟中提取的鸦片。作为一种植物,人们通过考古发现,早在新石器时代,就在小亚细亚及地中海东部山区发现了野生罂粟。罂粟最早的历史记载是在3 000年前的希腊荷马史诗《伊利亚特》和《奥德赛》中。因为荷马史诗是民间口头文学,直到公元前5世纪以后的雅典时代才将它文字化,因此,详细记载罂粟制作鸦片和它的医用功能的是在古希腊的医学家希波克拉底的文集中。从公元前3世纪到公元1世纪,希腊医生和药物学家,特别是迪奥斯科里斯的《药物论》和狄奥夫拉斯图斯的《植物研究》已经对鸦片的镇静作用和危险性有了非常详细的了解。这种了解令医生和药物学家之间对鸦片的使用是否正当引起了长期而激烈的争论。[①] 这种争论让人类对鸦片的使用保持了一种谨慎的态度,在相当程度上限制了鸦片的滥用。因此,尽管人类使用鸦片的历史已有 3 000 年之久,但它真正成为一种滥用的毒品,却发生在近代社会。

要考察鸦片从药物到毒品的演变,直接的经济和政治因素是非常明显的,但经济和政治因素之所以能够发生作用,却完全是在人们对鸦片的需求程度达到空前基础上的结果。而这种需求程度的出现与人性追求刺激的弱点密切相关。

在古老的鸦片成为弥漫世界的毒品之前,人类社会就已经开始了各种刺激性物质的交易和享用。烟草、酒精、咖啡、可可和茶等等现代人熟悉的日常生活用品,就曾是引起基督教社会道德和法律巨大争论的物质。与传统中国古老的米酒和茶道之养生文化不同,近代西方国家通过商业和航海开展的上述物质交易,在相当程度上是为了满足人性追求刺激的需要。

到了 16 世纪,人类社会进入了一个伴随航海业发展而出现的大发现年代。许多原本属于世界不同国家与地区人民的生活用品,通过船运被广泛传播开来。烟草和可可由西向东传播,是早期欧洲人开拓美洲殖民地带来的;而咖啡和茶则是由东向西传播,通过贸易和旅游,咖啡从奥斯曼帝国引入欧洲,茶从中国引入欧洲。而各国都有的传统酒类,却随着近代科学对酒精的认识而逐步退出历史舞台,取而代之的是大量生产的烈性酒。具有讽刺意味的是,所有这些物质在最初被引进的时候,总是伴随着医用的价值。因为人们害怕外来不明物质的危害性,只在医用价值的解释及其所伴随的心理暗示作用下,人们才可能大胆尝试。而一旦尝到甜头,此类物质很快就会被推广并普及开来。

在后现代理论和个性文化盛行的社会中,习惯了各种刺激性消费的人们可能很少再会将这种消费与道德危机联系起来。但是,在宗教和道德统治仍然发生威力的 16—18 世纪的西方,这些外来物质的传播和使用,却引起了轩然大波。对人性具有"理性与欲望"、"天使与魔鬼"分析传统的西方社会来说,这些追求刺激物质的使用,不仅具有放纵欲望、扼杀理性的作用,而且会诱发人性中魔鬼的成分不断增长。因此,除了中国的茶在养生保健方面具有公认的积极作用、与西方宗教的自我警戒和道德虔诚基本一致而没有受到价值非议外,其他物质因为都具有对人性欲望不同程度的放纵作用,而受到来自道德方面的禁止和反对。特别是烟酒的危害性,至今仍被列为与毒品同类的防范物品。

---

① 参见约翰·斯卡伯勒:《崇为神圣药物的药理学:芳草和植物根》,载克力斯托弗·A.法拉翁和德克编:《魔法主教:古希腊魔法和宗教》,牛津,1991 年版,第 138—174 页。

然而 16 世纪以后的西方社会,毕竟进入了社会大变革的时代,宗教道德统治已经不再能起绝对的作用。有反对的理论,就会产生辩护的理论。那种认为刺激物的使用可以更加促进自我节制能力培养的理论,则极为巧妙地获得了辩护的效应。"宗教改革使人们开始探求以个人责任为中心的人的得救。其伦理主张得救可以在自制和自律的基础上进行。清教派及其 18 世纪的后续运动虔信派,甚至更加强调一种以节制和警觉为向导的日常生活的实用道德。各种新的刺激对思维的干扰作用,有时候让人担心会更放纵,成为威胁道德秩序的幽灵,有时又使人觉得有助于更加节制,而这在欧洲教士和道德家的研究中不可避免地会凸显。"①但是人性欲望的"潘多拉魔盒"效应再次得到了普遍的印证。数百年来世界各国针对烟酒危害开展的禁烟禁酒令相继失败,证明了人类在自我节制方面的软弱性。

鸦片进入中国的最早记载可以从唐朝见到。《旧唐书·列传》第 198 卷记载了乾封二年(666 年),东罗马帝国派遣使者进献万能解毒药品"底也伽",它由六百多种物质合成,其中最主要的成分就是鸦片。不久,罂粟也进入了中国,因为罂粟花非常漂亮,除了医家研究其提取物的药用价值外,主要被用作观赏。虽历经唐、宋、元多个朝代,却并没有将鸦片作为刺激性物质用于享受之中。直到明朝中后期,鸦片有了进口,吸食鸦片的风气也通过经贸交流传入中国。由于鸦片价格昂贵,与黄金相等,故吸食风气首先在生活无忧、追求享乐、纵欲的皇亲贵族和优裕的等闲阶层中开始流行。他们不仅把吸食鸦片当做一种奢靡的享受,而且还将它作为比富斗阔、显示等第的方式。在统治阶层的影响下,吸食鸦片的风气开始向民间传播,并逐渐演变为一种"文化",以至连媒人说媒,也以日吸几钱烟膏为衡量家财的标准;遇红白喜事,也以排出多少张烟榻为场面大小。"鸦片文化"的形成及其示范效应和导向作用,对鸦片在中国的大规模流行起到了推波助澜的作用。

人类发现罂粟 3 000 多年,始终将其作为药品使用。从表面上看,罂粟由药品演变为毒品,是由于近代社会的发展和交流技术为之创造了条件,但实际上,它是人性追求享乐、纵欲的弱点通过相应文化的释放完成了演变。如果不是因为鸦片成瘾后的戒断痛苦远比烟酒的戒断来得残酷,人们对鸦片的接受过程与对烟、酒、咖啡、可可、茶叶的接受过程,可能并不会产生本质的区别。

这显然不是一个好的结论。因为毒品的接受过程越是接近日常生活习惯,就越是难以引起警惕,难以被阻断。因为追求享乐、纵欲,是生活基本需要获得

① [英]罗伊等著,鲁虎译:《历史上的药物和毒品》,商务印书馆 2004 年版,第 48 页。

满足后人性的一般弱点。这种弱点在相应文化的包裹下,通常会被认为是自然的和天经地义的。如此,它在不知不觉中就会成为心魔生长的土壤。

二、毒品刺激的不断升级

历来的禁毒教育总是从结果的危害和悲剧性出发反过来恐吓人们去抵御开始时的诱惑,所谓"不吸第一口",是最具典型的警告人们不要涉足毒品的开始。然而,正如禅宗故事中老和尚"女人如虎"的理性禁言终究不能代替小和尚"'虎'最可爱"的感性直觉一样,理性是不能代替经验的,尤其是结论性的理性,更不能代替潜移默化的经验过程。从追求一般性的享受和刺激,慢慢发展到追求毒品刺激的阶段,其经验的过程不仅在空间上有相应文化的氛围在烘托而不是独立的;且在时间上往往是一个漫长的、心理能量积累的过程。仿佛集聚下滑能量的惯性体,终究不是深渊前的最后一级台阶所能阻止的。如果人们无力掌控这一过程,要想获得"不吸第一口"的理性力量又将从何而来?

况且,生命不会满足于一成不变的享受。生产的发展和科技的进步,最后总会落实到提升享受的等级,开发新型的刺激上。在一部《享受不尽的十二种生活方式》的著作中,除了茶情、山水、古玩等陶冶情操的几项享受与追求刺激的现代享受观念保持了一点距离,其余派对情迷、雪茄风范、咖啡情调、美食潮流、入夜生活、网络时空、野外乐趣等项目大都涉及刺激的内容。

正如美国《未来学家》杂志撰文说:"随着知识经济时代的来临,未来的社会将以史无前例的速度发生变化,也许 10 至 15 年后,发达国家将进入'休闲时代',发展中国家将紧随其后。休闲、娱乐和旅游业将成为一个经济大潮,并席卷世界各地。新技术和其他一些趋势可以让人们生命中 50% 的时间用于休闲。休闲的中心位置将会进一步突出,人们的休闲观念也将发生本质的变化。"① 这是生命永恒的特点,它展现了自我的创造力,促进了世界的发展;也放大了自我的缺陷,给毒品的侵入撕大了缝隙。

罂粟、鸦片,因为我们将其冠之"毒品",因而其花朵的美丽成了邪恶,其果实的熏香成为魔力,在人们意念的幻恐中,开始忘记它们作为自然的植物和果实。其实,它在对人作用的时候,与一切其他植物和果实一样,具有相同的规律。

人类开始食用鸦片的时候,如同食用其他自然恩赐的食物一样,并无任何奇异的心理。中国古代有用鸦片来煮佛粥、磨乳汁和服生鸦片等实用法;法国人有榨罂粟油食用法;印度人有制作鸦片干饼食用法;英国人则有鸦片泡茶饮用法

---

① 杨成刚主编:《享受不尽的十二种生活方式》前言,北京出版社 2004 年版。

等。因为这种有限的食用方法令人体能够吸收的吗啡成分并不多,如同酒中的乙醇、烟中的尼古丁给人产生的嗜瘾,不足以在短期内严重危害人类的健康和生存。于是如同不断改善饮酒、喝茶方法以获得新的刺激性享受一样,人们也在不断寻找改善鸦片的使用方法以获得新的刺激。

终于,到了17世纪,荷兰人将苏门答腊人发明的火食吸用法传入中国,其巨大的刺激效果一扫上千年的传统鸦片食用法,在强烈提升人的刺激欲望的同时,也让人陷入了无法自拔的吗啡控制中。以后的三百年,从鸦片到海洛因等不断的纯度提升和种类翻新中,人们从毒品中获得的刺激和所受到的控制,也都在不断升级。如果我们将它头上的毒品字样删除,那么我们并不能发现它与其他实用品的发展有什么不同的规律,它只是满足了人类不断升级的快感心理的自然过程。面对这种自然过程,仅仅加上"毒品"的字眼,能否将它从人类自然漫长的享受心理中连根拔除呢?

毒品,在理性上,在法律上,是可以截然分割,明确警示的。但是,在寻找刺激和快感的自然心理中,它与其他刺激物共有的物理作用都是难以区别的。已有的研究证实,青少年在吸毒前几乎都沉湎于享乐,娱乐时间大大超过合理的学习、工作时间;追求刺激、吸烟成瘾几乎成为吸毒前的必然规律[1]。对世界头号毒品大国美国青少年毒品滥用成因的研究已经证实,毒品的泛滥与不断变异的个性享乐文化和消费刺激文化之间存在着令人触目惊心的紧密关联。

西方的感官刺激寻求理论很重视人类自身特质在滥用毒品中所发挥的作用。[2] 寻求感官刺激是人性的特征,人类被一种无形的动力所驱使,喜好寻找多样、新奇又复杂的感受,并乐意为了实现这些感受而承担风险并寻找刺激。[3] 由于使用毒品能带来一种内在的愉悦感并同时需要承担社会风险,[4]因而它能给人带来精神上的刺激和兴奋感。这些都与个人对感官刺激需求的程度直接挂钩。刺激程度越深,就越有可能沉溺于毒品带来的快感和兴奋。

近年来,在国内足球、音乐、影视圈里频频曝出吸毒丑闻。尽管每个使用毒

---

① 参见夏国美:《社会学视野下的禁毒研究》,《社会科学》2003年第10期。

② Newcomb, Michael and Earleywine, Mitchell. 1996. "Intrapersonal contributors to drug use: The willing host". *American Behavioral Scientist*, 39(7): pp.823—837.

③ Roberti, Jonathan W. 2004. "A review of behavioral and biological correlates of sensation seeking". *Journal of Research in Personality*, 38: pp. 256—279; Zuckerman, M. 1979. *Sensation seeking: Beyond the optimal level of arousal*. Hillsdale, NJ: Lawrence Earlbaum Associates; Zuckerman, M.1994. *Behavioral expressions and biosocial bases of sensation seeking*. Cambridge, NY: Cambridge University Press; Yanovitzky, Itzhak. 2006. "Sensation seeking and alcohol use by college students: Examining multiple pathways of effects". *Journal of Health Communication*, 11(3): pp.269—280.

④ Wood, P.B., Cochran, J.K., Pfefferbaum, B., and Arneklev, B.J. 1995. "Sensation-seeking and delinquent substance use: An extension of learning theory". *Journal of Drug Issues*, 25(1): pp.173—193.

品者都会有各自的行为解释,但总体上看,当吃喝玩乐等所有的生活享受都太轻而易举就能得到或实现,当一切都玩腻了、厌倦了,对那些人生"穷"得只剩钱的人来说,就只有寻找新奇刺激的东西才能激发起尝试欲望,而毒品那虚无缥缈的"快感"和高昂的"身价",则正好迎合了这种需要。

其实,毒品只不过是诸多满足人类感官刺激的手段之一。我们有许多被主流文化所接受的手段,如极限运动,像越野摩托、攀岩、蹦极,或者其他看来并无危险性的选择,比如听音乐、旅游、欣赏艺术作品,也同样可以给人带来感官上的满足与享受。① 对某种运动之是否合理与危险的文化价值判断,需要成熟理性的认识去限制。问题的困难在于追求刺激的精神享乐作为一种不断上升的感官运动,中间并没有任何界限。缺乏成熟理性的年轻人更多地倾向于"跟着感觉走"。于是,在实际生活中,不断升级的追求刺激和享乐的社会文化,为年轻人提供了走进毒品世界的潜移默化的环境氛围。

如果说,一个人在其漫长的成长过程中,家庭与社会在儿童时代起就不断满足其各种追求刺激与享乐的心理,并认为这一切都是合情合理合法的,于是当其慢慢长大,在不知不觉中需要继续延长和提升这种需求,并发现吸毒是可以令其得到满足而不由自主地陷入其中时,理性的判断要左右经验的感觉是非常困难的。在法律和文字上,我们可以给出界限,将过程割断,给最后的行为定性,但在心理的自然过程中,这种割断犹如抽刀断水,自欺欺人。要阻断这样一个过程,人类遇到的并不是一个新的难题,而是一个古老的普遍存在的难题。在人类很早的智慧中就提出了著名的"谷堆论"和"脱发论",即:当你一粒一粒将谷子放在一起的时候,放到第几粒时算一堆? 或者当你一根一根拔去头发的时候,拔到第几根时算秃子? 此外,经济学上还有著名的"边际效应"理论:人吃了九个饼仍没有感觉饱,吃到第十个饼后感觉饱了,那么,吃饱的结论是否应归结为第十个饼的功劳呢? 显然,这是一种无法割断的自然过程。如果我们不能从根本上找到控制人性这种弱点的方法,毒品泛滥就会是这种弱点走向极端后必然开出的罂粟花。

三、时尚魅影中的毒品文化

从全球范围看,所有被滥用的毒品中,大麻滥用的人群面最广。在 20 世纪 30 年代,大麻曾被列为全球毒品消费的头号大国——美国"年轻人的杀手",

---

① Roberti, Jonathan W. 2004. "A review of behavioral and biological correlates of sensation seeking". *Journal of Research in Personality*, 38: pp.256—279.

1936 年,大麻在美国被列为违禁药物。但是,到 70 年代末,美国很多地方已经将大麻"非犯罪化"。在 1978 年和 1979 年的高峰期,美国高中高年级学生中曾经吸食大麻的人数居然超过 60%。1980 年里根政府上台,又开始采取对所有不合法毒品的"严厉的"态度,大麻也不例外。事实上,随着美国社会的变化,一直是社会主要关注对象的毒品也经历了一连串的更迭:70 年代是大麻、LSD 被大规模"尝试"的年代,然后 LSD 让位于"天使之粉",接下来是海洛因、可卡因和快客。90 年代,LSD 和大麻的使用又开始回升。①

改革开放以后,发达国家的思想文化迅速而广泛地影响了中国人的生活方式和价值理念,特别在时尚领域,国外的新事物在国内的流行速度,常常超出人们的想象。从饮食文化到影视文化,从吃穿住行到生活娱乐,外来文化在中国占领的市场份额越来越大;而被认为可以"无限扩大想象空间"和"彻底释放压力"的毒品消遣,也被一部分年轻人当做时尚文化而全盘接受。开始是以海洛因为主的传统毒品,继而是冰毒、摇头丸和氯胺酮等新型毒品。

20 世纪 90 年代,中国的海洛因缉获量一直排列在世界前四位,并且占东亚和东南亚地区很大的份额(约占 3/4 到 4/5),而国家公布的毒品滥用者的登记数字,也从 1990 年的 7 万人增至 2002 年的 100 万人,11 年中增加了近 13 倍。2000 年,中国缉获苯丙胺类兴奋剂(不包括"摇头丸")20 900 千克,在全球排名第一;该年兴奋剂全球缉获量半数以上(55.4%)是在中国境内缉获的。这意味着正在肆虐全球的以冰毒为代表的兴奋剂已经构成对中国的严重威胁。

从药理学层面看,海洛因对人体所产生的作用与鸦片相似,主要是镇痛和麻醉,使用后能让人产生一种似睡非睡、似真似幻的如梦般状态。精神药理学家的研究证实,在所有对精神起显著作用的毒品中,海洛因的"潜在依赖性"最高,它的这一特性决定了成瘾容易、戒断极难;而新型毒品主要作用于中枢神经,甲基苯丙胺可以让人产生欣快感、自信心增强、疲劳感消除等正性效应;MDMA 等可以改变吸毒者的知觉和心境,减轻自身的焦虑心情、出现梦幻般的感觉等正性效应,不易产生身体依赖性,但更容易产生精神依赖性。

随着全球毒品种类流行趋势的变化,进入 21 世纪以来,海洛因在中国年轻群体中的时尚指数直线下降,甚至被视为是一种"老土"(落伍)的行为;与此同时,"溜冰"、"打 K"和"摇头"的地位迅速飙升,一跃成为时尚圈中的流行元素。由于新型毒品的使用没有明显的身体依赖性,因此通常被视为软毒品,而且这类

①　[美] O.瑞、C.科塞著,夏建中等译:《毒品、社会与人的行为》,中国人民大学出版社 2001 年版,第 150、5、411—414 页。

毒品的使用可以通过群体性的场景刺激,将人的精神幻觉在现实世界中不断放大,故具有极大的心理诱致性和欺骗性,传播速度极快。目前在中国,这类毒品的传播借助时尚领域的流行文化,正在从两个方向扩展:

其一是竞争方向。在竞争异常激烈的社会中,一些人为获得超强竞争能力而使用新型毒品,实际上也是间接为了追求刺激和享乐,因为成功就意味着可以获得更多的快乐和刺激。如国内外媒体不断有所曝光的演艺体育明星使用兴奋剂和新型毒品的报道,不经意间便成为毒品文化借力的跳板。尽管媒体是以负面新闻加以批评报道的,但由于明星崇拜的盲目性,本来应该被毒品污名的明星,反而成了修饰毒品的广告。盲目追随和体验明星生活方式的狂热,成为毒品亚文化渲染和鼓动年轻人尝试的重要手段。"现在演艺界很多人都用这个,否则他们连演几个场子,怎么吃得消?""现在用这个东西的明星不少,他们又不是傻子,真的有害难道他们还会用?"个案访问中类似这样的话语,在拉拢新人进入新型毒品圈的过程中,几乎都要作为最具怂恿性的劝说词。而原本在圈外犹豫的人们,在这样的语言蛊惑下也就产生了尝试一下的冲动。①

其二是娱乐方向。在生存劳动压力减轻,休闲娱乐时间增长的现代社会,追求精神上的快乐和刺激已经日益成为整个社会的风潮。从 20 世纪 80 年代开始流行的卡拉 OK,迪斯科舞厅,到现代明星演唱会演员和观众狂热的互动场景,娱乐的时尚性日益向情感宣泄升级更新,演员表演的情感与肢体语言的奔放,通过超现代的激光、音响设计,常常以激发观众的情感和肢体共鸣为目标。但是这种实地疯狂的场景并不是随处都有的,其不菲的价格也不是大多数人可以经常承受的。然而,陷入精神的空虚无聊、到处寻找刺激解脱的现代人,却需要更多的宣泄机会和场所。于是,以赢利为目的的夜总会和歌舞厅通过销售含有毒品的饮料,在缺乏明星带动的时候也能创造这种时尚的娱乐氛围,甚至催发更彻底的情感疯狂和心理宣泄效果。

尽管新型毒品使用者大多声称使用这类毒品没有生理依赖性,更不像海洛因那样无法戒断,但是,不少人又都承认内心对毒品具有无法抹去的渴望,表现出明显的精神依赖。由于精神享受和心理刺激的无限性并不会局限于单个人的身心和头脑中,因此,它必然会扩展到社会的文化领域和群体的娱乐活动中,并形成毒品消费的文化环境。这一点和解释越轨行为的社会学习理论基本吻合:吸毒并不是一个人天生追求享乐的倾向所致,而是在与吸毒者进行接触的过程

---

① 参见夏国美、杨秀石:《毒品转向的文化透视》,《社会科学》2008 年第 2 期。

中习得的一种行为。这种学习的过程会在多种机制下产生，包括不同的交友，模仿和偶像崇拜，说服或强制，以及对行为的定义与巩固。① 一个人是否最终会吸毒取决于和社会交往的频率，持续时间，强度和优先级。社会学习理论的关键在于我们选择交往的对象和他们的吸毒行为。因此，吸毒的一大危险诱因就是在一个人的家庭、朋友和同龄人的交往圈中出现了吸毒者。其中不良同伴对青少年药物使用的影响是药物滥用研究中最易重复获得的发现。②

事实上，在社会关系网中，任何一名吸毒者都可以成为施加影响的源头，教会周围人亲近毒品，吸毒者越多，而这个人与他们的关系越密切，来往越频繁，就越有可能习得相同的行为。同样，一个人越是重视与那些吸毒者的关系，受到亲近毒品的影响就越深，自然也就更有可能屈服于这种影响并沉溺于毒品。近年来一系列的研究③都记录下了同伴影响在追求感官欲望与毒品滥用之间的相互作用。一个人追求感官欲望的程度越深，就越是可能主动寻找吸毒的同龄人并与之交上朋友。这类主动与吸毒者交友的人不仅能通过社会学习这一过程直接染上毒瘾，更可能间接地因为同伴压力和对毒品所带来的感官刺激具有偏爱而染上毒瘾。

从更广的层面上来讲，个人对感官刺激的寻求还可能会在媒体的渲染和"追求享乐"的文化氛围下愈演愈烈，而这一结果将反过来促使新型毒品更为广泛地流行。

这已经不是推理的结果而是事实的证明。最典型的便是美国毒品泛滥的教训。

美国人历来自诩拥有全世界最完美的政治、民主和司法制度，是世界上最文明的国家，但它却是世界上最大的毒品受害国，面对毒品的肆虐横行始终束手无策。尽管自 20 世纪 70 年代起，美国联邦政府就提出了"对毒品宣战"（war on

---

① Hall, Alan and Barry Wellman. 1985. "Social networks and social support". In S.Cohen and L. Syme(Eds.), *Social Support and Health* (pp.23—41). New York: Academic Press.

② Bailey SL, Hubbard RL. 1991. "Developmental changes in peer factors and the influence on marijuana initiation among secondary school students". J Youth Adolesc, 20: pp.339—360.

③ Wood, P.B., Cochran, J.K., Pfefferbaum, B., and Arneklev, B.J.1995. "Sensation-seeking and delinquent substance use: An extension of learning theory". *Journal of Drug Issues*, 25(1): pp.173—193; Donohew, R.Lewis, Hoyle, Rick H., Clayton, Richard R., Skinner, William F., Colon, Susan E., and Rice, Ronald E.1999. Sensation seeking and drug use by adolescents and their friends: Models for Marijuana and alcohol. *Journal of Studies in Alcohol*, 60(5): pp.622—631; Yanovitzky, Itzhak. 2005. Sensation seeking and adolescent drug use: The mediating role of association with deviant peers and pro-drug discussions. *Health Communication*, 17(1): pp. 67—89; Yanovitzky, Itzhak. 2006. Sensation seeking and alcohol use by college students: Examining multiple pathways of effects. *Journal of Health Communication*, 11(3): pp.269—280.

drug)的口号,大幅度提升打击毒品犯罪的专项经费,竭尽全力开展禁毒行动,但成效甚微。美国国家毒品滥用问题研究所 1988 年提供的统计数字显示,20 世纪七八十年代,美国 12 岁到 17 岁的少年中,用过大麻的占 31％;18 岁到 25 岁的青年中,用过大麻的占 68％。与此同时,美国司法部提供的资料显示,美国的毒品案件中有五分之三左右与大麻有关。① 据估计,仅在 1996 年,美国就有六十多万人因为违反大麻法而被逮捕。② 导致美国社会毒品问题恶化的原因自然是复杂多样的,但追根寻底,还是与美国的社会文化密切相关。

第二次世界大战结束之后,美国经济开始走向繁荣,社会财富迅速增长。随着人均物质生活水平的普遍提高,美国社会的价值导向也开始发生倾斜。对"三高化"生活方式(高工资、高福利、高消费)和"一二三式"生活标准(一个富裕家庭、两辆汽车、三间卧室的住宅)③的追求与倡导,将整个社会带入了消费型发展阶段。其结果是,只占世界人口总数 6％的美国人,物质消费却占了世界的40％。④ 美国共和政体建立时,由新教伦理道德塑造的使命感和美国人普遍崇尚的劳动、奋斗精神,逐渐被一种"失控的个人主义"、"新自恋情结"的物质享乐主义倾向所取代。⑤ 在享乐主义和及时行乐心理的驱使下,极度的精神空虚成为五六十年代美国的文化符号。与此相伴随的,则是年轻人出于"对一切世俗观念的厌倦"的逃遁和毒品的滥用。

与此同时,美国注重个性自由的文化传统,在保护个人隐私和自由意志的同时,将社会恶性竞争的矛盾、失业的压力和贫富差异的冲突都交付给个人去面对,让大批没有能力承受社会矛盾又看不到前途的年轻人感到十分迷惘,一些人开始尝试吸毒。美国食品与药物管理局 1994 年发表的统计数据表明,因苦闷、寂寞、孤独、压抑而使年轻人开始尝试吸毒的比例,在吸毒成瘾者中占 27.3％⑥。

年轻人对失望和厌倦情绪的宣泄或者对迷恋和兴奋情绪的表达,最疯狂的莫过于摇滚乐带来的狂欢。在刺激的音乐声中发出歇斯底里的吼叫和哀鸣,可以使年轻人暂时抛开所有的烦恼并释放他们的激情,感受到自我的存在。1969年 8 月,在纽约州的伍德斯托克举行了地球上最疯狂的派对,这场摇滚露天音乐会持续了 3 天,参加者达 30 万至 40 万人次。这是一次迷幻药的狂欢,很多参加

---

① 高英东:《美国毒品问题的社会文化思考》,《青年探索》2003 年第 7 期。

② 〔美〕O.瑞、C.科塞著,夏建中等译:《毒品、社会与人的行为》,中国人民大学出版社 2001 年版,第414 页。

③ 威廉·伊塞尔:《美国社会变迁:1945—1983》,麦克米伦出版公司 1985 年版,第 197 页。

④ 〔美〕弗雷德里克·西格尔:《多难的旅程》,商务印书馆 1990 年版。

⑤ 丹尼尔·贝尔:《资本主义文化矛盾》,三联书店 1989 年版,第 344 页。

⑥ 高英东:《美国毒品问题的社会文化思考》,《青年探索》2003 年第 7 期。

者在音乐节上都服用了 LSD,[①]故这次活动被称为"反主流文化史上最大的事件"。[②] 美国社会学家乔治·布雷默在谈到摇滚乐与毒品泛滥之间的关系时不无感慨地说:"毒品是在摇滚乐的伴奏下在美国青年中泛滥开来的。"[③]

滥用毒品并不是"嬉皮士"的首创。50 年代的"垮掉的一代"就用吸大麻的方式表示过对现实的不满。"嬉皮士"只不过是继承了"垮掉的一代"的传统,并有了新的发展。从吸大麻,到用海洛因,再到用迷幻药。今天,毒品文化正在向人性的深处探求新的发展空间。当摇滚乐和迪斯科音乐的疯狂依然不能满足刺激的需求,群体的性滥交就成为另一种可能的选择,从而极大地增加了艾滋病病毒传播的危险。国内外的同类研究发现,虽然新型毒品的作用机理并不相同,但是与性行为有关的药理性和神经性作用都普遍表现为能增强性欲、减弱性克制力并导致精神恍惚和身体对疼痛的敏感性降低。[④] 在研究男性同性恋者的群交行为时发现,新型毒品被广泛地用于提高性刺激和性能力,使男性同性恋群体本来略有下降的 HIV 感染率再呈上升趋势。[⑤]

毒品与文化的关系,并不是偶然产生的、可以被忽视的关系。这一关系中包含着人类认识发展进程中深刻的内在规律。无论是东方文化还是西方文化,在经历过早期的自由发展以后,都步入了漫长的理性压抑时期。如在先秦文化繁荣以后,中国社会进入了上千年封建文化的理性压抑时期;在希腊文化繁荣以后,西方世界也进入了上千年中世纪经院文化的理性压抑时期。理性,本是人类文明进程中不可缺少的智慧和力量,但是走向极端的理性又成为扼杀人性的历史沉疴和顽固势力。近代社会在摆脱这种历史羁绊中所经历的无数死难和痛苦,成为非理性文化诞生的催化剂。因此,自人本主义和非理性主义问世后,人类出现了空前的个性解放和争取自由的潮流。如社会理论家赫伯特·马尔库塞(Herbert Marcuse)就认为,追求爱欲的实现是人生的目的,理性应该而且能够促进爱欲的满足,技术理性只有在为爱欲满足服务时,才是真正合理和可取的。所以他试图把理性主义和非理性主义结合起来,实现"非压抑升华"。[⑥]

---

① 《旧梦重温:69′伍德斯托克的回忆》(美国摇滚音乐节实况),http://blog.zol.com.cn/12/article_11556.html。

②③ 高英东:《美国毒品问题的社会文化思考》,《青年探索》2003 年第 7 期。

④ Freese, Thomas E., Miotto, K., and Reback, Cathy J. 2002. "The effects and consequences of selected club drugs". *Journal of Substance Abuse Treatment*, 23: pp.151—156.

⑤ Sowell, Richard L., Craig Lindsey, and Troy Spicer. 1998. "Group Sex in Gay Men: Its Meaning and HIV Prevention Implications." Journal of the Association of Nurses in AIDS Care 9: pp.59—71.

⑥ 马尔库塞:《爱欲和文明》,上海译文出版社 1986 年版,第 165、78 页;《理性与革命》,重庆出版社 1993 年版,第 371—372 页。

流传着黑格尔的半句名言:"凡是存在的就是合理的";而恩格斯则补充道:"凡是存在的,随着历史的进程就会变成不合理的,因而,它一开始就带有不合理性。"历史就是在这种合理性与不合理性的交叉中发展和前进。理性的文化是这样,非理性的文化也是这样。当一种文化的发展在充分展现了合理性以后,如果走向极端,那么就必然会走向反面,从合理性变成不合理性。

新型毒品的泛滥提醒我们,社会的文明和教化的规范性在今天是不可缺少的,任何忽视社会规范和放松文明教化的倾向都是危险的。但是,在自由个性理论盛行的现时代,现有的文化和教育在放纵个性自由方面的功能已经大大超过了规范个性方面的功能。当毒品从精神方面向个人进攻时,抵御毒品诱惑的功能几乎都交由个人自己去承担了。文化和教育在聚焦竞争和效益的同时已经很少再提供人们精神健康的支撑和保护,这是社会文明进程中物质力量和精神力量出现失衡的表现。

传统毒品向新型毒品的演变过程,严肃地向世人警示:百年前以国家之间的侵略为主要特征的毒品战争已经成为历史,新的禁毒历程将是更为艰难的人性自我的战争。从社会学的视角来看,个性自由和开放的合理性将受到社会文明的检验,未来社会文明和教化的规范性在建构人性正义和道德秩序中将重现自身的价值;人类对毒品真正有效的防范,是在日常生活的享乐中保持适度,并处处警惕人性的弱点把自己引向危险的极端。

第二节　毒品政治的灾难

完美的人性,通常表现在宗教、艺术和幻想的抽象人物身上。在现实生活中,完美的人性并不存在。作为个人的人性肯定存在某种缺陷,但这并不重要,因为各种有缺陷的人性会在社会生活中互相磨合、互相制约,这必然会导致其向合理的方向转变。在一个社会中的大多数人都能遵循社会规范的前提下,人性在总的方面会表现出合乎理性的趋向。但是,存在于个人的人性缺陷一旦外化成为一个国家或民族的缺陷,并以政治、军事和法律的形式对待他族和他国时,这种缺陷就会演变为人类的悲剧。尽管在历史的长河中,这可能只是暂时的和局部的问题,不足以左右人类的终极命运,但它所带来的灾难性后果,终究不会是人类的福音。

一、社会规范与社会失控

社会控制理论的基本前提是,追求个人享乐是我们与生俱来的毛病,除非他人或我们自身以某种手段来压制这种本性。每个社会都已构造了一套标准化的体系来规范人的行为,以使其与社会准则与规范相一致。由于毒品的使用(或者称作越轨行为)最初是从享乐出发的,每个人的本性中可能都有向其靠近的倾向,而人们之所以远离毒品(或称作非越轨行为)仅仅是出于对使用违禁药品的制裁措施感到恐惧。也就是说,一个人对社会制裁严重性的判断与态度将决定这个人使用毒品的可能性。主观上对社会制裁的评价反过来又受到"社会纽带"(social bond)的影响,而社会纽带是在一个人与他人和社会团体进行接触的过程中建立起来的。根据赫希(Hirschi,1969)的准则,社会纽带根植于个人与他人的接触、个人对社会团体的贡献、个人做出的正常(非越轨)行为以及个人对社会准则与规范的信仰。这些社会纽带越是牢固,一个人就越不可能放纵自己,发生诸如吸毒之类的越轨行为。同时,社会约束也能够通过选择性交友这一方式间接地影响个人对毒品的使用。① 一个身上有着社会纽带,同时又信奉社会准则的人不太可能会加入吸毒人群的圈子,而这一点又进一步降低了他们吸毒的可能性。

但是由法律规范的社会秩序并不总是能够有效制约人性的走向和缔结完美的社会纽带,毕竟法律和社会纽带只是人性利用的工具。社会绝对不平衡的发展总是会加剧人性的扭曲,当人性的普遍需要在短时期内无法看到危险性结果的时候,人类非但不会设立自我限制的法律,相反还会鼓励和怂恿这种追求。如对财富表现的扩张欲和社会富裕提供的享乐欲,总的来说,都是人类普遍推崇的人性。尽管在个人表现这种人性的时候会受到法律和道德的制约,以及"君子爱财,取之有道"的道德约束,但当它由一般个人的欲望演化为整个民族或国家的欲望时,法律和道德的限制和约束往往就失去了效用,这种无约束人性的聚合会构成人类的基本缺陷,是人类社会人造灾祸的根源。这种无约束的人性在国际政治和军事关系中不仅会充分表现出来,而且会以极端卑鄙和野蛮的手段表现出来。

例如,经过文艺复兴后的近代欧洲,科学获得了巨大的发展,其创造财富和追求财富的欲望也得到了极大的膨胀。由资本主义工业革命发展起来的英国,成为 18 世纪欧洲富强之国,逐步取代了荷兰、西班牙等国在中国的贸易地位,开

---

① Erickson, Kristan G., Crosnoe, Robert, and Dornbusch, Sanford M. 2000. "A social process model of adolescent deviance: Combining social control and differential association perspectives". *Journal of Youth and Adolescence*, 29(4): pp.395—425; Pilgrim, Colleen C., Schulenberg, John E., O'Malley, Patrick M., Bachman, Jerald G., and Johnston, Lloyd D. 2006. Mediators and moderators of parental involvement on substance use: A national study of adolescents.

始对中国进行经济扩张。最初的扩张，英国的商人还没有丧失一般的人性，他们企图通过正常的商品贸易来打开中国市场。但是令他们想不到的是，拥有五千年文明的中国具有世界上最好的瓷器、棉布、茶叶和各种土特产，而自给自足的小农经济却对外来物品的需要非常有限，因此文明交易的结果是英国的产品大量积压，中国的产品热销英国，尤其是中国精美的瓷器成为英国贵族喜爱的珍品，以至于在英文中瓷器(china)成了最能够象征中国魅力的代名词。而今天成为进口产品的英国红茶原本来自中国，因为中国的茶饮能够改善西方饮食的副作用而成为销量日增、不可缺少的日用饮品。那时，英国对华贸易的逆差越来越大，"1617—1821年，英国流入中国的白银约为一亿元左右，到19世纪前叶，中国每年出口的价值已达200万—300万两。东印度公司已经感到越来越难以收求到足够的货币运往广州购买茶叶了。鸦片，正是在英国人走投无路的困境中，被罪恶地发掘出它的商业意义，作为一种特殊的武器被推上中英关系史的舞台的。"①

由于此前已经有鸦片在葡萄牙、西班牙、荷兰等殖民者的贸易中流入中国，吸食鸦片之风正在中国形成，又看见贩卖鸦片者发了大财，英国人为自己国家扩张财富的欲望顿时高涨到失去基本人性的地步，开始着手对中国的大规模鸦片侵入计划。开始的时候，一些英国在华官员对英国商人违反中国禁鸦片法令而从事的鸦片交易感到不满，但随着发现鸦片利润巨大，是解决英国在中国贸易逆差方面唯一的出路，也就开始表示支持。这种以损害中国人健康为代价的交易当然遭到中国政府的抵制，于是它的进一步发展便是诉诸武力。鸦片战争，不过是鸦片后面潜藏的巨大的国家利益的最高争夺形式。

二、毒品政治与人类灾难

在人类历史上，为扩张财富而丧失人性、背弃国家平等交易之道义的现象，不独存在于中英鸦片战争开始前后的交易关系中，也普遍存在于一切财富扩张的政治手段中。在欧洲，当许多国家开始为维持统治的合理性和"回归真正的信仰"时，也曾积极禁止烟草、酒精、咖啡等各种刺激物。但是，当统治者发现这些物品的生产和消费对国家财政与税收具有重要作用时，道德和人性的原则就纷纷退到了后台。"道德家和教士继续指责烟草、咖啡和烧酒的邪恶性质和对人体的破坏作用，但已让位于政府官员；后者认识到，这些使人上瘾的物质远非只是使金库枯竭，实际上还可能变成获利来源。对于背上日益增长的军事行政支出

---

① 张绍民：《禁毒大视角：中国禁毒历史概况》，中国人民公安大学出版社2004年版，第23页。

负担的欧洲早期近代国家来说,烟草、咖啡和烧酒提供了一种扩大税收基础的绝好机会。"①后来的毒品则更是成为扩张实力而弥补财政缺口、稳定统治局面的一种普遍的政治手段。

旧中国之所以鸦片泛滥,除了西方列强的大肆武装入侵,打开鸦片市场外,本国的军阀为聚敛财富而不择手段地种贩鸦片也是一个重要原因。据中华国民拒毒会 1925 年的调查,全国只有吉林和山西两省坚持禁种鸦片,其余各省无不勒逼、放任鸦片种植。一项对 13 个地区 20 年间种植鸦片面积的变化调查表明,种植鸦片面积占耕地面积的百分比,1914 年至 1919 年为 3%,1924 年至 1929 年扩大为 11%,1929 年至 1933 年则扩大到 20%,云南、贵州皆在百万亩以上,四川省 1932 年鸦片产量在 4 万两以上,以每亩产鸦片烟 50 两计,则有烟田 800 万亩。如于恩德在《中国禁烟法令变迁史》中记载,凡有军队驻防之处,即有鸦片种植②。

如果说旧中国军阀割据和混战时期象征了一种经济落后和政治腐败,那么后来的毒品盛行地几乎都与经济落后、政治腐败或统治薄弱的特点密切联系。著名的世界毒品之乡金三角,就是一个地处缅甸、老挝、泰国三国交界,交通闭塞,统治薄弱的地方,在这片至今无法弄清其实际面积的土地上,以原始自然方式栖息的十数个少数民族,并无国籍意识和边界概念。他们对罂粟危害世界的毒品性质也并不了解和关心,在他们的自然意识里,种植罂粟与种植其他植物并没有什么区别,种植品种的选择只是根据收购的经济价值来决定。并列世界三大毒源地的银三角和金新月也是这样,银三角地处哥伦比亚、秘鲁和玻利维亚三国交界处,是一片亚马孙河流经的热带森林,有着可以充分利用的原始落后的自然环境来保护毒品生产;金新月则地处伊朗、阿富汗和巴基斯坦三国交界,是一处山岭密布,土地贫瘠,如同月牙形的地区。这种特点正是被毒枭们利用毒品实行地域统治和外交的最好自然环境和人文条件。

由早期英国帝国主义开创的毒品政治和对外交易,在后来几乎成为所有世界著名大毒枭的榜样。他们不仅会利用落后闭塞的自然环境来掩护毒品犯罪,更会利用国家和社会普遍的求富欲望而达成黑白勾结的政治关系。如 20 世纪 70 年代,南越的西贡就曾经是金三角的毒品主要通道,南越的空军、国家官僚和陆军是三大控制毒品流通的集团。南越政府每年从毒品交易中获得 8 000 万美元的利税,相当于这个饱经战争创伤的国家一年的全部收入。此外,有史以来世

---

① ［英］罗伊等著,鲁虎译:《历史上的药物和毒品》,商务印书馆 2004 年版,第 48 页。
② 参见朱庆葆等:《鸦片与近代中国》,江苏教育出版社 1995 年版,第 111—112 页。

界上最凶恶、最危险、最残暴、最大胆也是最有钱的毒品犯罪集团,哥伦比亚的大毒枭埃斯库瓦尔经营的麦德林卡特尔贩毒集团,恰恰不是依靠凶恶的武力起家,而是依靠伪善救世的政治角色欺骗起家。获得犯罪学博士学位的头号毒枭埃斯库瓦尔深深懂得利用社会和人性的弱点进行犯罪的起家活动。在 20 世纪 80 年代,当支持当地工业的纺织业衰败,失业率高达 80％以上,农田荒芜,灾民蜂拥入城,城市陷入瘫痪时,埃斯库瓦尔抓住有利时机深入农场,组织种植古柯,很快发展起了组织精良、技术高端的毒品生产网络,然后以救济贫民区的慈善面目发展毒品生产的基地,并用兴办学校、普及教育、提高公共服务、保障失业和老龄津贴等手段,将自己打扮成受各界尊敬的绅士和党政要人。而当其劣迹败露后,又大量暗杀政府要员和法官,破坏缉毒机构,甚至与整个国家进行武装对抗,如此等等。世界上的毒品犯罪都有着与当地政治、经济和人性的各种弱点纠缠在一起的复杂原因,只要这个世界还存在经济发展的不平衡、国家利益的争夺战以及贪婪人性的关系链,要彻底消除毒品的魔力,在某种程度上就如同自己与自己作战一样,只能是一场没有最终胜利的战争。

国家本是理性和法律的象征与典范,是人性规范的执行者。但在近代社会,代表科学文明进步的发达国家在发展科技、扩张领土和聚敛财富的过程中所形成的毒品政治,不仅给被入侵的落后国家的人民带来了巨大的苦难,其失范的人性也像毒素一样侵入到其自身的机体中,给后来的社会发展造成了灾难性的后果。以国家的名义采取的掠夺行为,也为集团和个人不择手段的财富聚敛行为开辟了通道。当近代国家发现这一行为的后果将危害包括本国在内的整个人类的健康和利益时,这才意识到人类共同禁毒的迫切性,终于在 1909 年首次召开了万国禁烟大会。

然而,人类的意识往往落后于实际的进程,禁毒的措施总是滞后于毒品世界的发展速度和变幻手法。毒品犯罪高昂的利益诱惑已经使越来越多的个人和集团变得疯狂,他们与国内外的政治势力相互勾结,铤而走险,令毒品交易成为正常经济交易关系中难以根绝的毒瘤。这是人类历史上不断演绎的古希腊神话中潘多拉魔盒效应的又一个悲剧性的典型。

自从 18 世纪西方殖民国家将毒品当做武器对落后国家进行经济侵略和政治统治后,这一打开的潘多拉魔盒就再也无法关闭。然而,让起事国无法预料的是,仅隔百多年后,在全球化的浪潮下,大量局部性、地域性的问题变成了世界性问题。随着毒品经济的不断升级和对世界金融网络的渗透,发达国家更是首当其冲,普遍成为毒品危害的主要受害国。联合国毒品和犯罪问题办事处(UNODC)执行主任安东尼奥·马里亚·科斯塔在接受奥地利《侧面》周刊采访时披露,全球金融危机中,毒品交易产生的巨额现金利润成为某些银行的"救命钱"①。由此可见,毒品犯罪与主流社会的关系之无法隔断的事实,是由人性的基本缺陷导演的一场持续的悲剧。由于西方文化对人性的开放陷入无度和失控状态,发达的经济条件和空虚的纵欲享乐文化恰好为毒品的流通和消费打开了市场。目前世界上每年接近一万亿美元的毒品交易,70%以上流向了发达国家。美国是当代世界第一大毒品消费国,欧洲位居其次。纵观历史,我们看到了这样一种因果回归:当年发达国家向落后国家撒下的毒种,今天正在反过来成为发达国家毒品泛滥的不灭源泉。

当然,历史不会倒退,人类也无法追悔。无论毒品世界的罪恶起源何属,人类今天必将共同面对它的危害,而不是追究它缘起的责任。但是,如果我们能够弄清毒品世界的罪恶与人性演绎的复杂关系,或许可以对遏制毒品的滥用产生更为科学与合理的认识。

说到禁毒,人们往往有一个简单的想法,只要杜绝毒品的来源,一切问题不都迎刃而解了吗?在20世纪五六十年代,中国在相对封闭的情况下,也确实做到了这一点。然而,国门一旦打开,面对世界经济一体化的格局,任何一国要想单独杜绝毒害已经变得不再可能。从国家的长远利益和民族发展的角度看,闭关锁国并不是值得歌颂和提倡的政策,因为它所造成的国力落后以及在世界民族之林立足的危机,终究比毒品带来的危害更为严重。以民众生存的艰辛来换取社会的安定只能是国家在特定时期采取的权宜之计,而不是长治久安的策略。这就如同特殊病人的休克疗法一样,尽管它对抑制某种疾病的发作会有一时之效,但过长时间的休克最终会夺去生命本身。春天是生命万物复兴的日子,但同时也是病毒细菌猖獗的日子。了解这一规律,在生命成长的过程中不断增强机体免疫力,正是实践科学发展观的具体体现。基于此,开放社会必须重视研究开放社会的社会政策。

三、人性自由与社会越轨

人性自由是开放社会的显著特征。这个特征在给人类社会发展带来无限动力的同时,也为个人生活创造了无限美好的可能,这都是人类文明不可逆转的发展潮流。但另一方面,人性的充分自由也可能导致基因性的社会诱致风险,助长了越轨行为的产生。尽管在现代社会,规范人的行为的法律越来越多,法律条文多如牛毛,但即使专业律师也难以穷尽记忆,更不要说普通民众。显然,现实生

①　《新民晚报》2009年1月29日,A16版"国际新闻"。

活中的人们并不会背熟了法律条文再去生活,更多的时候,人们总会跟着感觉走,只在遇到了问题后,才会想到寻求法律的帮助。如此一来,行为的失范或越轨就成为人性开放的现代社会的一大特征。在这样的背景下,历史上长期与人性之弱点眉来眼去的毒品滥用,自然也不甘寂寞了。

近百年来,西方学界解释越轨行为,包括毒品滥用行为的理论层出不穷。

从生物学的视角来看,尽管少数研究发现越轨与生物学因素有紧密的联系,但是,在解释越轨问题上,一个趋势正在现代社会兴起,即:将越轨行为作为各种疾病,包括器质性和精神性疾病的结果。这一趋势称为用医学方法处理越轨问题(medicalization of deviance)的倾向。结果,像吸毒这类越轨行为,现在通常更多地视之为医学上的问题而非品德上的缺点。这一重新阐释的过程与那些将小过失都看成犯罪的传统观点相比,似乎更适应今天快速变化的文化。

从心理学的视角看,对越轨行为有三种解释,一是"个性论",认为"外向性格"特别可能产生越轨(汉斯·艾森克,1977);二是"习得论",认为暴力和越轨都是社会习得的(阿尔伯特·班杜拉,1973);三是"挫折-攻击论",认为攻击行为常常由挫折引起(伯科威茨,1962)。

尽管生物学和心理学的因素无疑是越轨的重要原因,但社会学家认为,越轨行为得以在其中发生、承受以及有时得以改造的社会环境是越轨的主要原因。建立在迪尔凯姆(旧译涂尔干)失范(anomie)概念基础上的结构性紧张理论认为,当社会的文化与结构之间存在紧张或冲突时,越轨就可能产生;文化传递理论认为,越轨就像遵从一样,是从一个人所生活的社会环境中习得的;文化冲突理论认为,复杂的社会包含许多的亚文化,每一亚文化都有自己独特的目标和价值。较为强大的亚文化能有效地将许多弱小的亚文化的价值界定为越轨;而马克思主义的冲突理论认为,最能够解释大多数越轨的,是阶级冲突,而不是一般的文化差异;我们社会大多数刑法的目的是维护社会现状,特别是在不惜损害穷人和无权者的情况下维护权贵的利益;现有的法律体系只是有助于教育、大众传媒和宗教将公众的注意力集中于下层阶级越轨,特别是像街头抢劫和小偷小摸之类的犯罪。结果,我们的注意力从那些社会损失更大的富人和权贵犯罪上转移开来,而忽视了最基本的越轨原因:美国社会生活的巨大不平等。

在各种探讨越轨原因的社会学理论中,20世纪五六十年代出现的标签理论被认为"对扑朔迷离的社会现实提供了重要的洞察力"。该理论强调,越轨是相对的事实,一个行为及其违反者只有当被他人标签为越轨时才变成了越轨;在越轨生涯中,被公开标签为越轨者可能是最重要的步骤。标签可能给越轨者一个公众形象,如"坚果"、"瘾君子"、"男同性恋者"、"懒鬼"或者其他似乎符合情境的名字；而社会拒斥和疏远则趋向于将被标签的个人进一步推向越轨生活，直至加入并认同越轨群体。①

西方学界已经提出的这些理论虽然或多或少可以帮助我们解释越轨行为产生的各种原因，但是，没有一个理论可以解释所有复杂多样的现象，尤其是处于剧烈变革中的中国社会新出现和新发现的现象。因此，如何在"中国经验"的基础上形成对毒品演变现象的理论阐释，已经成为新的研究课题。

在现代西方社会，暴力、虐待、自杀，乃至在学校用枪杀人的现象屡见不鲜。因此西方的文学影视作品也总是倾向于描绘那些处于焦虑、紧张、变态、绝望、虚无与抗争之中的人和生活。问题是，尽管"对抗"和"斗争"也许是人类社会的一个基本矛盾和问题，但显然不是人类社会或个人生活的全部，甚至不是常态。美国学者苏珊·桑塔格在一篇关于西蒙娜·薇依的评论中反省说：现代以来，文化界推崇的英雄居然多是"偏执狂、疯子、置人格于不顾者"。"由稳健的作家以一种公正无私的口吻发布的观念几乎不可能得到大众的响应。如今的时代充斥着互相矛盾的历史经验和知识分子立场，品类是如此芜杂，自我标榜的浪潮震耳欲聋，以至于我们听不到中正明智的声音。稳健则已成了妥协、回避、谎言的代名词。"苏珊·桑塔格对这种畸形的趣味不以为然，提出了自己的怀疑："我们所处的时代是一个自觉地追求健康的时代，但更是一个认可病态的时代。"②

由于西方文化在现代以来一直占据主流引领地位，因此，很多时候，这个世界所讨论的诸多问题都是西方语境下的产物。包括在中国，学者们讨论最热烈的理论也都源自西方。但是，在全球化的今天，越来越多的人已经认识到，尽管西方的发展模式和人文观念对世界的影响是巨大的，但它并不是普世性的。

在中国古代伟人的认识中，自由人性与社会规范的和谐关系历来就是一种高级的追求目标。孔子的著名人生格言中有"七十而从心所欲不逾矩"的名言，这是在"五十而知天命"和"六十而耳顺"的境界之后，才可能达到的高级的自由境界。它表述了人性只有在自觉不违反规范的前提下，才能进入真正自由境界的高度。当然，这并不是说现代人的自由境界都必须等到七旬晚年才能实现。文明是积淀的。曾经是科学家一生探索的难题，今天已经成为小学生课堂上的常识；曾经是古代人千百年梦想的奇迹，今天已经成为无数人享受的现实。古代人 70 岁才能达到的修养水平，通过文明的积淀和机制的塑造，应该可以让人们

---

① ［美］波普诺：《社会学》，人民大学出版社 2006 年版。
② 中国学术论坛，http://www.frchina.net/data/detail.php? id=91。

在年轻的时候就普遍达到。这不是一种天方夜谭。如果我们能从人性的视角来看待禁毒教育和防止复吸的过程，那么人类与毒品的对抗将必然不再是外在对抗的捉放形式，而是一场战胜自我的内在超越。这将是人类文明的真正提升，虽然表面上风平浪静，实际上是一场没有硝烟的激战。

第二章　全球毒品问题透析

　　1909 年,万国禁烟大会在上海召开。汇中饭店名流聚集,各国代表汇集到被鸦片灯焚烧得千疮百孔的中国,第一次尝试着共同解决世界毒品问题。一个世纪过去了,当年的汇中饭店已更名为和平饭店,依然优雅地伫立在黄浦江畔,但今天,它眺望的是一个崛起大国的经济龙头。

　　在过去的一个世纪里,人类经历了太多的战争和灾难,毒品也在世界政治风云中完成了数次嬗变。如今,新的挑战又呈现在人类面前:在全球范围内,毒品的种类、生产和消费日益趋向多元;减少毒品需求和供应的措施不够平衡、易制毒化学品不断流入非法渠道;跨地区的毒品生产和贸易不断扩大;全球毒品制贩网络正在形成;可持续性替代发展缺乏经验和资金;国际社会已经取得的禁毒成果也十分脆弱,存在极大的逆转可能性。在这样的背景下,站在人类健康、安全、福祉和社会发展进步的高度重视毒品问题已经成为一种全球性的共识[①]。

第一节　当今世界毒品形势

一、全球性的毒品制贩网络正在形成

　　为了尽量靠近易制毒化学原料和销售市场,减少贩运过程的风险和成本,新型毒品生产有一定的地域性。目前,冰毒的生产主要在东亚、东南亚、北美和大洋洲;而致幻剂(以"摇头丸"为主)的生产主要在北美、西欧和大洋洲。但是,随着这些国家和地区加强了对易制毒化学品的管制和对新型毒品的打击,新的制毒模式开始出现,毒品生产在地区间转移,更多的国家和地区卷入其中,全球生产销售网络正在形成。

　　2006 年共有 99 个国家和地区报告缴获了新型毒品,新型毒品的生产开始

---

① 参见:国务委员、国家禁毒委员会主任孟建柱在上海"万国禁烟会"100 年纪念大会开幕式上的致辞,2009 年 2 月 26 日。

向管制不甚严格的地方分流,非洲、西亚和中美洲地区卷入其中。根据毒品和犯罪问题办公室的统计,2006 年全世界缴获的苯丙胺和甲基苯丙胺都有所增长,但是传统的东南亚市场所占的比例在缩小,从 2000 年的 81％降至 2006 年的 28％,与之相应的是中东、北美和欧洲的激增,三者分别占到全世界的 35％、15％和 13％。欧洲东南部的保加利亚和土耳其是远东和中东的主要冰毒供应商,这些冰毒经过土耳其、叙利亚和约旦销往沙特阿拉伯。这是一条新崛起的毒品贸易之路。在非洲南部,2006 年间共有 17 个冰毒地下工厂被捣毁,比上一年增长了 55％,值得注意的是,这些工厂生产的毒品主要是为了满足本地市场的需要。

总体来说,2006 年全球缴获的致幻性苯丙胺(以摇头丸为主)有所下降,但是涉及的地区却在扩张。欧洲依然是"摇头丸"的主要产地,荷兰和比利时被称为"源头国家",但是随着生产的转移和扩散,欧洲的这一地位正在迅速下降,其生产的"摇头丸"所占的比例在 10 年间从 79％降至 43％。与之相应的是其他地区的增长:美国由 20％增至 34％,大洋洲由 1％增至 12％。欧洲东南部和东亚/东南亚则从几乎为零增至 6％和 3％。

在中国,新型毒品制毒工厂也出现了由南向北转移的趋势,广东和福建两省加大了打击力度之后,冰毒制造工厂已经开始向东北省份转移。2007 年,辽宁省缴获冰毒 65.16 千克,同比上升 163.7％;吉林省缴获冰毒 63.35 千克,是上年的 4.1 倍;缴获冰毒片 219 602 粒,是上年的 2.16 倍;缴获鸦片 13.35 千克,是上年的 8.3 倍。

一些地下工厂开始分解制毒程序,转移部分生产环节,例如美国的新型毒品生产商就将部分环节转移到墨西哥和加拿大,由那里的"超级实验室"和有组织犯罪集团完成最后的生产和销售。加拿大的生产商们也接受来自东南亚的半成品,加工后供给北美市场。

越来越多的地区卷入毒品制贩,客观上需要更大、更多的有组织跨国集团参与贸易,单一零售的模式将为复杂精细的分销网络取代。各国警方扫毒行动的结果也证明了全球制贩毒网络正在形成。

在摇头丸的制贩方面,一个潜藏在加拿大的亚洲有组织犯罪集团的活动尤为显目,联合国的报告称:"他们在很大程度上改写了致幻性苯丙胺市场的情况",而它们的销售是通过不同国家的一些小的销售集团来完成的。美国的官方统计资料显示:美国东海岸缴获的毒品量在下降,而美、加边境的缴获量在上升。2005 年加拿大官方报告其境内缴获的毒品 85％为境内生产,15％来自欧洲。到了 2006 年境内生产的比例达到了 99％。澳大利亚官方指出:澳大利亚消费的"摇头丸"主要来自加拿大、比利时、英国和法国,其中最大的一宗来自加拿大,达 120 万粒。这些"摇头丸"经过香港转运,预示了亚洲有组织犯罪之间的联系在加强。

2007 年中国公安部侦破的 10 起重大毒品案件中,有 8 起涉及新型毒品,其中 6 起由跨地区毒品犯罪集团操纵,涉及的国家和地区包括加拿大、美国、菲律宾、南非、泰国、缅甸和中国的香港和澳门特别行政区。同年,印度查处了一宗与地下工厂有关的医用麻黄碱和伪麻黄碱出口案,缴获 290 千克制毒原料并逮捕了 5 人,其中包括新加坡和墨西哥人。

制贩集团的网络化、组织化推动了冰毒制造向集中化、大型化方向发展,"超级实验室"在世界各地被不断发现。

由于冰毒的制作工艺相对简单,生产冰毒的地下工厂既可以是掩藏在某个偏僻角落的"小作坊",也可以是日产几十千克的"超级实验室"。20 世纪 90 年代以来,被发现的地下工厂一直在增加,2004 年时达到峰值,为 18 639 家,之后逐渐下降,2006 年降至 8 245 家。虽然地下工厂的数目在减少,但冰毒的产量却不降反升,说明制毒工厂的规模在逐渐扩大。

2007 年,墨西哥华裔毒枭叶真理落网,警方在其住所查获了 2.7 亿美元的现金。叶的"超级实验室"从亚洲购进原料,生产的冰毒主要行销美国,据称他占据了美国 80% 的冰毒市场。卷入这一事件的还有印度,中国大陆、台湾和香港的黑势力,意大利的黑手党,美国的分销机构和墨西哥的"神秘要人"。

加拿大官方也在境内发现了"超级实验室",它们由老到的有组织犯罪集团控制,终端产品通过航空、邮寄和陆路运输销往各地,远至哥伦比亚和澳大利亚,主要产品既包括各种毒品,也包括易制毒化学品等。

2006 年东亚和东南亚共捣毁了 66 个冰毒地下制造工厂,其中中国占了 80%。这一地区的地下工厂规模都不大,但是生产设备却与"超级实验室"并无二致,这既是潜在的毒品生产力,又暗示了国际制贩集团的联系。

虽然很多国家都呈现出由传统毒品向新型毒品转型的趋势,但是传统毒品并没有退出世界舞台,在部分地区还出现了抬头之势。2007 年全球鸦片的种植面积为 235 700 公顷,较上年增长了 17%,其中,阿富汗的鸦片问题再次引起了国际社会的关注:自 2002 年以来,阿富汗的鸦片种植面积持续上升,2007 年已经达到 193 000 公顷,占全世界鸦片种植面积的 82%。其生产的鸦片更是占到了世界产量的 92%,从 2005 年到 2007 年几乎翻了一番,达到 8 200 吨。东南亚的形势也不容乐观,在鸦片种植量连续 6 年下降之后,2007 年这一地区的种植量增长了 22%,其中缅甸增长了 29%。

鸦片产量增加直接导致了原来已经衰败的运毒路线起死回生,新的路线被不断开辟。曾经在 20 世纪 90 年代早期异常活跃的从巴尔干半岛到西欧的毒品通道恢复了活力,2006 年全世界缴获的海洛因和吗啡中 60% 都在这条线路上,几乎达到它的历史最高水平。巴基斯坦缴获的鸦片类毒品在 2006 年增长了46%,伊朗增长了 47%,土耳其增长了 24%。这是一个非常危险的信号,历史经验证明处于运毒通道上的国家往往容易出现毒品泛滥的问题。触手可及的毒品和"以贩养吸"的马仔会刺激毒品需求,而扩大的需求又会刺激生产,这是个邪恶的恶性循环。

二、化学合成毒品的消费市场迅速膨胀

在经历了 20 世纪 90 年代的大幅增长后,北美、欧洲和大洋洲合成毒品的使用趋于稳定,甚至出现了下降。但近几年来,合成毒品迅速向世界其他地区蔓延,开拓了许多新的市场,人口众多、财富增长迅速的亚洲就是其中之一。2006年,近半数的亚洲国家发现冰毒的使用在增多。沙特阿拉伯 2006 年缴获了 12吨苯丙胺,占全球缴获量的四分之一,2007 年又缴获了 14 吨苯丙胺。在南非,过去 5 年中冰毒消费量也不断上升。

2007 年全世界每年苯丙胺、冰毒、摇头丸等合成毒品的使用量超过可卡因和海洛因两者的总和,苯丙胺类兴奋剂的全球市场价值为 650 亿美元。传统毒品的主要产地金三角地区也开始大规模生产新型毒品。2006 年 4 月,缅甸政府在一次扫毒行动中就缴获了 1 500 万粒冰毒药片和大量易制毒化学品,其中包括 721 千克麻黄碱。同年 6 月,缅甸政府在禅班东部搜查了两个秘密加工点,缴获了 40 万粒冰毒和 380 千克麻黄碱[①]。目前,从缅甸经老挝向中国和越南走私苯丙胺类兴奋剂药片已经成为东南亚的大患。

根据 2008 年《世界毒品报告》[②],在 15 岁至 64 岁的全球人口中,约 4.9%(即 2.08 亿人)在过去的一年中曾经吸食过毒品,但滥用或成瘾者占全球人口(约 65 亿)的比例仅为 0.6%,并且这一比例已经连续 4 年保持了稳定。就 2006年至 2007 年全球 15 岁至 64 岁人口对各类毒品的消费情况而言,最为流行的是大麻类毒品,其次是苯丙胺类、可卡因类和鸦片类毒品,使用率分别为 3.9%、0.8%、0.4% 和 0.4%(其中海洛因为 0.3%)。

但是,毒品消费呈现出明显的地域性差别(如表 2 - 1 所示)。例如,欧亚大

---

① 《国际麻醉品管制局 2007 年报告》,http://www.incb.org。
② 2008 年《世界毒品报告》(英文版),http://www.unodc.org/documents/wdr/WDR_2008/Executive%20Summary.pdf。

陆被滥用最多的毒品是鸦片类,占所有滥用或成瘾者的比重达到60%以上;非洲被滥用最多的毒品是大麻类,比重为63.6%;北美、南美和大洋洲三个地区则呈现出同时有两类毒品泛滥的格局,分别为大麻类/可卡因类(35.3%/31.2%)、可卡因类/大麻类(54%/30.8%)和大麻类/鸦片类(47.3%/32.6%)。

表2-1　全球毒品消费的地域性差别①　　　　　　　单位:%

	鸦片类	大麻类	可卡因类	苯丙胺类	其　　他
欧　　洲	60.1	18.9	9.1	11.9	—
亚　　洲	63.3	11.5	—	19.1	5.7
北美洲	9.8	35.3	31.2	12.4	11.3
南美洲	2.6	30.8	54	2.2	10.4
非　　洲	15.7	63.6	9.6	5.2	5.9
大洋洲	32.6	47.3	0.4	18.2	1.5

虽然从数据上看,在全球15至64岁人口中,对苯丙胺类毒品的使用率仍低于大麻类毒品(0.8%相对于3.9%),但值得关注的是,它已经超过了海洛因和可卡因类毒品的使用率之和(0.8%相对于0.7%)。而且,苯丙胺类毒品的滥用在特定地区已发展得十分严重,在亚洲和大洋洲,它占所有滥用或成瘾者的比重已分别达到19.1%和18.2%,在欧洲和北美也已超过10%。

苯丙胺类毒品可进一步分为两个亚类:苯丙胺(包括甲基苯丙胺)和狂喜(摇头丸),其中苯丙胺在全球15至64岁人口中的吸食率为0.6%,约为2 470万人;狂喜(摇头丸)的吸食率则为0.2%,约为900万人。另据联合国禁毒署(UNODC)估计,全球苯丙胺使用者中有62%滥用的是甲基苯丙胺(冰毒),人数约为1 500万到1 600万,与海洛因和可卡因使用者的人数相当。其实,根据一些专家的估算,以1992年为基点,全球苯丙胺的消费在近15年的时间里一直保持了持续攀升的势头(见图2-1)。

苯丙胺类毒品自20世纪90年代以来的迅速蔓延和日益滥用,不仅直接表现在消费方面,而且从生产和缴获情况上也可见一斑。联合国禁毒署(UNODC)的调查分析结果表明,1990年全球苯丙胺类毒品的生产量仅为70吨,到2000年时竟跃升至500吨,其后的五六年间此数字一直居高不下(见图2-2)。

---

　　① 数据来源:联合国禁毒署"主要问题毒品"统计:http://www.unodc.org/images/26June2008/problemdrugs08_web_E.gif。

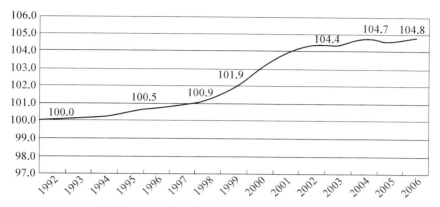

图 2‐1　全球苯丙胺的消费增长趋势：1992—2006(1992 年＝100)①

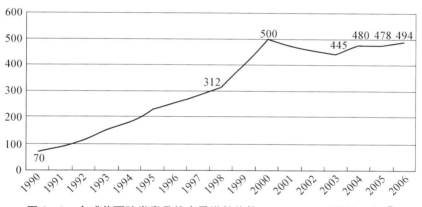

图 2‐2　全球苯丙胺类毒品的产量增长趋势：1990—2006(单位：吨)②

苯丙胺类毒品的缴获量也呈现出同样的上升趋势：1985 年时仅为 4.7 吨，但到 2000 年已形成 48.6 吨的峰顶，2005 年的数字虽然有所下降，但仍然维持了 47.6 吨的高位。

苯丙胺类毒品的生产与消费增长迅速，已经与海洛因和可卡因并驾齐驱，并且大有一举超越天然与半合成毒品的趋势。对此，联合国禁毒署在 1996 年召开的国际兴奋剂专家会议上曾明确指出："苯丙胺类兴奋剂将逐步取代 20 世纪流行的鸦片、海洛因、大麻、可卡因等常用毒品，成为 21 世纪全球范围滥用最为广泛的毒品。"

---

① 数据来源：联合国禁毒署发布的 2008 年《世界毒品报告》(英文版)，第 155 页。
② 数据来源：联合国禁毒署发布的 2008 年《世界毒品报告》(英文版)，第 124 页。

三、苯丙胺类兴奋剂流行的原因

苯丙胺类兴奋剂其实已经存在很长一段时间了,其初期的合法使用仅限于制药工业。例如,苯丙胺是1887年被合成的,直到1932年才被允许进入医药市场进行销售。但是,经过二战期间在军队中的尝试性使用之后,苯丙胺类兴奋剂开始在一种松弛的管制环境中被广泛地使用甚至滥用,这种状况一直持续了约20年。

以甲基苯丙胺为例,它于1919年被一位日本化学家首次合成,二战期间曾作为抗疲劳剂在士兵中广为使用,战后日本将其军队中库存的苯丙胺类药物投放市场,从而造成了日本国内50年代的首次滥用大流行,进入60年代以后一些欧美国家继而在夜总会、酒吧、迪厅、舞厅中滥用这类毒品。待到医药界于70年代确认这类药物的治疗作用十分有限,各国开始跟进采取各种应对措施时,虽然合法的药品生产量在下降,但由于既有的消费需求并没有减少,结果导致地下和非法制造业的快速兴起。90年代后,以冰毒、摇头丸为代表的"舞会药"在全球范围形成流行性滥用趋势,滥用群体从早期的摇滚乐队、流行歌手和一些亚文化群体蔓延至以青少年群体为主的社会各阶层。

苯丙胺类毒品的这一历史发展过程为毒品控制的"气球效应"提供了另外一种版本的注脚。对于必须从植物提炼加工而成的麻醉药物而言,"气球效应"指的是一个地区的毒品灭除运动会使原作物的种植向其他地区转移,正如用手捏乳胶气球的某个部位则气体就会游移到其他部位一样。例如,在90年代末期,虽然秘鲁和玻利维亚的古柯作物被大规模灭除,但随后古柯却在哥伦比亚大量种植。联合国一个发展项目小组对"气球效应"的解释是:灭除运动在一个地区的成功会暂时减少毒品的供给,导致该地区的毒品价格上升,从而刺激了其他地区的毒品种植与生产(由于土地产权的不规范,在这些地区种植毒品作物的成本非常低)。对不需依赖于作物种植的合成毒品来说,"气球效应"的含义有所不同,它指的是在市场需求相对稳定的情况下,对供给一端的控制加强会导致生产从合法领域向灰色或非法领域的转移,这一转移开始可能只是在一个国家或地区内部就完成了,但随后也有可能向邻近的国家或地区扩展。

同其他任何毒品一样,苯丙胺类兴奋剂的兴起同时受到需求和供给两方面力量的驱动。而且,由于传统的国际控毒体系在相当长的一个历史时期内主要围绕毒品种植与加工展开,缺乏对合成类毒品的关注,因此,管制不力也成为另外一个间接的驱动因素。下面我们逐一具体分析这三个方面的原因。

1. 需求方面

苯丙胺类兴奋剂对年轻人具有特别强的吸引力,因为使用后能增强表现欲望和能力,并且被视为一种时尚和前卫的生活方式。使用苯丙胺类兴奋剂的吸毒者可以将自己的行为定义为"消遣",以与传统的"吸毒"行为相区别,借此祛除"吸毒"这一负面色彩十分强烈的社会标签,因为"吸毒"和"消遣"这两种行为在许多时候确实难以明确区分。

与另一种主要被滥用的兴奋剂可卡因相比,苯丙胺类毒品通常被认为是温和的、对身体不会造成太大损害的。而且,它们不仅在非法毒品市场上的售价一般比可卡因要便宜,药效反而比后者更为持久,使用方式更加多种多样(例如含服、吞食、鼻吸、卷抽,甚至注射等),因此更容易受到使用者的青睐和欢迎。

公众长期以来错误地低估了使用苯丙胺类兴奋剂(可能)对人体造成的损害以及相应的公共健康与卫生风险,这种普遍性的看法同样也广泛地存在于禁毒司法和实践领域。此外,国际上近些年来出现的不将持有少量麻醉和精神药物供个人使用的行为定义为违法犯罪的趋势,无形中也加重了苯丙胺类兴奋剂的滥用问题。

2. 生产方面

苯丙胺类毒品的药物特性十分相似,尽管使用者在身体特质和耐药性上彼此之间具有一定的个体差异,但不管他们使用此类毒品中的哪一类具体药物,都会获得类似的物理和精神体验。因此,苯丙胺类毒品相互之间的替代性很强,使用者一旦接触到其中一种毒品,就会自然地沾染上其他同类毒品。

许多易制毒化学品都可被用于各种苯丙胺类毒品的制造与合成过程,它们既可以作为主要构成物质,也可以作为触媒或催化剂。而且,这些易制毒化学品在全球大多数国家都十分廉价和容易获得。

苯丙胺类毒品的化学分子结构都比较简单,实验、制造和生产都相对容易。大量有关苯丙胺类化学物质的合成方法和技术早已发展成熟,其中一些获得专利保护,但另一些公开发表在各类科学研究刊物上。这些方法和技术十分简单,从原料到最终产品的化学合成过程通常只有几个步骤,模仿和学习起来相当容易。关于这些方法和技术方面的文献资料自从 20 世纪二三十年代以来就一直在不停地积累并在社会上传播。时至今日,可以说即使是一个外行,参照这些科学指导完成苯丙胺类化学物质的合成都不是一件太难的事情。

由于苯丙胺类兴奋剂的化学结构十分相似,对某一物质的分子结构作稍许改变就会得到另一种看似不同的物质,这对地下加工和非法制造业来说可谓是求之不得,因为毒品使用者如普通的消费者一样往往都十分期待新"产品"的出现。毒品生产犯罪分子改变特定药物的分子结构也会出自其他原因,例如当某些作为原料的毒化学品不易获得时就可以使用另一些来作为替代品,但同时又不会影响其最终产品的药物效果,或者是特意制造一些不在管制名单上的药物以躲避法律的惩罚等。其实,改变药物的分子结构是合法的制药产业所采用的一种研发策略,但现在却导致了合法药物和非法药物之间的法律灰色区域的扩大,从而使毒品生产犯罪分子有机可乘。这也是为什么毒品越打击、越管制,种类却反而越来越多的原因之一。

　　3. 管制方面

　　目前,全球只有少数几个国家基于特定的国情和历史原因在处理苯丙胺类兴奋剂方面具有一些好的经验。但由于此类毒品的非法生产、交易和滥用已经开始形成了一个世界性的市场,更多国家在应对此类毒品问题上的窘迫现状可能还会反过来吞噬这些已有的成功案例。

　　陷入苯丙胺类毒品之害的国家所存在的一个基本问题是长期以来只专注于管制传统的从种植物中提炼加工而成的毒品,而没有对合成毒品给予足够的重视。虽然从有限禁毒资源的高效配置方面来看,将注意力主要放在天然和半合成毒品之上是无可厚非的,但这也确实造成了苯丙胺类毒品在一个相对宽松的管制环境下迅速泛滥的困局。许多国家和地区缺乏对苯丙胺类兴奋剂的关注,既是毒品管制部门关于合成毒品的知识和意识十分局限所造成的,同时又反过来进一步限制了他们对合成类毒品的了解程度。尤其是有关此类毒品的合成方法与技术方面,管制部门所掌握的知识与当地的非法制造者相比,可谓是小巫见大巫。

　　知识的缺乏还导致了立法的不足。各个国家关于苯丙胺类毒品的立法在原则、尺度等方面相差很大,缺少一个可以展开充分对话与相互借鉴的共同平台。虽然联合国于1971年和1988年分别通过了《精神药物公约》和《禁止非法贩运麻醉药品和精神药物公约》,但就苯丙胺类毒品而言,对具体管控对象(不论是生产原料还是最终产品)的界定可能并不像传统的麻醉药品那么明确,因为这类毒品在生产过程的两端都具有很大的变异性。

第二节　全球毒品流通的历史背景

　　罂粟、大麻和古柯曾经伴随人类走过了几千年的时光,在生存条件恶劣的时代帮助人类克服了各种疾病和伤痛,但是,就在最近的几百年间,它们摇身一变,成了困扰人类的毒魔。自然之物遵循枯荣的规律,本无善恶,然而,当人类将罂粟果浆熬制成鸦片、将大麻制成大麻烟、从古柯中提取出可卡因时,潜在的伤害就被赋予了破坏的力量。纵观毒品发展的历史,我们可以清晰地看到人类社会从近代走来的脚印,毒品在给人类带来巨大灾难的同时,也正在加速对文明进程的反思。

一、殖民与毒品

提到鸦片,人们总会联想到 1840 年的那场战争。一个曾经繁华而不可一世的帝国在鸦片的青烟中逐渐化为幻影,在英国人的坚船利炮前走上屈辱的道路。英国人用鸦片把清帝国和莫卧尔帝国都送上了绝路,从中积累了日不落帝国建立的资本。不过,鸦片贸易并非他们的独创,早期的殖民主义国家几乎都利用过这个"完美的贸易商品"来赚取现代化的第一桶金。

在英国人开始做鸦片生意之前,一些"前辈"已经出现在鸦片贸易的历史上:西班牙人带来了美洲原住民的烟斗,从此人们可以抽鸦片了;葡萄牙人最先开始插手印度鸦片的种植,从此中国人抽上了印度鸦片;荷兰人向中国皇帝三叩九拜,十分讨喜,暗中却贩卖鸦片,到了康熙皇帝开放海禁的 1683 年,曾被他们占据的台湾和与之毗邻的福建就出现了中国历史上第一次大规模的鸦片成瘾问题。

然而这些贩卖活动与后来英国人的经营相比都显得原始和初级,在英国人没有取得印度鸦片生产的垄断权之前,印度的鸦片生产还没有达到组织化和专业化的程度;在英国人没有把鸦片作为扭转对华贸易逆差的主要商品之前,鸦片流毒也没有遍及华夏大地。是英国人开启了一个新的鸦片贸易时代。

美国人也不甘落后,他们从土耳其和波斯运来大量鸦片,正是由于他们的竞争,印度鸦片的种植面积在 1830 年到 1840 年间翻了一番,进口到中国的鸦片也增加了一倍,中国市场上鸦片的价格降低了近 70%,使用人数剧增。

被英国人奉为"贸易圣经"的《国富论》告诉商人们:如果选择了自由贸易,我们可以挣到更多的钱。而且,如果我们让别人有钱了,他们就能够向我们购买更多的产品。可惜英国人似乎只听进了前一句。他们把工业品的滞销归结于中国市场的开放度不够,事实上,花钱买鸦片已经消耗了中国人大量的银元,工厂主——无论英国的还是中国的——情况都很不妙。

两次鸦片战争之后英国人如愿以偿地打开了中国的贸易大门,并于 1858 年迫使清朝皇帝接受了鸦片贸易的合法地位。此后中国的鸦片泛滥达到了历史高峰。20 世纪初,中国吸食鸦片的人数已达到 2 150 万之多,约 1/4 的成年男性染有毒瘾。[①] 此时的清帝国烟馆繁荣兴旺,官宦商贾之家也都设有烟榻。有钱人

---

① 联合国控制毒品与犯罪问题办公室:《2008 年世界毒品报告》,http://www.unodc.org。

在家中或高档烟馆享受"浮生若梦"、"青灯有味"的逍遥,穷苦人则流连于污浊肮脏的简易烟馆,让自己晦暗无光的眼睛和软弱无力的身体在青烟里获得片刻生机。军队里鸦片吸食成风,战斗力下降。朝中官员腐败至极,狼狈为奸。曾经荣耀与富有的清帝国此时已是千疮百孔,摇摇欲坠,"殚其终岁之操作,不足以偿暗室之一灯"。马克思如此评价:"半野蛮人维护道德原则,而文明人却以发财的原则来对抗。……陈腐世界的代表是激于道义原则,而最现代的社会的代表却是为了获得贱买贵卖的特权——这的确是一种悲剧,甚至诗人的幻想也永远不敢创造出这种离奇的悲剧题材。"①

在鸦片贸易另一端的印度情况也很糟糕。农民在田地里从事着繁重的种植和采集工作,获取微薄的收入,而单调贫苦的生活和近在咫尺的诱惑又使他们很多人染上毒瘾,陷入绝望的恶性循环。不断扩大的鸦片种植面积使印度的农业生产遭到极大破坏。由于鸦片占用了耕地,频频发生饥荒。19世纪下半叶,印度遭受了24次饥荒,共有2 000万人死亡。

早期的殖民强国就在这样的掠夺中冉冉升起。他们一边牢牢控制住生产,一边以武力强行销售,从中获得资本发展的原始动力。在罪恶的贸易和侵略中,先发的工业国家完成了对落后农业国家的侵占,打破了后者历史发展的自然轨迹,将其变为自身前进的后勤保障。但是,当殖民者还沉迷于海外扩张带来的巨额财富和广袤殖民地时,深受毒品之害的地区已经悄然开始"复仇",这种复仇包含了一种讽刺性的公正,因为农业国家——尤其是中国——又一次陷入了被剥削的境地。毒品的回流与殖民活动的另一宗罪恶紧密相连,那就是贩卖人口。

19世纪初,英、美两国通过了废除奴隶贸易的法案,独立后的拉丁美洲各国也宣布废除奴隶制度,公开买卖黑奴受到抑制。可是此时资本主义的扩张正在加剧,大量的国家和地区沦为列强的农矿原料供应地,广阔的处女地不断被卷进资本的世界,新发现的金矿强烈地刺激着殖民者的神经……到哪里以最低的成本购买到劳动力呢? 殖民者把眼光投向了中国。

第二次鸦片战争后,西方列强在逼迫清政府打开贸易大门的同时还取得了在中国"合法招工"的权利。过去零星的拐卖人口发展为大批华工贩卖,东南亚的人口贩卖集散地也由新加坡转移到了中国,华南大部分港口城市都建立了人口贩卖市场。②

在海外,华工们承担了大量折筋断骨、极度危险的工作。他们在严酷的自然

---

① 《马克思恩格斯全集》第12卷,第584—591页。
② 陆国俊:《美洲华侨史话》,商务印书馆1997年版,第16—17页。

条件下长期从事着高强度的劳作，生活物质极度匮乏，常常忍受着疾病、饥饿、劳累的折磨和雇主的虐待。生病的华工不仅不能得到治疗，虚弱至无法站立的人还被勒令跪在地上做力所不能及的工作。生活已经几近绝望，很多人在服役期满前死去，更多的人则是背负着永远也还不清的债务：船票、介绍费、生活费……于是很多华工寄希望于鸦片，在虚幻的刺激里寄托回归故国的渴望，获得片刻解脱，哪怕这毒魔会带来更加无法偿还的债务；有的华工一领到工资便直奔卖鸦片的商店。在华工聚集的地方，商店里总能买到鸦片，有人甚至将不足以果腹的口粮节省下来兑换鸦片。

刚开始很少有雇主反对苦力吸食鸦片，它可以解除疲劳和对抗热带疾病，而且雇主们还有一个邪恶的想法：用鸦片控制劳工。曾有一位英国官员说："抽鸦片的苦力也许是世界上最可靠的工人了。因为经常得花钱买鸦片，加上单身汉都免不了的赌与嫖，他就永远背着数不清的债，所以只得像推磨的骡子般无休止地做下去。"①有的雇主做得更为彻底，他们直接将鸦片作为工资发放给苦力。

需要指出的是，并不是华工将吸鸦片的习惯带到了世界各地，在东南亚国家和南北战争中的美国，鸦片都已被使用，华工的到来只是扩大了这一嗜好。1881年至1930年间，华工输出近600万人，输出范围从东南亚到南美，从英属西印度群岛到澳洲，从美国、加拿大到俄国远东地区。华人占95%以上的新加坡，1881年有1/3的男人鸦片上瘾，这一比例比中国国内还要高；菲律宾有190余家鸦片馆，只为华人服务；1885年输入美国的鸦片达208 152磅；1888年澳洲的鸦片输入达17 684磅，而其中只有很小的部分用于医药。②

随着需求的增加，服务于社会边缘社团的中国商人开始提供与鸦片相关的一切：烟馆、赌场、妓院和高利贷。不久，他们就把鸦片卖给了居住地周围的非华人。华人社区及其边缘地带成为了肮脏、混乱、犯罪和腐朽的化身，下层白人——通常是酒鬼、赌徒、妓女和游手好闲的青年经常卷入其中。

据1875年《旧金山晚邮报》统计，全美共计有12万鸦片"瘾君子"，该报特别声明：此数据不包括华人在内。采取行动已经是箭在弦上，公众的义愤填膺使旧金山市政府在当年通过了一个禁烟的条例，接下来几年间，许多州都采取了类似措施。1882年美国还签署了《排华法案》，大规模地遣返华人移民。

不过这回西方人也棋慢一着，毒品蔓延的形势超过了他们的预计，控制的难度也超出了他们的想象。打击鸦片买卖和烟馆使得市面上的鸦片减少，价格上

---

① ［美］戴维·考特莱特著，薛绚译：《上瘾五百年——瘾品与现代世界的形成》，上海人民出版社2005年版。

② ［美］布思著，任华梨译：《鸦片史》，海南出版社1999年版，第203页。

升,黑帮有了更多的利润空间来走私和经营鸦片——当某种市场需求庞大的东西被定义为非法后,这种情况总是无法避免的;更为可怕的是,当鸦片的取得越来越困难、鸦片越来越被视为堕落与腐化,寻找新的替代物就成了当务之急。

二、战争与毒品

除了地理上的扩张,毒品的发展还有一个纵向演变的过程。罂粟家族是人类最早使用的毒品之一,从熬制鸦片、提取吗啡到提纯海洛因,人类不断地挖掘破坏力的极限。到了 20 世纪上半叶,人类甚至可以脱离大自然的造物,通过化学手段合成新型毒品,毒品的发展进入一个新的时代。在这个发展过程中,有一股力量起到的推动作用不容忽视,那就是战争。

毒品的本质是成瘾性药物,它们很多首先是以药物的身份进入人类社会,被滥用后才成为可怕的毒品。战争是人类社会最残酷的悲剧,也是最容易滋生毒品蔓延的土壤。在战争中,大量受伤的生命需要麻醉剂和镇静剂以完成手术;前线的士兵需要缓解长期的高度疲劳紧张,避免面对血肉横飞的残酷战场导致的精神崩溃;军方需要巨资以保证武器和后勤的供给,并招募大量劳力为之扛枪卖命;战争期间交通经常会受到破坏,使物资运输受阻甚至中断,毒品的利润激增,更多的黑帮铤而走险;战争会分散政府和民众对毒品的关注,让毒贩有机可乘。

19、20 世纪是战争肆虐的世纪,罂粟家族的成员在这百年间占据了毒品世界的舞台。

早在 18 世纪,药理学家就在探寻鸦片使人上瘾的"精髓",1806 年,一个没有接受过正统科学训练的德国药剂师通过长期实验从鸦片中分离出了一种纯药用化合物,这种化合物具有令人欣快、消沉和催眠的作用,他知道自己已经得到了鸦片的"精髓",并以希腊睡梦之神摩尔普斯(Morpheus)的名字命名他的发现物为"morphiurm",即我们今天所说的"吗啡"。

吗啡迅速得到了医学界的青睐,至此医生终于可以抛开成分不一的鸦片,为患者开出准确的治疗剂量。吗啡的威力比鸦片大很多,而且重要的是它可以减轻医生无法治疗的病因引起的症状——医学界治标不治本的态度大大推进了吗啡的使用,到了 1840 年左右,吗啡已经被用来治疗各种疾病。皮下注射的发明进一步推动了吗啡的流行,注射不会引起肠胃不适,起效更快,可以带来更多的愉快感觉,可以想见这些在战争中多么重要。美国南北战争时,鸦片和吗啡都是军队中广泛使用的药物,导致的结果就是一大批内战受伤的退伍士兵都成了吗啡成瘾者,在回家后继续使用鸦片或者吗啡。美国士兵不是唯一受害者,克里米亚战争中的英国军队也注射吗啡以逃避军营中恶劣环境带来的痛苦。而在普法战争中,两国的士兵都将吗啡作为掩埋痛苦的手段。

战争结束后不久,越来越多关于吗啡成瘾的个案被发表出来,长期注射者形如枯槁、性欲丧失,如果停止注射便会出现难以忍耐的身体症状。尽管如此,与大规模地吸食鸦片的华人相比,白人有规律地在医生的帮助下注射吗啡还不是急需制止的问题,医学教科书避而不谈吗啡的危害,吗啡注射仍在增长。事实上,医学界早已默认吗啡会成瘾,他们一直在研究效力与吗啡相当但是不会成瘾的替代品。

英国药剂师奥尔德·莱特首先触及了最为险恶的幽灵。1874年到1890年间他用吗啡和乙酸酐进行反应,得到了一种叫二乙酰吗啡的新物质,并证明其具有令人惊叹的镇痛作用。1898年德国人为其取名为海洛因,意味"万能的、英雄的",并大量地制造销售。海洛因作为一种神奇的新药大受欢迎。它产生的效果更加迅速,效力是吗啡的5倍至8倍,且据称不含致瘾性成分,因为在生产过程中,吗啡的分子结构被改变了。

然而,"不含致瘾性成分"只是一个良好的愿望,海洛因一进入血液就能迅速转化为吗啡,不同的是它在脂肪中更易溶解,作用于中枢神经系统更快,并且有着致命的成瘾性。医学界这次的反应是果断而迅速的,在海洛因上市10年后他们就提出全面警告,并减少了临床上的使用。但情况已经开始失控,这种便宜而高效的毒品已被一些地下犯罪团伙的成员用作休闲目的,随后爆发的第一次世界大战更是大大催化了对吗啡和海洛因的需求,尸横遍野的残酷战争分散了人们对成瘾性的关注,医生依靠吗啡和海洛因与死神争抢着鲜活的生命。

战争中另一种扩大毒品蔓延的动力是筹集战争经费。19世纪末至20世纪三四十年代华夏大地上毒品泛滥与军阀们鼓励毒品贸易的政策不无关系。

早在清朝末年,朝廷中就出现了以鸦片专卖筹集海军军费的提议,虽然没有统一的政令颁行,但地方政府(尤其是西南省份)已经大刀阔斧地鼓励种植,实行专卖。后来的中华民国极力推行禁烟法令,可是动荡的政治格局不利于政令实施,大量吸毒者没有得到治疗,腐败的官僚联合外国商贩继续维持着庞大的鸦片销售网络。这一状况在袁世凯死后更加恶化,军阀割据,相互倾轧,纷纷把鸦片作为地方武装的经济来源,他们强迫农民放弃种植粮食而改种鸦片,统一收购鸦片并对鸦片买卖的每一个环节收税。

抗日战争期间,中国毒品的流行又达到一个峰值。日本人将毒品视为破坏中国根基的社会工具和积累战争经费的手段,他们断言:"中国只要有40%的吸毒者,那它必将永远是日本的附属国。"为此,日本人专门设计了一套侵略东北、华北乃至全中国的鸦片政策。九一八事变后,日本人一跃成为中国沿海最大的海洛因销售商,他们不仅从热河、台湾和朝鲜运来大量鸦片、吗啡和海洛因,还在东北大力发展鸦片种植,鼓励人民吸食鸦片。20世纪30年代日本人每年从鸦片中就可赚取3亿美元的收入,为进一步发动侵华战争提供了大笔不义之财。七七事变后,日本人将天津日租界作为制贩毒基地,向上海、香港等地大肆走私毒品。日军所到之处,毒品交易就接踵而来。日军不但为毒品交易提供军事庇护,还与国民党军政人员、特务及土匪相勾结,由东北向中国东南沿海及广阔的腹地进行经济和政治渗透,达到"以毒养军"、"以战养战"、"以华治华"的目的。

国民政府也看到了毒品对于筹措军饷的作用。对外要抵抗日本人,对内要应付共产党,蒋介石的国民政府非常依赖毒品贸易的收入。上海青帮头目杜月笙在蒋介石政治生涯的早期就为其提供过帮助,20世纪30年代,已是中国最大的海洛因生产商的他继续为蒋介石政府提供经费支持,作为回报,他的毒品生意得到了政府保护。身处法租界的杜月笙还积极寻找毒品的海外市场,他生产的海洛因中50%通过官方渠道出口到了法国。[①]

毒品之所以和战争密切关联,还有一个重要原因,那就是战争的直接主要参与者——军人需要振奋精神。背井离乡长期转战于不同的战场,在血肉横飞的阵地上与敌军短兵相接,战场上的军人每一天都要对抗生理与心理的极限:朝不保夕,高度紧张,生离死别,疾病和伤痛……一位随军护士在日记中写道:"这些孩子真可怜。我宁愿被炸烂也不要像他们这样担惊受怕。"[②]

高纯度海洛因,即4号海洛因的流行,与20世纪六七十年代身处越战泥潭的美国大兵有着重要关联。4号海洛因得名于制作的第四个阶段,在这一制作过程中,要在海洛因碱中加入乙醚和盐酸,或将3号海洛因溶解在酒精中。制作它有巨大的风险,乙醚可能会燃烧从而导致爆炸,其威力可以炸毁一栋楼。4号海洛因纯度高在80%—90%之间,完全溶于水,可以用于肌肉注射。比起纯度仅为20%—40%的3号海洛因,它的优势不言而喻。然而由于制作工艺的复杂和缺乏高技术的毒品化学家,在其刚刚问世之初(1963年),4号海洛因的产量还十分有限。随着美国不断扩大越南战争的规模,美国大兵对海洛因的需求也在激增,到了1967年左右,美国在越南投入的军队已达50万之多。毒品犯罪集团瞅准了这一贸易良机,不断派遣化学家前往金三角设立实验工厂,成吨生产4号海洛因,利用南越的军用飞机源源不断地送到美国大兵手中。当然,一部分也销往美国——归国的瘾君子们需要继续使用海洛因,而且他们是上好的运货使者。

---

① [美]布思:《鸦片史》,任华梨译,海南出版社1999年版,第190页。
② [美]戴维·考特莱特著,薛绚译:《上瘾五百年——瘾品与现代世界的形成》,上海人民出版社2005年版,第144页。

海洛因在南越是如此容易买到，就像香烟和面包，通往西贡的每一条高速公路边的商亭里都会有海洛因出售，通往隆平的美军主要基地的路边也是如此。行商走贩、冷饮摊主、妓女及美军基地雇佣的内勤人员都能提供海洛因。1971年军医官员指证：有 2.5 万到 3.7 万名现役官兵（约占士兵总人数的 10％—15％）吸食海洛因；在某些部队，吸毒率高达 20％，严重影响了军队的战斗力。有 85％的官兵被供应过海洛因，其中 35％的接受了，有 19％的人长期吸食成瘾。越战中吸食海洛因是非常公开的，大兵们背囊中的火柴匣上都刻有与毒品有关的诗句，例如："总是惊天动地，又总是沉静如石，以此打发岁月，在归乡之路上奔驰。"还有那句最有名的口号："有了快感你就喊！"①

毫无疑问，复原回国的成瘾大兵把毒瘾带回了家乡，导致美国国内吸毒率上升，同时他们也在度假时把毒瘾带到新加坡、菲律宾、澳大利亚和中国的香港和台湾。美国大兵在悉尼度假一周，那里的吸毒率就大大上升：整群的妓女和皮条客围绕着他们，分享着海洛因。

围绕着越南战场上的海洛因贸易，全球毒品犯罪辛迪加的联合也在逐渐形成。美国的黑手党追随着军火贸易来到南越，从中提取佣金，在西贡从事护运活动。他们很快发现了毒品走私的巨大利润，并和东南亚的毒品制贩组织三合会建立了联系。腐败的军政要员、经验丰富的化学家、猖獗的走私贩、老到的商人和律师……隐秘、高效的犯罪组织为后来国际社会治理毒品问题埋下了严重隐患。

在战争中将毒品的抗疲劳机制发挥到极限的是日本人。在侵略战争初期，日本军部就设想制造一种药物使军人可以连续作战，并能在杀戮中得到快感。军部医学院经过反复实验，成功制造出了"突击锭"，这是一种以甲基苯丙胺，即冰毒为主要成分的药丸。日军将"突击锭"以军需品的名义配给军队，服用过该药的士兵可以连续作战而不知疲惫，偏执且极具攻击性，在战争中像野兽一样残忍。这一切正是军部希望看到的。冰毒带来的极度兴奋造就了"神风敢死队"的"英勇"，十六七岁的青少年服用大量冰毒后驾驶战机冲向美国人的舰艇部队和固定集群目标实施自杀式袭击。穷途末路的恐慌和武士道精神一起在合成毒品的催化下燃烧成疯狂的烈焰，吞噬着鲜活的生命和大量资源。据《美国战略轰炸调查总结报告》统计，从 1944 年 10 月到 1945 年 6 月的冲绳战役，日本一共发动了 2 550 次神风攻击行动。

与其他毒品制贩组织一样，操纵日本冰毒市场的"野寇崽"组织在为海外军

---

① ［美］布思著，任华梨译：《鸦片史》，海南出版社 1999 年版，第 307 页。

人提供毒品时也将冰毒积极销往海外和国内,以扩大市场。二战结束后,该组织大量抛售库存冰毒,造成了世界上第一次冰毒大流行。1945 年至 1952 年间日本出现吸毒者达 55 万人,其中精神障碍的冰毒吸毒者为 20 万人,严重中毒性精神病 5 万多人,有过吸毒体验的高达 200 万人以上。

硝烟滚滚的战场和短兵相接的军人会促进毒品的制贩和升级,而另一种形式的战争——对峙的冷战也对毒品的蔓延和发展造成了重要影响。闻名于世的"金三角"的崛起就与西方社会对共产主义偏执的恐惧不无关联。"金三角"是一片地跨缅甸、泰国和老挝的丛林地带,毗邻中国西南部,山脉险峻,与外界隔绝,长期处于无政府管理的状态,多个私人武装在这里占据并争夺着鸦片产地的控制权,其中便包括一支国民党的残部。1949 年中华人民共和国成立,出于遏制共产主义的急切心情,美国人于 1950 年在金三角地区实施了一系列秘密活动,通过飞机源源不断地为驻扎在掸邦边境的国民党军队提供给养和军备,并派出军事顾问,将国民党士兵和山地民族训练成一支人数众多的武装游击队。装备精良的国民党部队拥有了控制当地鸦片生产的能力,据联合国评估,1945 年至 1962 年间,缅甸的鸦片产量由 40 吨增至 400 吨,泰国由 7 吨上升至 100 吨,老挝由 30 吨上升至 100 至 150 吨。

美国人对这一地区的毒品贸易持默许态度,毒品走私贩运活动让他们得以浑水摸鱼地沿中国边界或偷入国境搜集情报,且庞大的游击武装可以对新生的中国构成钳制和威胁。当然这一切离不开泰国政府的"支持"——二战后很长时间里泰国都将毒品视为出口商品的大宗,从中获得不菲的收入,而且可以通过支持国民党的残部对付棘手的泰国共产党游击队,并在泰缅之间建立缓冲区域。后来的事实证明两国都为此付出了惨重代价:泰国成为全球毒品贩运的重要中转站和通道,而越战上的美国大兵把军饷都花在了金三角生产的海洛因上。

对共产主义的敌视促使西方人不断地将毒品贸易作为政治杠杆来引诱和收买反对力量,通过他们来对付他们国内的共产党。为了对付越南共产党,法国人支持越南南部武装组织和犯罪团伙的毒品贩卖活动,并为他们提供运输上的支持。随着法国殖民势力的衰退和越南的分裂,一直在南越扩展势力的美国人将积极反共的吴庭艳扶上台。自然,当吴要从毒品贸易中获取反共活动的开销时,美国人就眼睁眼闭了。在老挝,美国人也做着差不多的事情,他们需要当地势力监视和控制老挝共产党,而这些"十字军"总是与毒品脱不开干系。

另一个重要毒品产地"金新月"的发展与西方社会的反共活动也有着千丝万缕的联系。

二战之后苏联一直从政治、经济各个方面对阿富汗王国进行渗透,力求实现对欧亚大陆交通要冲的控制。1978 年它通过支持政变扶植了一个亲苏的政权上台,并于次年入侵阿富汗,与反共的游击武装开始了长达 10 年的战争。

美国人又使出了老手法:军备补给、技术支持和默许毒品贸易。"在反共的冷战中,中央情报局从来都是视毒品为小患,并对那些视毒品为金钱并本身就是鸦片生产者的叛乱分子积极地给予救助。"①这大大促进了当地毒品的生产。加之 1978 年大旱降临金三角地区,为金新月的毒品迅速占领世界市场提供了机会。1979 年,金新月出产的海洛因已经接管了欧洲市场,并占据了美国市场的60%。在几十年的毒品交易中逐渐变得更加老到、更加组织化的法国、意大利和美国黑手党的参与加速了金新月海洛因的扩散,导致 80 年代西方社会出现了史无前例的吸毒膨胀。

三、娱乐与毒品

从药品到毒品,从合法到非法,很多成瘾性物质都走过这样一条边缘化的道路。当人们发现有些药品有引发快感或者辅助性欲的作用,对它的使用就不免溜到医学用途之外,直奔享受去了。

然而,这种享受最初流行的地方不是上层社会,而是贫穷、无望、备受压抑的社会底层。毒品供应量的扩大可以部分地解释这一点。当吗啡的价格由一盎司28 美元降至 3 美元时,买得起的人当然就变多了。但是,穷人为什么要从紧巴巴的钱袋里掏出钱来购买不能果腹、不能御寒的享受品呢? 这还要从毒品发挥作用的机制说起。

毒品根据不同的标准可以划分不同的类别,近 30 年来,大量合成毒品的出现更是加大了研究毒品药理机制的困难。然而各种毒品似乎都具有一个起码的共同点:能直接或间接地刺激人体神经系统,促进多巴胺的分泌。这种神经传导物质主要负责大脑的情欲和感觉,传递兴奋、开心的信息,诱发幸福感。一般情况下,多巴胺的分泌是非常俭省的,常常只在那些有利于维持生命和繁衍后代的行为中分泌,科学家发现人在恋爱时脑内会产生大量多巴胺。毒品的机能就是蒙骗多巴胺的分泌系统,让它分泌出更多的"幸福元素"。吸毒者可以完全忘记自身处境,在极短的时间内获得幸福感与解脱感。由此便不难理解为什么长期生活在贫穷、痛苦、无望或空虚中的人更倾向于使用毒品。

心理学家将这种行为解释为转换精神状态。他们认为人与生俱来就有想要转换自己正常意识的冲动。儿童会在游戏中自己转圈直至发晕,修行者会在打

---

① [美]布思著,任华梨译:《鸦片史》,海南出版社 1999 年版,第 328 页。

坐冥想中忘记自我。消除以自我为中心的意识是人类固有的欲望。毒品是转换精神状态的化学方式，但是转换是否成功不仅仅是毒品决定的，还与吸毒者的心态、所处的实际环境等因素有关。

　　长期以来，殖民者一直将鸦片视为"东方的恶习"，认为中国人的性格更容易沉迷于鸦片。周宁在他的《鸦片帝国》中一语道破流言，他认为中国人在精神上更容易受到鸦片毒害是因为"有一个普遍悲观失望、逃避现实的社会心理为它提供了需求的精神背景"。① 这种社会心理也为后来吗啡、海洛因、大麻和其他新型毒品的流行提供了精神背景。从东南亚到西印度群岛，从美洲，到欧洲，在种植园里，在矿山上，在横贯美利坚的铁路沿线，在巴拿马运河的沿岸，毒品在每一个充满疾病、死亡、绝望和难以想象的辛苦之地蔓延。看不到回乡之路，看不到苦难的尽头，不如将痛苦掩埋在毒品中，获得片刻的安宁与解脱。

　　同样的心态也适用于生活在有色人种聚集地周围的底层白人，他们是苦工、赌徒、酒鬼、妓女和无所事事的青年。他们聚集在烟馆里或者隐蔽的街头，分享着毒品。他们的政府一边说要拯救他们，一边为毒品贴上"堕落"的标签，把他们赶到社会的边缘。是毒品给他们提供了相互认同和鼓励的归属感，他们在一起分享经验和快感，忘记生活的窘境和艰难，在毒品短暂的作用中体会无所不能和拥有一切的幻象。

　　从毒品中获得的幸福感和解脱感虽然可以为生活在单调和无望中的人提供娱乐，但是吸毒者需要背负"堕落"的污名。那么，这种"堕落"的娱乐是如何被社会上的普通人所接受的呢？不负责任的"吗啡医生"、组织严密的黑手党、街头随处可得的毒品似乎都有些关联，但是，回顾一下"娱乐"的含义及其重要性在二战后的岁月中发生的变化会更有利于我们寻找答案。

　　美国作家尼尔·波兹曼在 1985 年出版的畅销书《娱乐至死》中深刻地揭示了广播电视业的发展对人类认知造成的影响：当文化的媒介逐渐从文字转向形象的时候，公众逐渐失去了辩证和判断的能力。信息的时效性战胜了有用性，广泛性代替了深度，支离破碎的海量信息内容无聊、形式散乱，不再具备促成某种行动的质量，而只具有娱乐的效果。"一切公众话语都日渐以娱乐的形式出现，并成为一种文化精神。我们的政治、宗教、新闻、体育、教育和商业都心甘情愿地成为娱乐的附庸，毫无怨言，甚至无声无息，其结果我们成了一个'娱乐至死'的物种。"②

────────────

① 周宁：《鸦片帝国》，北京学苑出版社 2004 年版，第 46 页。
② ［美］尼尔·波兹曼著，章艳译：《娱乐至死》，广西师范大学出版社 2007 年版，第 4 页。

这是商业社会的毛病之一：过度推销。在这里一切都可以成为商品，包括文化和精神。消费越多越好，于是信息也铺天盖地。出现在电视或者广播里的政治、科学、教育、体育、娱乐都是媒体的商品，及时、简短、点到为止。严肃缜密的思考在信息的狂轰滥炸面前几乎不可能，取而代之的是对享受和娱乐的描述：房产、汽车、旅游、好莱坞大片、派对、购物节。商业社会制造了一个精彩和无限可能的世界，仿佛这里一切都已准备好，只等你去享受，去消费。然而剥离了思想和创造力的生物最终却不免落入空虚无聊：刺激与满足感一次次获得，目标总可以达到，欲望的阈值在不断提高，满足的手法却单调如初。快乐哪里来？既然生活只是毫无目的和没有尽头的享受，享受还有什么意义呢？还有什么可以带来享受呢？在享乐之风盛行的年代，吸毒活动总是活跃的。

20世纪五六十年代，走出了二战阴影的美国经济开始复苏，中产阶级过着惬意的生活。然而，在听着摇滚乐、看着《花花公子》、喝着可乐、在汽车后座与热辣的女孩约会的青年中却出现了叛逆且崇尚个人主义的一批人。衣食无忧的生活使他们逐渐失去目标，他们开始蔑视主流文化，对放荡不羁的性爱和毒品充满了兴趣。他们成了"垮掉的一代"。60年代出现的嬉皮士延续了他们对毒品的热爱，并把摇滚音乐派对和毒品结合在一起，吸食的种类也扩展到了LSD和裸盖菇素等致幻剂。这是个非常糟糕的开头，它使合成毒品开始在夜总会、酒吧、舞厅、露天锐舞派对里使用，这些都是年轻人高度聚集的地方。集体的狂欢、高度的兴奋和强大的同伴压力使很多青年人在舞会中开始尝试毒品。

新型毒品就在这样的社会精神背景下找到了滋长的空隙。制毒化学家们也敏锐地发现了这一点。不再需要从土地里长出的作物作为原料意味着生产周期更短，也不再需要受制于地理局限。毒枭们携带着制毒配方就可以走到任何地方开始生产，原料可以方便地买到，它们是制造百日咳、鼻炎、哮喘等常用药品的原料。最重要的是它拥有无限广阔的市场：当鸦片类毒品已被全世界谴责为堕落和没有希望时，新型毒品却以时尚和力量吸引着越来越多的使用者。

来自艺术与时尚领域的人群也产生了不可忽视的影响，他们是作家、画家、乐队歌手、模特和电影明星。很难定义他们究竟属于主流还是非主流——很多人一只脚踩在舞台上，另一只脚踩在街头。艺术作品中出现的诡异而艳丽的元素可以带来强烈的感官冲击：异域风情、不羁的性、神秘的东方场景、奇特的建筑、宗教、魔鬼，加上身边熟悉的场景（某个俱乐部的入口），这是一些小说家和画家喜欢的题材，因为可以吸引眼球。罗曼蒂克和奇异的色彩一定程度上瓦解了毒品的恐惧和污名。乐队在毒品传播方面的作用也不容忽视，它提供了多种族的社会环境，而且强烈的节奏和集体的狂欢本来就是为了制造吸食大麻后的欣快感觉。模特们承载着女性对外形的梦想,与她们一起深入人心的不仅是她们身上的时尚服饰和妆容,还包括她们成为美人的生活方式。一位离开时装界的纽约名模说:"这些姑娘除了安非他命和水,几乎什么都不吃。"这种减肥秘笈很快被普通的姑娘效仿。电影明星的吸毒问题向来不是什么新鲜事,要应付导演、广告商、记者、影迷并始终保持良好状态,有一两件"秘密武器"在娱乐圈中并不是异类。问题是银幕上的大英雄也抵御不了毒品的诱惑,而且可以边吸毒边容光焕发地生活,这让公众如何相信政府和医生就毒品提出的警告呢? 这些商业社会的娱乐产品大大影响了新型毒品在年轻人中的蔓延。

第三节　全球禁毒模式概览

一、国际毒品管理体系

1909 年的上海万国禁烟大会是国际社会第一次尝试着合作解决毒品问题的努力。在过去的一百年间,各个国家多次坐到会议桌前讨论合作堵击毒品的措施,他们的努力曾因利益分歧无疾而终,曾因战争而搁浅,曾因困难而在实施中受挫,但是百年的坚持不懈最终换来了国际禁毒公约体系的建立,世界鸦片的产量在过去的一百年间下降了 78%。纵观国际社会控制药物滥用的立法历史,我们可以看到人类认识毒品与自身的过程和各种利益在国际舞台上角逐的过程。

美西战争结束后,美国政府出于对菲律宾和国内毒品问题的关心及向中国经济扩张的需要,积极地倡导对麻醉品问题进行国际管制。1909 年 2 月 1 日,中、日、英、法、德、俄、美等 13 个涉及毒品制造和滥用的国家在上海召开会议,讨论减少毒品贸易的措施。为了争取更多的国家与会,会议规定与会代表仅须具备向政府提供咨询顾问的能力,这似乎为会议最终未能达成实质性协议埋下了伏笔。尽管如此,会议还是具有相当积极的意义,它使与会国更加意识到:毒品问题不只局限于东方,同时对西方国家的威胁也日渐增加,解决毒品问题需要各国的通力合作。

在美国和荷兰政府的广泛联络下,海牙国际会议于 1911 年和 1912 年之交召开。这次会议具有分水岭的重要意义,它通过的《海牙鸦片公约》成为人类历史上第一个禁毒公约。该公约达成了一项关于控制鸦片生产和禁止鸦片非医疗使用的协议,同时,它还从化学上定义了鸦片剂和吗啡,填补了各国法律中的漏洞。在此之前，很多毒品走私者滥用定义不清的法律漏洞，宣称自己携带的只是衍生物或者其他化学物以逃避走私的罪名。但是各国政府小心翼翼地保护着自己的经济利益：德国人要为自己的大型医药工业铺路，葡萄牙人不肯放松在澳门的鸦片贸易，英国人非常重视在印度的经济利益。一番讨价还价之后，他们同意公约在 1914 年 12 月之后生效。等生效期限来临时，第一次世界大战也来了，远东的鸦片问题依旧没有解决。

一战之后，消除了敌意的疲惫的各国又坐到一起。国际联盟于 1921 年成立了"鸦片及其他危险药品走私顾问委员会"——当时的毒品走私已经引起了国际社会的警觉。之后国联发起过几次会议，但都在参与国的争吵中流产。直至 1931 年，57 个国家参与了在日内瓦召开的限制麻醉品生产的会议并缔结了公约。该公约建立了完善的毒品分类体系，其中包括针对新发现的衍生物的条款。公约规定各个生产国有义务发布对毒品需求的年度预算，定额体制开始形成。此外，它还唤起了禁毒斗争中最重要的工具——公众舆论。

1936 年 6 月 26 日在日内瓦签订的《禁止非法买卖麻醉品公约》，第一次把非法制造、持有、供给、兜售、分配和购买麻醉品等行为规定为国际犯罪，这是国际禁毒立法上的一项重大突破。

1939 年之前，国际社会已经制定了大量对鸦片及其衍生物进行管制的立法，但都收效有限，最大的障碍来自有关各国巨大的经济利益。二战之前，随着国际形势的紧张，国际合作和国联开始被搁置一边，为了应对即将来临的战争，一些国家的鸦片生产开始增加。

第二次世界大战结束和联合国的成立为国际毒品管制体系转型提供了前提。联合国建立了"麻醉品委员会"来负责麻醉品管制活动的国际协商，并协调反对麻醉品滥用和销售的行动。1946 年麻醉品委员会召开第一次会议，签署了修订国联时期制定的麻醉品管制条约的协议。1948 年 11 月，联合国在法国巴黎召开会议，签署《巴黎公约》，规定把 1931 年公约中未能包括的毒品纳入国际控制范围。

然而大量条约的签订并没有解决毒品控制的问题，战乱中鸦片类毒品的生产和走私都大量滋长，古柯、大麻和其他精神药品的使用问题也凸显。既有公约的管制范围显然已经不能适应毒品的发展趋势，而且多个公约共同发挥效力使得毒品管理体系变得庞大而复杂。

简化毒品管理体系的要求被提上了联合国的工作议程，联合国希望起草一个新的单一公约来合并现有的麻醉品管制公约，并扩大麻醉品管制的范围。1961 年，《1961 年麻醉品单一公约》通过。该公约将过去的公约和协定进行了合并和修订，构建了一个禁毒公约的基本框架。它把管制范围扩大到了天然麻醉品原料的种植，要求各缔约国制定国内立法，将非法种植、生产、制造、提炼、销售等行为规定为犯罪，予以刑事制裁。该公约依据各种麻醉品的自然特性，在被滥用可能性和医用价值间作出平衡，对于可以用于医疗和科学研究领域的麻醉品，公约允许在一定范围内的生产、制造、输出、输入、贸易、持有或使用，但有明确的剂量和数量限制。

该公约首创了一个麻醉品的分类系统，列出了四张受国际管制的麻醉品附表。附表一是受最严厉管制的麻醉品清单，包括大麻、可卡因和鸦片剂。各成员国必须定期向国际麻醉品管制局提供该类药物产量统计、需求和消费情况、进出口情况、查收和处置的数量统计等数据。同时，各缔约国必须严格控制该类药物的加工、萃取、准备、持有或提供。附表二所列的麻醉品主要包括可卡因和吗啡，这部分药物经常用于医疗领域，被滥用的风险比较小。对它们的管制大体上与附表一的物质相同，但在受特许的情况下可以买卖。附表三所列的是不超过一定含量的麻醉品制剂，包括可卡因制剂、鸦片制剂和吗啡制剂。这部分药物的被滥用可能性极小，所以对其国际交易的管制是最少的。附表四所列麻醉品包含在附表一之中，除了政府控制的研究外，各缔约国应对其实施非常严格的管制，因为这些是极其容易被滥用的麻醉品。考虑到新的麻醉品会不断出现，公约规定世界卫生组织和麻醉品委员会拥有提议修正附表的权利。

20 世纪 60 年代，人们在国际毒品管制策略上达成的共识是：尽一切可能控制和减少毒品的供应渠道，切断毒品进入流通领域的途径。1961 年的公约指出了政府应如何管制毒品供应；各缔约国应向国际麻醉品管制局提供哪些信息和材料；如何对涉毒犯罪进行刑事制裁。对于毒品需求端的控制，公约起初并未明确提出，也没有规定缔约国在控制毒品需求方面的义务。到了 20 世纪 70 年代，国际社会普遍意识到，仅对于毒品供应端的管制无法达到预期的减少毒品危害的目标。在 1972 年对公约的修正中，加入了控制毒品滥用的措施，并规定了各缔约国在毒品需求端进行管制的义务。①

由于滥用精神药物的现象日趋严重，《1971 年精神药物公约》将精神药物（包括合成毒品）纳入了管制。该公约限定了精神药物的范围，即"有关物质具有性能引起成瘾之依药性与中枢神经系统之兴奋或抑郁，以致造成幻觉、或对动作机能、或对思想、或对行为、或对感觉、或对情绪之损害"。

公约将精神药物按照有害程度及管制严格程度顺序列入四个附表；附表一

---

① 参见滕志鹰：《国际毒品管制若干法律问题研究》，中国优秀硕士学位论文全文数据库，2007 年。

的药物为各种致幻剂如 LSD、麦司卡林、裸盖菇素(Psilocybin)等,还有四氢大麻酚(THC),对这类药物的管制最严格,不能用于医疗,只能用于科研。附表二的药物有安眠酮、苯丙胺类、利他林、苯环乙哌啶(Phencyclidine)、甲苯吗啡(Phenmetrazine)等,制造、贸易及分配此类物质须凭执照,供应或配发须凭处方,输入输出要受到禁止及限制,统计报告需向麻醉品管制局提供。附表三的药物有中效和短效巴比妥类、导眠能、镇痛新(PeAtazocine)等;附表四的药物有长效巴比妥类、眠尔通、哌苯甲醇(Pipradrol)、33 种苯二氮类(安定、利眠宁、硝基安定等)也列入此表加以管制,只是管制比附录二的物质松一些。该公约还规定各缔约国应制定严格的措施以防止滥用精神药物及取缔非法产销。

考虑到精神药物的复杂性,公约还规定各缔约国和世界卫生组织可以在资料充分的情况下向麻醉药品委员会提出在附表中增加或删除某一物质,或将某一物质从一附表改列至另一附表。如果某制剂含有一种以上受管制的物质,则按照受管制最严格的那种物质进行管理。

进入 20 世纪 80 年代,毒品跨国制贩网络已经借助于发达的交通和通讯日臻精细严密,并在与政府的长期周旋中日益老到油滑。有组织犯罪和跨国洗钱渐渐进入了国际刑法关注的视野。为了适应毒品犯罪的新特点,完善各国毒品控制的合作机制,1988 年联合国通过了《禁止非法贩运麻醉药品和精神药物公约》,是迄今为止最为全面的国际禁毒公约,也是国际刑事立法的重大突破。

该公约不仅要求各缔约国将毒品制造、贩运和交易作为刑事犯罪来处置,而且将用于个人消费的毒品持有、购买和种植规定为犯罪行为。鉴于毒品犯罪的集团化趋势和涉毒洗钱行为的日益猖獗,公约特别规定了一系列反洗钱措施和涉毒资产的查封没收措施。

由于毒品犯罪常常涉及不同的国家和地区,公约对于国际毒品犯罪规定了普遍管辖权,只要该犯罪发生在某一缔约国境内或悬挂其国旗的船只或飞行器上,缔约国即可确立本国的管辖权并对其进行审判。根据或引渡或起诉原则,缔约国可将涉案嫌疑人引渡给请求国,若拒绝引渡,则缔约国应按国内程序起诉。缔约国意识到毒品犯罪具有很大的跨国性,单靠一国的力量很难控制毒品蔓延的趋势,需要国际间的积极合作。因此公约本着促进国际禁毒合作的原则,规定了缔约国的国际协助与合作义务,包括法律协助、移交诉讼、援助过境国、控制下交付及其他形式的合作与培训等。①

1999 年的《联合国反腐败公约》和 2001 年的《联合国打击跨国有组织犯罪

---

① 参见滕志鹰:《国际毒品管制若干法律问题研究》,中国优秀硕士学位论文全文数据库,2007 年。

公约》进一步加强了对腐败、洗钱和跨国犯罪的管制,完善了国际层面的合作框架,充实了国际禁毒公约体系。在国际社会的共同努力下,多家世界大银行相继放弃了"银行保密制度",承诺只接纳那些能够证明其收入合法并拥有特定身份的客户,这极大地打击了腐败的公职人员和毒品等犯罪团伙的洗钱行为。

《1988 年联合国禁止非法贩运麻醉药品和精神药物公约》、1972 年修订后的《1961 年麻醉品单一公约》和《1971 年精神药物公约》构成了现行国际毒品管理体系的核心。从所有国际公约的制定过程和具体内容中我们看到人类对毒品问题的认识不断深入的过程:1912 年《海牙鸦片公约》中列入管制的毒品只有鸦片一种,而今天列入国际公约管制的麻醉药品和精神药品已分别达 200 种以上。

在禁毒措施方面,国际社会对毒品的管制经历了一个从"遏制供给"到"同时遏制供给与需求"的过程。多年以来一味打击需求的毒品战争收效甚微:财力投入巨大,吸毒者不断寻找替代品,制贩利润增加,更多犯罪集团铤而走险……国际社会开始反思单一控制策略的弊端。同时,随着精神卫生的发展,人类逐渐接受从精神疾病的角度去理解吸毒行为,而不是仅仅从道德情操上去批判它。尤其是艾滋病在 20 世纪 80 年代开始蔓延后,人类社会对毒品的认识更是进了一步,越来越多的人开始提议要采取措施减少因为吸毒带来的健康损害、采取更务实的方法控制艾滋病的蔓延。总之,国际社会的关注逐渐从打击供应开始延伸至其他方面,国际禁毒体系涵盖的范围从最初的控制毒品生产、贸易、走私,逐渐扩展至宣传教育、脱毒治疗、善后护理、回归社会等。

国际麻醉品管制局认为:减少非法供应和减少需求具有相辅相成的效果,但是完成这两个目标需要采取不同的做法。抑制需求需要实施统一措施,以确保国际药物管制体系的运作,因此必须在国家一级建立关于打击毒品制造、生产、贩运和转移的法律框架。而减少需求需考虑到目标群体的文化、社会和经济背景,只能在每一个国家的社会文化背景下提供治疗和康复服务,因此需要在国家和地方一级制定政策措施才能取得预期效果。① 所以,各个国际公约都对各种涉及毒品的犯罪作出了明确说明,但在维护公共卫生方面,仅列举了一些大概措施,如宣传教育、戒毒治疗等。

不过,考虑到各国的实际情况和法律体系不同,国际公约没有对制贩毒品的每一种罪行作出详细的处罚规定,只是给出了一个参考下限,要求各缔约国在不违背宪法的前提下将公约明确列举出的行为规定为刑事犯罪并处以不低于公约规定的刑罚的处罚,但具体的定罪量刑标准留给各国裁量。

---

① 参见《国际麻醉品管制局 2007 年报告》,第 37 页,http://www.incb.org/incb/index.html。

二、各国禁毒模式简介

截至 2007 年 11 月 1 日,共有 183 个国家和地区加入修正后的《1961 年麻醉品单一公约》和《1971 年精神药物公约》,182 个国家和地区加入《1988 年联合国禁止非法贩运麻醉药品和精神药物公约》。国际公约规定缔约国必须采取必要措施,包括立法和行政措施切实履行公约规定的义务,并且可以采取比公约更为严格或严厉的措施,如果它们认为这些措施是可取的或者必要的。也就是说,毒品管制的国际公约为各国的禁毒法律框架提供了一个"底线",公约明确指出的罪名、需要管制的药物和必须承担的责任都要反映在各缔约国的法律法规中。因此,缔约国的法律都涵盖了抑制毒品供应(如打击制毒、贩毒)、减少毒品需求(如戒毒、禁毒宣传)、打击毒品相关犯罪(如洗钱、有组织犯罪)和国际合作等方面内容。但是,各个国家和地区面临的毒品形势不同、法律传统各异、社会经济文化因素也各有特色,因此各自法律规定的侧重点不尽相同,社会政策的出发点也不一样,组成了目前既有共性、又有个性的丰富多样的禁毒模式。

(一)"供应管制"与"需求管制"并举

供应管制曾是国际社会控制毒品问题的主流思路,它通过铲除毒品原植株、惩罚毒品制造和贩运、限制毒品的非医学使用等措施来减少人们获得毒品的可能性,从而减少吸毒问题。美国曾是这一模式的主要倡导者,在二战后几个主要禁毒公约的制定过程中,美国都尝试着利用自身强大的经济和政治影响力,敦促其他国家限制毒品制贩,从而限制毒品流入美国。然而对毒品来源的围追堵截并没有达到预期效果,反而将美国拖入一场旷日持久、劳民伤财的毒品战争。进入 21 世纪以来,美国的禁毒策略发生了一些转向,开始同时关注供应管制和需求管制。后者主要针对毒品消费市场,不仅包括对毒品滥用者的教育、培训和治疗,还包括对毒品滥用潜在人群的宣传、教育和引导。这种双管齐下的管制模式帮助美国逐渐收复了禁毒战争中失去的领地和舆论支持,美国禁毒战略的调整和完善过程也具有相当的借鉴意义。

美国的禁毒模式曾以"强硬"而著称,始于尼克松时代的"禁毒战争"坚持以司法惩治为主要手段严厉打击毒品供应和毒品使用,为了阻截国外毒品流入美国,不惜花费大量人力物力,甚至出动军事力量奔赴他国铲除毒品制销网络。在国内,"零容忍"政策被推向街头,这是一种主动进攻型的警务政策,执法者对毒品犯罪严惩不贷,同时,绝不姑息任何轻微的犯罪和失序行为。

但是这些强硬手段并没有换来天下太平。严厉的毒品政策使联邦和各州监狱的毒品罪犯不断上升,而且未成年人越来越多,给政府带来了巨大的财政负担；吸毒者更加边缘化，犯罪增加，导致新的社会危机；携带艾滋病病毒的吸毒者不能得到检测和治疗，埋下了疾病传播的隐患；瘾君子不断寻找行动替代品，新型毒品加速推陈出新；贩毒利润增加，黑帮从中渔利……

美国政府内部开始出现两种声音，以司法部和国防部为代表的强硬派坚持拥护"毒品战争"，对于眼下遭到的质疑和谴责，司法部开出的处方是"加大对毒品供应者和使用者的处罚力度"，国防部的解药为"增加军事卷入来减少毒品供应"。显而易见，他们的解决方案都有利于提升部门的重要性和公众形象。另一派意见的主要倡导者是与福利保健和医疗保险相关的部门，他们主张从医学角度来看待吸毒问题，用医学方法来治疗吸毒者，并通过辅助性措施解决和减少艾滋病等疾病的传播。2001 年，布什总统刚入主白宫，两派人士就吵到了他的办公桌前。

2001 年 2 月 27 日，布什宣布将增加联邦的禁毒预算以增加社区的预防能力、毒品治疗的机会和国际毒品项目。次日，布什政府公布了《新开端的蓝图》，这份报告在谈及毒品政策时指出：新政府将评估现行的毒品管制政策，并更加看重减少需求和减少供应之间的关系。同时试图通过向需求方的倾斜来弥补以往战略中的供应不均衡现象。布什强调："减少毒品供应的最有效方式是减少美国人对毒品的需求"，因此，新政府要"空前地集中于这一问题的需求方面"。①

2002 年，美国国家毒品管制政策办公室制定了《2002 年国家毒品管制战略》报告呈交国会，这一报告后来成为指导布什政府禁毒政策的纲领性文件。报告指出布什政府未来的毒品管制政策主要包括三方面：通过教育和社区活动预防吸毒；通过按需要提供治疗资源来治疗吸毒者；通过打击毒品交易的经济基础来破坏其市场。国家禁毒政策向控制需求的一方倾斜，将美国逐渐从"禁毒战争"中解脱出来。

经过 6 年的努力，同时管制供应与需求的战略取得了初步成果。《2008 年国家毒品管制战略》报告指出："我们已经能够推行一种策略把资源投入到那些最需要的地方。干预项目正在通过社区、学校、工作场所和媒体深入美国民众中，青少年的吸毒率自 2001 年以来下降了 24%。在公共卫生部门、刑事司法体系和资源匮乏的社会部门中，我们加大了治疗资源投入，仅康复计划一项就多为 19 万药物滥用者提供了治疗服务。我们缴获了大量违禁药物，冲击了毒品制贩者和恐怖主义实施犯罪行为的资金链，2007 年的前三个季度，美国市场上的可

① 张勇安：《美国毒品管制战略的调转及启示》，《中国药物滥用防治杂志》2004 年第 10 卷第 3 期。

卡因和安非他命的售价分别上升了 44％ 和 73％，而纯度则分别下降了 15％ 和 31％。"①

在美国的禁毒战略中，社区反毒行动起到了不可忽视的作用。20 世纪 70 年代的海洛因泛滥给社区带来了巨大冲击，作为回应，社区反毒联合体 (Community Anti-Drug Coalitions) 在美国各地悄然兴起，它们是一些旨在调动社区资源以建立无毒社区的非营利性组织，成员包括社区中的各个组织和个人，如青少年及其父母、商界、传媒、学校、青少年组织、宗教组织、市民团体和医护专家等。联合体利用联邦政府、州政府和地方政府的财政资助，以及基金会的资助和个人捐赠等资金来为药物滥用者提供治疗、通过媒体宣传禁毒信息、帮助学校和社区组织设计并实施毒品预防计划。90 年代后，各个联合体间的联系不断加强，并建立了"美国社区反毒联合体"（Community Anti-Drug Coalitions of America，CADCA），这一机构是与社区反毒联合体进行合作的全国性物质滥用预防组织，事实上，它成了社区反毒联合体利益在全国的代表，帮助各成员建立安全、健康的无毒社区。此后，各个联合体间的沟通与交流日益加强，渐渐在资源方面实现共享，在技术方面实现互助，成为了美国禁毒运动中一支举足轻重的力量。

布什政府上台之后，进一步强调了集预防与治疗于一身的"无毒社区计划"在禁毒战略中的重要地位和主导作用。并把"无毒社区计划"作为优先项目加以资助。2001 年 12 月，布什总统签署《无毒社区法再授权法案》，为无毒社区项目的实施提供了法律保障。该法案指出政府将逐年增加对以社区为基础的禁毒项目的资助，批准新建"国家社区反毒联合体研究所"，为遍及全国的社区联合体提供教育、训练和技术帮助。时至今日，"社区反毒联合体"已经发展成具有商业化的管理模式、明确的行动目标、多渠道的资金来源、多层次全方位的协作方式等特点的成功的禁毒模式。

毗邻金三角且处于国际运毒通道上的泰国也经历过从强硬地打击毒品供给到综合管制供应与需求的转变。与美国不同的是，供应管制对泰国来讲不仅仅是一种战略选择，还具有国际义务的色彩。堵源截流始终是泰国政府的首要任务，组织武装力量镇压边境贩毒活动、捣毁境内毒品工厂、大力推广替代种植和积极发展国际和区域合作都是泰国政府抑制毒品供给的主要举措。在管制需求方面，泰国对吸毒罪规定了相当严厉的处罚，规定非法消费海洛因及其衍生物、吗啡、可卡因、可待因、鸦片等一、二类麻醉品最高可判处长达 10 年的监禁，同时

---

① "National Drug Control Strategy 2008 Annual Report"，http：//www.whitehousedrugpolicy.gov.

还可并处 5 000 至 10 000 铢罚金。在预防教育方面,除了普通的预防宣传和吸毒者康复治疗活动外,泰国政府还于 2001 年开始开展"社会新秩序运动",该运动针对泰国高速发展的"性旅游业"以及其中匿藏的大量吸毒问题实施整顿,严格监管夜生活场所,铲除毒品温床,要求各娱乐场所限时打烊,禁止未成年人入内。

采取相似模式的地方还有中国的香港特别行政区。在香港,制造和贩运三大国际公约载列的物质将面临着最高刑为终身监禁的刑罚;吸食、服食或注射危险药物均属违法行为,要受到罚款或者监禁的处罚。香港的强迫戒毒计划规定:法院可以命令因犯法而被判监禁的药物依赖者接受强迫戒毒治疗,治疗时间为 2 个月到 12 个月不等。依赖者康复后,还需接受强制善后监管。如果在监管期发现使用违禁药物,可能被召回戒毒所继续治疗。香港就以自愿门诊的方式为海洛因依赖者提供美沙酮治疗和戒毒服务。目前,香港被呈报的药物滥用者中近一半人在服用美沙酮。

(二)"危害最小化"原则

抑制供应和抑制需求到底哪方面更为重要?吸毒究竟应该被视为一种疾病还是罪行?当人们还在为这些问题争论不休的时候,艾滋病卷起的惨淡阴云就将一个更为严峻而迫切的问题摆到了人类面前:面对静脉吸毒者中急剧上升的艾滋病感染率,我们应该怎么办?危害最小化的原则就在这时被提了出来。

危害最小化的原则旨在减少毒品给个人和社区带来的危害,包括防治可预见危害和降低实际的危害。与一般的管制模式不同的是,这一模式在强调减少供给和减少需求之外还关注减少危害,其中最重要的是减少因吸毒带来的公共卫生问题。减少危害的主要措施包括为海洛因吸毒者提供清洁注射器、在毒品使用者中开展疾病预防教育、设置美沙酮诊所和海洛因注射室等。

该原则一经提出便引发了热烈的争论,支持者认为它是一种务实的做法,可以快速降低因吸毒引发的艾滋病感染问题和其他治安问题,有助于消除社会对吸毒者的歧视,促进公众从精神疾病的角度看待吸毒行为。反对的声音则认为这是在纵容吸毒,会对公众尤其是青少年产生不良的导向作用,而且按照国际禁毒公约的规定,美沙酮本身就是受到管制的物质,美沙酮替代治疗是违反公约的行为,海洛因注射室更是赤裸裸的挑衅。

即便如此,有些国家在禁毒战略中还是采取了危害最小化的尝试。自 1985 年澳大利亚实施全国药物战略以来,危害最小化就一直是它连续一致的基础。澳大利亚《国家药物战略(2004—2009)》指出:国家战略的任务就是要通过在澳大利亚社会中防止有害药物的初次使用和降低各类药物的有害作用,来增进社会健康和经济成果。

澳大利亚的危害最小化原则包括降低需求、降低供给和降低危害战略之间的平衡。其中，降低供给战略是指打击毒品的生产和供应以及控制和规制合法物质；降低需求战略是指防止有害药物的初次使用，包括节欲导向战略和减少药物使用的措施；降低危害战略是指减少给个人和社区带来的与药物相关的危害。

为了达到上述目标，在打击毒品生产和供给、开展公共禁毒教育项目之外，澳大利亚还积极建立政府、社区、企业、医生和研究机构之间的合作关系，支持减轻滥吸毒物、危害健康的实践。早在20世纪末，澳大利亚政府就开始推行针具交换项目，吸毒者只需将使用过的注射器交到指定地点便可免费换取清洁的注射器。同时，澳大利亚也是最早实施美沙酮替代治疗的国家之一，海洛因使用者可以通过定期服用美沙酮来降低对毒品的渴求，并接受心理辅导和预防疾病方面的知识。2005年，澳大利亚第一所合法海洛因注射中心在悉尼红灯区开始启用。这家由教会设立的注射室有医护人员指导注射，吸毒者可自带海洛因前往注射，并不用担心会被起诉。此举是为了降低过量吸毒而死亡的危险。

澳大利亚禁毒战略的实施得益于政府、科研机构和非政府组织的良性互动和通力合作。药物战略部级委员会负责制定政策和规划，这是个全国性的部级论坛，它将各级政府联合起来，由各部门的高级官员组成，确保禁毒战略推行过程中各级政府和各个部门能够相互协调一致。一个来自法律、医学、伦理学、社会学和公共卫生等领域和实践部门的专家组成的全国专家咨询小组为部级委员会提供专家建议；全国药物研究中心为部级委员会提供药物方面的最新研究成果；澳大利亚药物全国委员会为部长们提供了来自非政府组织的声音。

在战略的具体执行方面，澳大利亚完善的非政府组织（NGO）体系发挥了不可忽视的作用。政府制定战略计划后，确定资助的方向和金额，然后由具备资质的非政府组织通过平等竞争获得资助，提供政府规定的服务，最后由政府督导验收。澳大利亚有大大小小的非政府组织上万个，服务内容涵盖社会生活各个方面，拥有十多万名员工和大量志愿者。非政府组织的工作可以很好地适应社会多样化的要求，在一些敏感的领域，如吸毒和性服务方面，让非政府组织开展工作可以避免政府陷入舆论压力之中。澳大利亚的非政府组织为药物滥用者提供了全面的、细致入微的服务，包括生活照顾、心理辅导、宣传教育、咨询培训等内容，并使禁毒宣传教育可以深入到社会的每一个部门。

在奉行危害最小化的国家中，走得比较远的是荷兰。但是与媒体报道的"荷兰毒品合法化"不同，在荷兰吸食软毒品（大麻）仍是违法行为，只是在实际执行过程中，咖啡吧遵守相关规则销售软毒品和个人持有少量软毒品供自己消费都是不会被起诉的。

在荷兰,吸毒更多时候被视为是公共健康问题,而不是刑罚问题。荷兰反毒战略的核心价值观是危害最小化,它优先考虑健康预防和治疗,认为公共健康高于一切。为了减少吸毒带来的传染病尤其是艾滋病,荷兰设立了海洛因注射室和美沙酮诊所。荷兰意识到吸毒可能更多的是一种年少轻狂的表现,强调对这些人进行治疗和关爱。毒品依赖者被鼓励参加戒毒项目,并且可以寻求帮助以改善其生理和心理健康状况从而更好地适应社会。

早在20世纪70年代荷兰政府就将毒品分为硬毒品和软毒品以实施不同程度的管制。硬毒品主要指会对健康造成难以接受的伤害的物质,例如"摇头丸"、冰毒、可卡因、海洛因等;软毒品主要指伤害小得多的物质,例如大麻和麻药等。在荷兰,种植、持有、销售、贩卖所有种类的毒品都是非法的,但是对不同种类的毒品犯罪采用的惩罚措施不同,涉及硬毒品的犯罪招致的惩罚显著高于涉及软毒品的犯罪。

"大麻合法化"的说法是不准确的,因为从法律制定的层面上看,荷兰对所有毒品"一视同仁",都宣告为非法,"免于受罚"的挡箭牌是执法过程赋予的。荷兰公诉机关颁布了一系列控毒指南(the Official Drug Guidelines)以指导实际执法活动,规定个人持有少于5克的大麻供自己使用将不被起诉;个人为供自己使用而种植少于5株的大麻也不会被起诉;咖啡吧如果能严格遵守各项规定销售大麻也不会被起诉。

实行这些措施的目的是为了屏蔽毒品非法交易市场,防止软毒品的使用者被边缘化,让人们可以通过正常渠道买到软毒品,避免接触到硬毒品所形成的犯罪亚文化环境。软毒品的使用者因此不容易被逼从更隐蔽的市场寻找替代毒品,接触到硬毒品的使用或销售者的机会较少,从而降低了从软毒品转向硬毒品的可能性。对政府而言,容忍少量软毒品的使用可以节约司法资源,集中力量打击比较严重的毒品犯罪。当然,这种立法与执法的不一有损法律的严肃性,受到颇多指责。可是对于参加了联合国的三大禁毒公约并签署了各种多边和双边协议的荷兰政府来说,如果全面修改国内毒品法律将面临很大的国际压力,因此只能采取如今的权宜之计。

开放软毒品的管理是否会导致毒品泛滥是国际社会关注的问题,不过目前并没有证据证明这一政策导致了更多人吸食毒品。相反,荷兰的硬毒品使用率在欧洲国家处于较低水平,吸食大麻的人数也处于欧洲国家平均水平。根据联合国2006年的不完全统计报告,荷兰15岁至64岁年龄段的人群中有0.3%的人吸食鸦片类毒品,居西欧和中欧国家/地区的第19位;0.6%的人吸食安非他明类毒品,居第 17 位;1.1% 的人吸食可卡因,居第 5 位;有 1.5% 的人吸食摇头丸,居第 6 位;有 6.1% 的人吸食大麻,居第 15 位。

不过荷兰对大麻的管制政策也带来了一些问题,最直接的后果就是"毒品旅游"的兴起,从四面八方来的游客涌入咖啡吧尝试吸食大麻的感觉,让民众感到荷兰政府在纵容吸毒并刺激了毒品需求。周边国家的青少年涌入荷兰寻找刺激让家长们怨声载道,他们的政府也是一片指责之声。虽然法律对销售软毒品的咖啡吧进行了严格规定,但总有人敢做些出格动作,售出过量的大麻或者挂出招徕顾客的广告。

大西洋彼岸的加拿大也是采取危害最小化战略的国家之一,它将禁毒经费的大部分投入到预防、教育和治疗领域,对药物依赖者主要采取教育、治疗和戒断措施,并采用多种方法减低吸毒的危害(例如共用注射器传播艾滋病、肝炎和吸毒过量导致的死亡等)。加拿大重视政府部门间的合作,由卫生部协调、领导和督导全国禁毒战略的实施。加政府同时也重视积极发挥民间组织的力量,1988 年,国会成立了加拿大药物滥用中心(Canadian Centre on Substance Abuse, CCSA)。该中心是加拿大在药物成瘾方面的全国性的非政府组织,旨在促进各层次的政府和其他团体的合作。中心关注的是维护药物滥用和药物成瘾者的健康并减少他们对社会和经济的危害,首要责任是为联邦政府,私人机构,各省、市政府提供关于毒品成瘾问题的可靠和客观的信息。

近年来,新型毒品在加拿大的流行日趋严重。有指责的声音说加拿大对新型合成毒品管制过于宽松,导致加拿大成为该类毒品的主要生产国。面对日益严峻的形势,加拿大政府加大了对毒品供应一方的打击,例如:刑法中加入了对有组织犯罪的惩罚,成立了金融交易和报告分析中心以监控洗钱犯罪等。

需要指出的是,并不是实施综合管制(供应管制和需求管制并举)的国家和地区就不采取危害最小化的措施,事实上,美国正是最早试行美沙酮维持治疗的国家,现在国内还有约四分之一的吸毒者接受此项治疗。清洁针具交换项目和美沙酮维持治疗已经被许多国家和地区采用,被认为是控制静脉吸毒人群艾滋病感染率的有效手段。将这些国家的禁毒战略归结为综合管制模式主要是因为与实施危害最小化战略的国家和地区相比,它们的政策更为"强硬",政策关注的重心更倾向于打击供给。在控制需求方面,这种管制模式倾向于追究毒品使用者的个人责任来减少毒品滥用,它们通常会对吸毒者处以行政处罚甚至是刑罚,并普遍存在强制戒治的规定。

同理,采取危害最小化模式的国家和地区也关注控制毒品的供给和需求,只是在具体的政策实施过程中,它们投入更多的人力物力来防止可预见的危害和降低实际的危害。相对综合管制模式,它们显得比较"温和"。它们更多地从精神卫生的角度考虑药物依赖的问题,主要通过戒断治疗或者美沙酮维持治疗减少药物依赖者的需求,通过针具交换、健康教育活动等措施减少药物使用者感染疾病的可能。

第四节　反毒战争的挑战

从殖民地人民抗议西方列强的毒化和剥削开始,人类社会与毒品的斗争已经持续了两百多年。20世纪以来,国际合作开始出现,尤其是第二次世界大战之后,大量国际公约、双边和多边协议签订,不断完善和巩固着各个国家在禁毒方面的协调配合。面对不断变化的毒品泛滥趋势,各国政府也在摸索并调整自己的禁毒策略。回顾过去的一个世纪,人类社会对毒品的管制技术日趋成熟:受到管制的物质越来越多、毒品犯罪的规定越来越细化、贩毒策略涵盖的范围越来越广泛、国际合作的领域越来越全面……

但是,毒品问题是一个涉及经济、政治和文化因素的复杂问题,公约和法律的规定是一回事,实际效果则要受制于多种社会条件,经济实力、政治利益、司法资源、社会舆论等因素都会对实施效果产生影响。尤其是在苯丙胺类兴奋剂日益流行的今天,毒品亚文化与时尚、流行的娱乐文化纠缠在一起,正在形成一股庞大的新兴势力,对毒品管制形成严峻的挑战。

一、制度与毒品

"毒"和"药"两者之间内含某种微妙的辩证关系,中国有句俗语叫"是药三分毒",在英语中,它们更是同一个词:"drug"。《1961年麻醉品单一公约》《1971年精神药物公约》和《1988年联合国禁止非法贩运麻醉品和精神药物公约》中都没有出现"毒品"的说法,这表明毒品是特定环境下的产物。事实上,国际公约允许为了科研和医疗目的使用公约中载列的麻醉品和精神药物,只要遵守既定程序,这种使用就是合法的。可见,是药物还是毒品并不是由物质本身决定的,而是由使用目的和使用程序决定的。因此,采用何种制度来控制这些物质只在合法的范围内流通和使用是国际社会面临的一大问题。从目前毒品市场的情况来看,相当一部分毒品就是从合法的药物转变来的——用于医疗和科研的麻醉品和精神药物从合法通道中被转移出来,流入黑市,成为毒品。

为了确保受到管制的麻醉品和精神药品满足并且仅限于治疗和科研的需

要，麻醉品管制局规定各国政府提交年度（用于治疗和科研的）麻醉品/精神药物需求评估，以评估数量为基准，不得签发高于此数量的生产许可证和进出口许可证。该制度规定的初衷是好的，然而在制度执行过程中，问题却接二连三地出现。

首先，并不是所有缔约国都能够按时提交年度报告，麻管局就曾在 2007 年报告中对"包括爱尔兰、日本、荷兰和瑞士等主要制造国和出口国未能及时提交其 2006 年精神药物年度统计报告感到遗憾"。在提交了评估报告的国家中，有些国家的评估数大大超过了实际需要数（可以想见，大制药商在这中间发挥怎样的影响力），含有麻醉品和精神药物的医疗制剂被大量地生产出来并摆上药店的货架，成为非法麻醉品和精神药物的替代品。

例如，2006 年美国消费的二氢可待因酮占全球消费总量的 99%，在医疗上的使用已达到每天每 1 000 个居民 19 个规定日剂量；羟考酮占全球消费量的 80%，已达到每天每 1 000 个居民 4 个规定日剂量。与之相应，2006 年美国药物使用和健康问题国家调查报告称，OxyContin（含有羟考酮）的滥用程度比报告所称的海洛因滥用程度高出一倍多。17 岁至 18 岁的中学生中约有 10% 的人报告曾经滥用了 Vicodin（含有二氢可待因酮）和 OxyContin。这些药物制剂的处方随处可得，使人们误认为这些药物可能比非法制造的药物更为安全。

冠冕堂皇地从药店中购买到的药剂显然比黑市和街角的毒品更干净、更安全，这无疑刺激了对合法药物的滥用。从 2002 年到 2006 年，加拿大的麻醉药品合法使用量增加了 80% 以上，美国增加了 60% 多。两国 2002 年时已步入全世界麻醉药品消费量最大的国家之列。同期，加拿大苯丙胺的消费翻了一番，美国增加了 42%。

其次，在相对准确地报告了需求评估数的国家中，伪造生产和进出口许可证的情况也时有发生，在一些国家和地区，许可证制度没有得到严格的贯彻执行，有的进口国签发了超过其评估数的进口许可证，有的出口国在接收到订单时并不核实进口国的订购数量是否在其医疗和科研需要评估数范围之内。如此一来，许可证制度形同虚设，大量的麻醉品和精神药物被转移到其他用途。

国际麻醉品管理局在 2007 年的报告中指出：贩毒者正日益试图通过国家和国家间的合法贸易获取大量含有麻黄素或伪麻黄素的药物制剂。2007 年 1 月 1 日至 6 月 30 日，经过对 1 400 起麻黄素和伪麻黄素的装运实施监督，该局已查获 35 起可疑交易，阻止了 52 吨这类物质转移用途，这些原料足以制造 48 吨冰毒。在已经查明的可疑交易中，约有半数的公开或者预期目的地国是墨西哥——这个令美国人头痛的邻居控制着美国绝大部分的毒品市场。

再次,由于监管的纰漏,毒贩常常从国内分销渠道中获取易制毒化学品或含有精神药物的药剂,提炼、制造冰毒等新型毒品,或将这些原材料和药剂偷运到境外加工销售。

2008年5月,云南省昆明市公安局禁毒支队破获一起制毒物品犯罪案,缴获了大量呋麻滴鼻液、盐酸麻黄碱滴鼻液、复方氨酚苯海拉明片、消咳宁以及大量粉碎后伪装成"饲料"、"化肥"的麻黄素复方药品,共计24.5吨,引起了公安部的高度重视。这些药品里含有的麻黄碱,正是制作冰毒的原料。

近年来,随着中国对易制毒化学品管理力度的加强,贩毒者在难以获得麻黄素的情况下,开始以含有麻黄碱的复方药品来替代。他们以各种渠道套购、骗购这些药品后,通过客运汽车、托运部、物流公司等合法渠道运至边境,伺机走私出境。境外制贩集团从这些麻黄素复方药品中提取麻黄碱,制造冰毒并销售。在这一案件中,犯罪嫌疑人通过与一医药公司签订挂靠协议书,每年支付一定费用,以该公司的名义购买经销药品。但是,麻黄素复方药物的供销情况是受国家管制的,这个犯罪集团是如何购入如此之多的药剂的呢? 经有关部门检查发现,虽然大部分企业麻黄素复方制剂的销售流向都很清楚,但企业在建立供货方及客户档案方面,证照、法人委托书过期的现象普遍存在,不少企业都没有登记采购员身份证明。同时,一些零售药店没有凭处方销售麻黄素复方制剂,也没有认真填写销售登记表。

与传统毒品不同,新型毒品的原材料是常见的医药、化工原料,可以用于制造多种家庭常备药,要有效地控制这些化学品流入非法渠道,需要建立精细、严格的化学品和药品管理体系,而很多发展中国家并不具备这一点。制贩毒集团正是利用这些国家和地区法律上的漏洞和管理上的缺陷将制毒网络延伸到这些地方,为新型毒品的蔓延埋下了隐患,也对国际社会的禁毒行动提出了挑战。

二、贫穷与毒品

纵观世界三大主要毒品产地"金三角"、"金新月"、"银三角",都集中在相对贫穷的第三世界国家,并且都是跨国地区。位于缅甸、泰国、老挝交界地区的"金三角"产毒区,几十年来,一直是全球主要非法毒品基地,年产量达2 500吨至3 000吨,在缅甸北部靠近中国云南边境一侧,年产鸦片就达1 600吨;位于阿富汗、巴基斯坦、伊朗三国交汇处的"金新月"产毒区,始于20世纪70年代,且发展迅速,成为世界又一毒品基地;位于南美洲哥伦比亚、秘鲁、玻利维亚交汇处的"银三角"产毒区,毒品生产自20世纪80年代逐渐兴旺,可卡因产量占世界总产量的85%。这三大产毒区生产的毒品占世界毒品总量的90%。

毒品产地的共同特点是：其所属主权国家都不能对该地区实行有效管辖，实际对该地区行使管辖的是军事化的毒品犯罪组织形成的割据势力，这类犯罪组织乃是全球毒品之源。这些地区虽然经历了千百次国际禁毒组织和各国军警的铲毒大行动，却始终稳如磐石，毒品从这里源源不断流向全世界，追其根本原因，在于当地村民一贫如洗。这些地区都地处深山老林、交通闭塞，加上气候炎热、雨量适中，极其适宜罂粟、大麻等毒物的生长。由于生存的需要，山民们便与罂粟有了不解之缘，使得这些地区的制贩毒活动有了雄厚的"群众基础"。

1983 年年初，被称为"金三角"鸦片皇帝的坤沙接受了哥伦比亚记者戴尼斯·雷契勒的采访，以下是采访的部分内容：

记者："全世界都把您称作'鸦片大王'，您是怎样在'金三角'开始经营鸦片这一行当的？"

坤沙："我的人民、掸邦的人和我……我们得不到任何外援，种植鸦片就理所当然地成了我们唯一的经济来源。"

记者："人们估计您从鸦片上发了大财……"

坤沙："不错，我是有许多鸦片，可钱却不多。有钱的是那些中间商人。他们买 1 千克海洛因只付给我们 200 美元，但运到美国后就能卖 20 万美元。您想想，究竟是谁有钱？反正我是没什么钱。"

记者："你们为什么单种鸦片，不种别的呢？"

坤沙："要想改种别的经济作物，那得好几年以后才有收益。在这段时间里，我们怎么活呢？"

记者："你们可以出售茶叶或咖啡什么的……"

坤沙："我们上哪儿去卖呢？又怎样运出去呢？这里连一条公路都没有，您不是已经看见了吗？"

记者："那就没有改变的可能了吗？"

坤沙："我们需要外界的经济援助，需要外界派农艺师来，帮我们研究研究这里的土壤，看看怎样才能改变这种单种罂粟花的状况。因此，要想变并不是轻而易举的事。这里种罂粟，长得倒是挺好。当然，开始也有困难，要防冷、防涝，但是以后就好办了。"

接受采访的坤沙温和而彬彬有礼，当然也有人指责他在"作秀"。然而，无论怎么样，坤沙所讲的确实是毒品贸易的矛盾现实：种植鸦片的农民和海洛因使用者，谁更可怜？如果发达国家不愿意为消除鸦片作出努力，贫穷的国家为什么要为这一世界难题买单？从生产者获得的 200 美元到吸食者付出的 20 万美元，巨大的利润去了哪里？

对消费国而言，毒品会损害民众的身体健康、破坏社会的道德基础并带来大量犯罪问题。而对于罂粟种植地而言，毒品是农民收入的稳定来源，是政府税收和外汇的基础。打击毒品仿佛是将一个国家的福利建立在损害另一个国家的利益之上。一百多年前，当清朝的皇帝请殖民者不要再向中国输出鸦片时，殖民者傲慢地回答：如果你不希望你的臣民吸食鸦片，那就应该使他们不买鸦片。现在历史出现了反讽，后发国家的毒枭以牙还牙。

世界上大多数生产鸦片的人都会同意坤沙的观点。种植鸦片是他们的生活来源，他们只不过是出售自己劳动产品的农民而已。如果人们不需要，可以不买。他们确实没有从种鸦片中赚到很多钱。如果种植其他作物可以赚到同样多的钱，他们也愿意改种一些无需背负污名并受警察管制的作物。可是替代种植也存在很多操作上的难题：鸦片可以生长在不施肥、不灌溉的土地上；鸦片便于运输，不易变质；在没有交通的地方，只有巨额利润的鸦片才能吸引贩运者不辞辛劳来交易，因而保证了鸦片市场的稳定和种植者的收益；而其他农作物则难以符合这些标准，一旦没有利润和利润低微，就是白送也没有人跋山涉水来运输。

坤沙曾多次提出全面禁止罂粟种植以换取国际援助，为部下重谋生计并对鸦片种植区进行农业开发。1993 年他在写给克林顿的信中说道："掸邦 800 万人种植鸦片是因为他们除此之外别无谋生之计。"但他的请求遭到了拒绝。其中部分原因是因为在西方人眼中，坤沙是一个残忍的国际犯罪分子，而更大的原因是因为根除鸦片需要庞大的开销，这点从美国资助哥伦比亚反贩毒行动中就可见一斑。仅仅 1993 年一年，美国就为此付出了 7 300 万美元的费用和技术支持，并且花费了大量精力来确保这些钱花到了该花的地方，没有被贪污或者滥用。即使这样，在一个国家打击毒品制贩也不能防止另一个国家毒品生意的兴起。①

贫穷不仅妨碍了旨在减少鸦片种植的努力，也使走私贩运毒品变得更为隐秘，难以监测。

随着 X 射线扫描仪、大型集装箱检测仪、传感技术和毫微技术毒品检测仪等高科技手段的出现，将有些分量的毒品匿藏在古董、画框、石膏制品、乐器等地方蒙混检查的可能性已经大大降低了。而少量的携带比较可行，运毒者可以利用身体做掩护，把毒品藏在那些看似不可思议的地方。在贫穷地区，毒贩只需支

①   参见［美］布思著，任华梨译：《鸦片史》，海南出版社 1998 年版，第 381—390 页。

付很少的钱就可以雇佣到大量这样的"马仔"。体内带毒是比较常见的方式,"马仔"将装在安全套里的海洛因塞入肛门或者阴道,或者吞入腹中——如果安全套破裂的话他将命丧九泉。另外,鞋跟、挖空的假牙和死婴都能被用于掩藏毒品。

贫穷将许多普通人推入制贩毒品的深渊,有人还为之付出生命的代价,而得到的回报微乎其微。在毒品产业链的另一头,瘾君子们为毒品倾尽所有。从1993 年 9 月美国药品管理局公布的"金三角"地区出产的海洛因价格,可以看到巨额利润所在。在曼谷,纯度在 70%—90%间的海洛因售价为每千克 6 000 到1 万美元,到了美国街头,稀释切割后的纯度为 34%的海洛因售价高达每千克94 万到 140 万美元。惊人的利润流入了谁的口袋?军火制造商、黑手党、走私集团、腐败的官僚机构人员、分销商、洗钱银行、道貌岸然的律师和会计师、恐怖组织……恐怖组织与毒品的关系不言自明,在他们看来,毒品是硬通货,尤其可以用来购买武器。

1994 年 5 月 1 日,联合国大会第六届特别会议通过了《建立国际经济新秩序宣言》。宣言宣布:各会员国决心立即进行工作以便建立一种新的国际经济秩序,这种秩序将建立在所有国家的公正、主权平等、互相依靠、共同利益和合作的基础上,而不问它们的经济和社会制度如何;这种秩序将纠正不平衡和现存的非正义并使发达国家与发展中国家之间日益扩大的鸿沟有可能消除,并保证目前一代和将来世世代代在和平和正义中稳步地加速经济和社会发展。

如果说刚开始西方国家对于建立国际经济新秩序还怀有一些怜悯和施恩情绪的话,毒品问题的恶化大大促进了他们反思不公平的经济掠夺对后发国家的伤害,并使遥远国度的农民吃饭问题变成了与自身利益切实相关的问题。美国政府在哥伦比亚的尝试已使它发现独立面对毒品问题是不可能的,哪怕这个国家拥有世界第一的经济实力。禁绝毒品需要国际社会的共同努力,并且是长期的、持续的努力。

一些区域合作已经开始初见成效。1995 年中国、缅甸、泰国、老挝、柬埔寨、越南和联合国毒品与犯罪问题办公室在北京举行会议,通过了北京宣言和东南亚次区域禁毒行动计划,确定以联合国援助禁毒合作项目的形式开展区域合作。通过各国的不懈努力,"金三角"地区罂粟种植面积占世界总量的份额已从 1998年的 66%下降到 2006 年的 12%。中国从 20 世纪 90 年代起,投入了 5 亿多人民币和大量的技术力量,帮助缅甸和老挝开展罂粟替代种植。过去罂粟花开的地区逐渐种上了橡胶树、柑橘和柠檬。中国政府还帮助当地开展医疗、教育等基础设施建设。为了解决农作物销路问题,中国企业将橡胶厂开到了老挝。

但即使是这样,道路仍是崎岖艰难的。据缅甸中央肃毒委员会联席秘书介绍,在缅甸北部山区的人们从烟民转为农民,收入水平和生活状态并没有大幅度提高,"他们并不太适应现在的劳作时间,对过去一年耕种三个月的生活方式仍然存在惯性和依赖性"。现在,国际社会给予这些转为农民的烟民援助,他们能够勉强糊口。

徘徊在贫困线附近的农民种植农作物的信心是不坚定的。联合国毒品与犯罪问题办公室的数据显示:2007 年,东南亚的罂粟种植面积在经历了 6 年持续下降之后又开始回升,其中缅甸增长了 29%。而阿富汗突出的鸦片种植问题更是引起了世界的关注,2007 年全球 92% 的鸦片都出自这个贫穷而动乱的国家。在消除贫困和毒品的道路上,国际社会还有很长的路要走。

三、犯罪与毒品

冷战后,全球毒品犯罪较以往更为活跃,世界各地的犯罪集团纷纷栖身于制贩毒品行业。目前,美国、英国、俄罗斯等国都有黑手党式联盟和庞大的毒品销售网络。在拉美,墨西哥的"海湾集团"势力不仅遍及墨西哥的 23 个州,并在哥伦比亚、美国等地建有基地。欧洲、美洲与中国香港、台湾地区的黑社会组织则组成了全球性贩毒网络。

目前,全球至少有八大黑社会贩毒集团:一是美籍意大利人集团,主要从事贩毒;二是墨西哥人集团,主要从事向美国走私本地加工的毒品——海洛因;三是哥伦比亚人集团,主要从事大宗毒品贸易——控制全球 7 至 8 成的可卡因的生产;四是意大利人集团,主要从事贩毒,并与政界、财界甚至军界有千丝万缕的联系,活动范围遍及全球 42 个国家;五是俄罗斯人集团,主要贩卖大麻;六是土耳其人集团,大量走私海洛因;七是日本人集团,走私的主要毒品是苯丙胺;八是中国香港人集团,贩卖多种毒品。

以哥伦比亚人集团中的麦德林贩毒集团为例,它以哥伦比亚的第二大城市麦德林的名字而得名,组织严密、纪律森严,拥有自己的机场、飞机、船舶、汽车等运输工具,有强大的武装军队保护毒品的加工、运输、销售,设有专门的贿赂和暗杀的部门,以及专门训练杀手的学校。该集团共有 2 万多名贩毒分子,每年的交易额在 600 亿至 800 亿美元,其危害甚至远超美国 30 年代的黑手党。近年来,在哥伦比亚政府和国际肃毒运动的严厉打击下,麦德林贩毒集团正逐渐趋于瓦解。但是此消彼长,与此同时哥伦比亚的另一个毒品王国卡利集团却在暗中滋长,并逐渐控制了哥伦比亚 60% 的可卡因生产,在美国基本上形成了纽约可卡因销售的代理人。1990 年荷兰警方查获的 2 658 千克的海洛因都来自卡利集团。

毒品犯罪的组织化倾向大大增加了世界各国禁毒行动的难度。为了减少毒品制贩过程的成本和风险,各地的毒枭和犯罪分子相互勾结,形成了跨地区的采供销一体化制贩网络。一些毒品卡特尔凭借强大的经济实力,不仅网罗了大量的商人、银行家、律师、化学家等专业人士为之服务,还以重金贿赂政府相关公职人员,损害司法系统的权威,为制贩毒品铺平道路。有的大毒枭在众多专业人士的精心策划和保护下以诚信守法的形象出现,极其小心地与毒品犯罪和收益保持距离,将风险转嫁给周遭的人,一般的禁毒行动难以触及他的安全。有的毒枭则双手挥舞着金元和大棒,通过贿赂、暗杀和恐吓维护自己的利益,公然挑衅国家的权威。

哥伦比亚大毒枭巴勃罗·埃斯科瓦尔(Pablo Escobar)在被击毙前的一个月还是世界级的富豪。在其权力鼎盛时期,他的麦德林集团控制着全世界80%的可卡因市场,可卡因活动的年收入估计高达数十亿美元。埃斯科瓦尔的策略为"要么接受贿赂,要么遭暗杀",以此来恐吓政治家、政府官员和法官。受他控制的高级官员涉及各个行业、部门,包括参议员、法官、律师以及军警情报人员等。有人如此形容当时哥伦比亚的情况:"议会充斥着由毒品赃款资助而当选的政客,他们对毒品问题都保持缄默。传统的自由党和保守党这两大政党中的显要人物,据悉也都牵涉进了毒品垄断集团。就连罗马天主教会直到三年前还在接受这些毒品大亨为求得社会地位而做的慈善捐赠,在毒品问题上他们自然也就没有发言权了。"对于那些不合作者,埃斯科瓦尔的回应是血淋淋的杀戮。1985年11月,一支突击队占领了哥伦比亚首都市中心的司法部大楼,迅速毁掉了有关引渡毒品商们的全部文件,并杀死了最高法院24名法官中的11人。据哥伦比亚官方统计,从1981年到1991年的10年间,哥伦比亚已有2万多人死于毒贩之手,有157名法官和3 500名禁毒官被杀害。仅1991年头5个月,就有4 000余人惨遭杀害。

1989年到1991年间,在一系列的激战和对峙后,埃斯科瓦尔宣布投降,作为他自首和停止贩毒活动的条件是:保证不将他引渡到美国(美国已有数家法院起诉他向美国销售了几十亿美元的毒品),他将在哥伦比亚他为自己建造的监狱中呆五年。当他豪华监狱的照片和狱中醉生梦死的生活公之于众之后,埃斯科瓦尔逃跑了。1993年底他被警方击毙。

事隔15年后,麻醉品管制局在年度报告中仍然花大篇幅提到这个案例,并指出"尽管埃斯科瓦尔案件已成为过去,但该案所反映的许多国家在对势力强大的贩毒者及其支持者绳之以法方面所面临的一些重大问题仍具有代表性"。

有组织犯罪大大增加了扫除毒品的难度,摧毁他们是一项长期而艰巨的任务,需要敏感的情报、充足的证据、大量的资金和联合行动,所需耗费的人力财力相当巨大。在与这些犯罪集团的对峙中,司法部门还需面对他们腐败的同僚以及犯罪分子的恐吓、威胁。

进入 21 世纪,犯罪组织举起武器与政府大规模地短兵相接的事件已经很少了,但是他们并没有偃旗息鼓,相反,更为精细严密的组织和巨大的财力使他们更隐蔽、更狡黠、渗透力更强。虽然国际社会在打击有组织犯罪方面已经取得了一定成绩,但是一些国家和地区发现此路漫长修远,他们更需要将司法资源投入到街头犯罪中去,以打击民众眼皮底下的恶行。这些案件涉毒数量较少,更容易侦破,收效立竿见影,可以给民众实在的安全感。

不过这正中了有组织犯罪的下怀,对街头吸毒和贩毒者的打击会牵制大量的司法资源和警力,让监狱人满为患,使政府没有更多的资源和能力来打击重大贩毒活动。政府忙得不可开交,而毒品制贩的链条却没有受到实质性冲击。当精明的毒贩发现这一点后他们就更放心了,甚至不时损失一点小利益让政府当局去彰显战绩,以此作为掩护。

四、娱乐与毒品

在毒品预防宣传教育方面,最常见的方法之一就是向受教育者直观地展示毒品的危害,唤起教育对象的恐惧、厌恶和仇恨,从而拒绝毒品。在心理治疗中,这种方法叫作"厌恶疗法",即将欲戒除的目标行为与某种不愉快的或惩罚性的刺激结合起来,通过厌恶性条件作用,达到戒除或至少是减少目标行为的目的。但是,在面对新型毒品时,这种厌恶疗法的基础受到了挑战。不愉快或惩罚性的刺激源开始消失,呈现在教育对象面前的是流溢的灯光、震撼的音响、年轻的躯体、活力四射的舞者和 DJ、狂欢的激情和刺激的性爱。新型毒品与娱乐文化融合在一起,使毒品的预防教育变得更加困难。

新型毒品的娱乐化主要表现在几个方面。首先,新型毒品的使用地点通常都是娱乐场所或者其他娱乐场合。这些场所内的音乐声响、酒精和可能存在的色情因素,会与毒品形成一股彰显纵情娱乐的合力,诱发使用毒品的欲望。而这些地方也是毒品零售商活跃的地方,他们在昏暗的灯光下兜售摇头丸等毒品。由于这些东西无需专门的设备便可以服用,例如溶于水的摇头丸和冰毒片剂,如此方便并且唾手可得,俨然已是娱乐消费的一部分。在这里,新型毒品成为了时尚、流行和前卫的文化标签。

除了公共娱乐场所,私人派对也是新型毒品的主要使用场合之一。与朋友相约在宾馆酒店或者私人住宅狂欢一番成为一种时尚的消遣方式。同样可以有酒、音乐、老朋友或者新面孔，不同的是行为更加隐蔽安全，而且更方便之后发生的性行为。一些人甚至开始将新型毒品当做珍稀佳肴用来招待宾客——因其价钱昂贵、时尚前卫，可以反映出主人的用心和地位；使用后大家心情愉快、畅所欲言，关系马上可以拉近。

新型毒品娱乐化的另一个表现是：使用新型毒品被认为是不违法、不上瘾、无伤害的行为和提高性能力的手段。

经过全世界几十年来对海洛因的围追堵截，使用海洛因违法/犯罪的观念已经深入人心。海洛因有巨大的成瘾性、有痛苦的戒断症状；注射海洛因不仅麻烦而且危险，共用注射器还会感染艾滋病病毒……这些都是看得见的伤害，孺妇皆知。但是，这一切在新型毒品面前，似乎都颠倒过来了。新型毒品与罂粟、大麻完全扯不上关联，很多人认为它们不属于毒品；它种类繁多、花样层出不穷，原材料是常见的药品原料或者化工原料，让人摸不清究竟是违法还是不违法。一些新型毒品使用者甚至从药店买来处方药、从超市买来饮料，自己勾兑刺激性饮品，似乎更与违法沾不上边了。"不违法"的误解打消了很多使用者的顾虑。

由于新型毒品使用者感到停止吸毒并没有什么生理上的不适，只是脑子里会有一点点"向往"，导致许多人误以为自己真的可以做到"想吸就吸，不想吸就不吸"。但实际上，这种"想"和"不想"其实已经完全超出了自我控制的范围。

伤害的概念就更模糊了。"你看我现在不是好好的吗？"是新型毒品使用者谈到伤害时常常说的话。虽然医学界反复提出新型毒品对精神和器官的伤害，但是坦诚吸毒的明星们天天在银幕上晃来晃去似乎更有说服力："他/她不是好好的吗？"一些海洛因使用者也开始转向使用新型毒品，说是"用软毒戒硬毒"，虽然很快就有人开始大呼上当，但也有人认为"至少我找回了对性的感觉"。

获得更多的性享受是很多人使用新型毒品的原因。在他们看来，新型毒品与其说是毒品，不如说是催情剂，因为它能让性行为更频繁、更持久和更充满激情。一位冰毒使用者说："(性行为)是一定有的，不然有什么意思呢？"这位年轻的男性在访谈中说到这句话时两眼发光。事实上，新型毒品和放纵的性爱一起构成了他们的娱乐生活。

五、互联网的陷阱

至 2008 年底，全球互联网用户数已经超过 14.6 亿，占全球人口的 21.9%；网络已经深入到人们的日常生活中，并以其强大的服务功能影响着人们的生活。然而，当越来越多的人从网络服务中获取便利时，毒品制贩者也将眼光投向了这条信息高速公路。近年来，通过互联网非法分销受管制药物的情况已经引起国际社会的警觉。不需要医生的处方和医嘱指导，任何人包括未成年人都可以通过互联网购买精神类管制药物且不留下任何个人信息的现象，给禁毒工作带来了新的巨大的挑战。

网上药房的交易量非常可观。早在 2004 年，英国政府的报告就指出，全世界大约有 1 100 个网站销售毒品，从大麻到海洛因无所不包。① 全球互联网监管组织每天可以收到数以千计的报案，有的网站一天就能收到 400 份订单。仅在美国一地，2006 年就有 34 个非法药房销售了超过 9 800 万剂量单位的二氢可待因酮产品，在这些网站上，每人每次可以订购多达 200 粒的药片。哥伦比亚大学国家成瘾和药物滥用问题中心进行的研究表明：与 2006 年相比，2007 年被确定为贩卖受管制处方药物或为其做广告的网站增加了 70%。在 2007 年调查的 187 个网站中，84% 的网站销售含有受管制物质的处方药物而不要求病人提供有效处方。

这些网上药房大多处于无证经营的状态。2007 年 8 月的一份报告显示，在调查的 3 160 家网上药房中，仅有 4 家得到了合法经营的行业证明。从它们远低于市场价格的售价（有时仅为官方零售价的五分之一）和销售数量上看，其中大量药品是有问题的：可能已经过期，可能经过了稀释，可能是假药，也可能偷自正规渠道。有些互联网销售组织则利用其他经营信息作为掩护，伪装成销售营养品或中药的网上商店；也有的则干脆打起了游击，隐藏在"聊天室"、"网上论坛"、"QQ 群"中，伺机向对方兜售毒品。近年来，公安机关已经破获了多起利用 QQ 聊天工具贩卖新型毒品的案件，犯罪嫌疑人都非常年轻，通常在 17—24 岁之间，大部分是以贩养吸。可以想见，他们只是整个制贩链条中最为末端和细小的环节，与他们处境相当的青少年应该远远超过警方已经发现的数目。

互联网药房的基地多数在美国，其次是英国、南亚、东南亚和西亚国家。在提供毒品的同时，互联网也为毒品制贩者采购易制毒化学品提供了平台。一个设在英国的互联网药店在 2006 年到 2007 年间向美国的甲基苯丙胺加工点提供了 360 多千克化学品。中国警方近年来在陕西、广东、香港等地破获的互联网贩毒案中，货源目的地均为西欧和北美国家。

除了受管制的处方药和易制毒化学品外，互联网还可以为毒品化学家兜售制毒配方提供便利。在"百度"的搜索栏内输入"冰毒制作方法"，只用 0.006 秒的时间就会有 2 550 条搜索结果呈现在眼前。兜售配方的人不仅提供了详细的联系方法，而且特别声明可以提供成品和半成品。一个网民甚至以 1 000 元公

---

① 资料来源：云南省禁毒网。

开叫卖他的配方,声称收到货款后 12 小时内就可以提供完整的配方和制造冰毒的全套材料。为了证明自己并非骗子,他免费提供了制作的第一步。他还特别提到,原料中的麻黄素不需在麻黄草中提取,在几种治疗呼吸道疾病的药物中都可以提取出脱氧麻黄,其余几种原料均可在各地五金化工商店购得。兜售者自信满满地表示目前他的生意非常好,"每天都能卖出一份",只要严格按照他的技术一步步做下来,即使没有化学基本功的普通人都能制造出高纯度的冰毒,"纯度可以达到 95% 以上"。如果他没有说谎,这将是个异常危险的信号。

网上交易的快捷、保密和人货分离等特征增加了监管毒品交易的难度。订货方通过加密的电子邮件、秘密代码下订单,供货方就可以立即通过国际邮递公司将货物送到买家手里。订货方还可以利用这些公司的网上邮件追踪系统查看邮包的运送过程,一旦出现意想不到的延迟,就说明当局已经截获毒品,毒贩们便有充分的时间设法掩盖自己的罪行或者转移。有的毒贩为了避免罪行暴露,竟然通过黑客侵入海关数据库更改货物的详细电子资料和状况。在支付方面,电子商务和互联网银行业务不仅让毒贩们可以"在全球范围内高速、轻松、秘密地电汇巨款"(麻醉品管制局语),也增加了侦查洗钱活动的困难。

显示屏背后的虚拟世界衍生了制贩毒网络的覆盖范围,并使之具有更强的渗透性。虽然各国警方已经密切关注互联网贩毒并加大了打击力度,但很多贩卖受管制处方药的人并不知道买家究竟是谁,他们只是应需而动,直奔利润。毒贩还常常将主意打到缺钱用的人的身上,只需给他们知道一点点信息和一点点钱,他们就可以专心工作,即使被抓住了也不会损伤到自己的组织网络,通过 QQ 兜售摇头丸和 K 粉的青少年就在此列。

今天的世界比以往任何时候都更加开放、复杂、多样、相互关联并充满风险。国际形势正在发生复杂而深刻的变化,国际金融危机对经济社会发展的冲击和影响日益加深,引发毒品问题滋生蔓延的社会消极因素明显增多。① 从这个意义上看,人类应对毒品挑战的道路还很漫长。

---

① 参见国务委员、国家禁毒委员会主任孟建柱 2009 年 4 月 29 日在国家禁毒委员会全体会议上的讲话,http://www.gov.cn/ldhd/2009 - 04/29/content_1300267.htm。

第三章 新型毒品的流行及其危害

第一节 毒品的定义及常见种类

广义地说,毒品是指能使人形成瘾癖的所有物质,不仅包括鸦片、海洛因、冰毒等,还包括具有依赖性的天然植物、烟、酒和溶剂等。但是,在本章,我们所关注的毒品是指国际禁毒公约规定的受管制的麻醉药品和精神药品。《中华人民共和国刑法》(1979年)第357条规定:关于毒品的定义和表述是:"毒品,是指鸦片、海洛因、甲基苯丙胺(冰毒)、吗啡、大麻、可卡因以及国家规定管制的其他能够使人形成瘾癖的麻醉药品和精神药品。"

国际上通常将毒品分为四大类:鸦片类、可卡因类、大麻类、苯丙胺类。鸦片类毒品主要包括鸦片、吗啡、海洛因等;可卡因类毒品主要包括古柯碱、盐酸可卡因等;大麻类毒品主要包括大麻烟、大麻脂、大麻油等;苯丙胺类毒品主要包括苯丙胺、甲基苯丙胺(冰毒)、"狂喜"(摇头丸)等。此外,对毒品的分类还可以从以下不同的角度进行:

从毒品的自然属性看,可分为麻醉药品和精神药品。麻醉药品是指对中枢神经有麻醉作用,连续使用易产生身体依赖性的药品,如鸦片类。精神药品是指直接作用于中枢神经系统,使人兴奋或抑制,连续使用能产生依赖性的药品,如苯丙胺类。

从毒品的来源看,可分为天然毒品、半合成毒品和合成毒品。天然毒品是直接从毒品原植物中提取的毒品,如鸦片就是通过切割未成熟的罂粟果而直接提取的一种天然制品。半合成毒品是由天然毒品与化学物质合成而得,如海洛因。合成毒品是完全用化学合成的方法制造,如冰毒。加工毒品必不可少的医药和化工生产用的原料就是制毒物品。因此,制毒物品既是医药或化工原料,又是制造毒品的配剂。

从毒品对人体中枢神经系统的作用看,可分为抑制剂、兴奋剂和致幻剂等。抑制剂能抑制中枢神经系统,具有镇静和放松作用,如鸦片类。兴奋剂能刺激中枢神经系统,使人产生兴奋,如苯丙胺类。致幻剂能使人产生幻觉,导致自我歪曲和思维分裂,如麦司卡林。

从毒品对人体的危害程度看,可分为硬性毒品和软性毒品。硬性毒品的药物成瘾性强,对人体的危害程度大,如海洛因。软性毒品的药物成瘾性相对较低,对人体的危害程度相对较轻,如大麻。

为帮助读者理解毒品的区别和毒理作用,这里简要介绍一下常见的几种毒品:

鸦片:又称阿片,俗称大烟,是罂粟果实中流出的乳液经干燥凝结而成。因产地不同而呈黑色或褐色,味苦。生鸦片经过烧煮和发酵,可制成精制鸦片,吸食时有一种强烈的香甜气味。吸食者初吸时会感到头晕目眩、恶心或头痛,多次吸食就会上瘾。

吗啡:是从鸦片中分离出来的一种生物碱,在鸦片中含量10%左右,为无色或白色结晶粉末状,具有镇痛、催眠、止咳、止泻等作用,吸食后会产生欣快感,比鸦片容易成瘾。长期使用会引起精神失常、谵妄和幻想,过量使用会导致呼吸衰竭而死亡。

海洛因:俗称白粉,化学名称为"二乙酰吗啡",由吗啡加工制作而成,镇痛作用是吗啡的4—8倍,医学上曾广泛用于麻醉镇痛,但成瘾快,极难戒断。长期使用会破坏人的免疫功能,并导致心、肝、肾等主要脏器的损害。

大麻:桑科一年生草本植物,分为有毒大麻和无毒大麻。无毒大麻的茎、秆可制成纤维,籽可榨油。有毒大麻主要指矮小、多分枝的印度大麻。大麻类毒品的主要活性成分是四氢大麻酚,对中枢神经系统有抑制、麻醉作用,吸食后产生欣快感,有时会出现幻觉和妄想,长期吸食会引起精神障碍、思维迟钝,并破坏人体的免疫系统。

古柯:古柯是生长在美洲大陆、亚洲东南部及非洲等地的热带灌木,尤为南美洲的传统种植物。古柯树株高1.5米至3米,生长周期为30年至40年,每年可采摘古柯叶3次至4次。古柯叶是提取古柯类毒品的重要物质,曾为古印第安人习惯性咀嚼,并被用于治疗某些慢性病,但很快其毒害作用就得到科学证实。从古柯叶中可分离出一种最主要的生物碱——可卡因。

可卡因:可卡因是从古柯叶中提取的一种白色晶状的生物碱,是强效的中枢神经兴奋剂和局部麻醉剂。能阻断人体神经传导,产生局部麻醉作用,并可通过加强人体内化学物质的活性刺激大脑皮层,兴奋中枢神经,表现出情绪高涨、好动、健谈,有时还有攻击倾向,具有很强的成瘾性。

第二节　新型毒品的种类及其作用机制

本文所指的"新型毒品"主要是"相对鸦片、海洛因、大麻等传统麻醉药品"而言，在近几十年发生滥用的、以化学合成为主的毒品。

"新型毒品"可以分为以下四类：第一类以中枢兴奋作用为主，代表物质包括甲基苯丙胺（中国俗称"冰毒"）和可卡因；第二类是致幻剂，包括植物来源和化学合成的，代表物质有色胺类（如裸盖菇素）、麦色酰二乙胺（LSD）、苯烷胺类（如麦司卡林）和分离性麻醉剂（苯环己哌啶和氯胺酮）；第三类兼具兴奋和致幻作用，代表物质是亚甲二氧基甲基苯丙胺（中国俗称"摇头丸"）；第四类是一些以中枢抑制作用为主的物质，包括氟硝西泮和 γ-羟基丁丙酯。

联合国于 1971 年制定的"精神药品公约"（Convention on Psychotropic Substances 简称"71 公约"）规定，新型毒品归"71 公约"管制。"71 公约"管制的精神药品又分为三大类，即苯丙胺类中枢兴奋剂、镇静催眠药和致幻剂。

一、冰毒(甲基苯丙胺,甲基安非他明,去氧麻黄素,Methamphetamine)

甲基苯丙胺 1919 年由一位日本药理学家合成。在二战期间，甲基苯丙胺作为抗疲劳剂在士兵中广泛使用，日本在战后曾经经历了全国范围的流行性滥用。据估计日本在 1945 年至 1952 年期间全国滥用人数达 55 万，滥用者中约十分之一患严重苯丙胺中毒精神病。20 世纪 90 年代以来，甲基苯丙胺已成为世界上流行最快、滥用最为广泛的中枢兴奋剂。

甲基苯丙胺，也叫甲基安非他明，俗称伪麻黄素，又称去氧麻黄素，形状为白色透明结晶体，与普通冰决相似，被称之为"冰"即 ice，故得名"冰毒"。它是一组单胺化合物，与脑内某些神经递质的化学结构相似，故能影响脑内一些神经递质的贮存、释放和摄取。大脑边缘系统（扣带回、海马回）和中脑边缘系统（伏隔核、臭结节）是调节人的情感活动的主要部位，在这些区域有大量的多巴胺能神经分布，当多巴胺能神经兴奋时，其末梢便释放化学递质——多巴胺，后者进入突触间隙，迅速与突触后膜上的多巴胺受体结合，产生兴奋效应。

甲基苯丙胺属中枢兴奋剂，对神经系统具有明显的刺激作用，其机理是通过释放中枢及外周神经末梢中储存的去甲肾上腺素，使去甲肾上腺素代谢受阻，致使血中浓度增高而发生作用，具有较强的习惯性、耐药性及欲求性，服药后有欣快感,易成瘾癖。人不断服用甲基苯丙胺之后,在体内逐渐蓄积,并通过两种方式影响正常的多巴胺能神经功能:(1)甲基苯丙胺既能促进多巴胺自神经末梢的释放,又能抑制神经末梢对多巴胺的重摄取,使突触间隙的多巴胺含量增高;(2)甲基苯丙胺能抑制单胺氧化酶的活性,使多巴胺分解破坏减少,导致多巴胺在神经末梢内贮存量增加。

使用冰毒对人的身体极为不利,其危害主要表现为:

(1)强烈刺激兴奋中枢神经系统。其成瘾性、耐受性及毒副作用甚至比海洛因更强。滥用后人的精神会出现极度兴奋、易冲动、不讲道理,出现狂妄、焦虑不安、震颤、抽搐、肌肉反复强烈收缩、颈部肌肉不断扭动、头颅不停地左右摇摆等症状。

(2)导致人体精神活动明显异常。冰毒使用后短期内会出现警觉性增高、自我意识特别清晰、疲劳消失、信心十足、注意力集中、情绪高昂、话语增多等反应,但时间一长,药性过后就会出现疲劳乏力、头痛头昏、心境恶劣、焦躁激动等反应,有的会出现胡言乱语、谵妄等症状。

(3)产生幻觉妄想和极度恐慌。长期使用冰毒会导致人的自我约束能力显著下降,如果不加控制,极易产生自杀或杀人等危险行为;滥用后如果突然停止使用,会出现高度疲劳、精神抑郁、饥饿感以及强烈的求药行为。

(4)使血压升高。无论是收缩压还是舒张压都会升高,而脑部供血并不增加,会使人体感到极为不适,对身体非常不利。

(5)易患精神分裂症等多种疾病。长期使用会导致体质明显下降、免疫力降低、易发生多种脓肿和指甲脆化等。最糟糕的是使用者的大脑机能会受到损伤,并产生偏执性的精神分裂症,表现为精神抑郁或焦虑不安。如果使用过量,还会出现恶性高热、心肌梗塞、呼吸困难、循环衰竭、胸痛昏迷等症状直至死亡。有时仅仅一次大剂量的使用也会导致上述后果。

女性在妊娠期间吸食,还会导致胎儿畸形和孕妇死亡。同时苯丙胺还会损害神经、生殖、肠胃、心血管和内分泌等系统,发生其他感染合并症,包括肝炎、心功能不全、心血管疾病、细菌性内膜炎、败血症和肺动脉高压等疾病,严重损害身体健康。

临床研究发现,注射甲基苯丙胺数小时后或者使用过量,使用者会迅速进入沮丧期,出现以下情况:

(1)急性中毒。常为使用过量所致。轻度中毒表现为恶心、出汗、口渴、呼吸困难、肌痛、头痛、兴奋躁动、感觉异常等症状;中度中毒主要出现失眠、抑郁、幻听、幻视、被害妄想等精神症状;重度中毒时出现心律失常、痉挛、出血、胸痛以及高热、昏迷、肝坏死、循环呼吸衰竭或合并多器官功能衰竭而死亡。有时也会猝死。[①]

（2）慢性中毒。比急性中毒更为常见。通常以重度的精神异常为特征，可出现明显的暴力、伤人和杀人等倾向，因而产生重大的社会和医学问题。[②]

（3）对胎儿、儿童的毒性作用。可使胎儿出现心血管发育和骨骼发育畸形，使低体重儿、早产儿及新生儿死亡率和胎死宫内率提高。中毒的儿童往往会表现出心动过速、易激惹、啼哭不止、易怒和呕吐等症状。[③]

二、摇头丸（亚甲二氧基甲基苯丙胺，MDMA）

亚甲二氧基甲基苯丙胺（3，4-methylenedioxy methamphetamine，MDMA）俗称"摇头丸"，又称"迷魂药"（ecstasy），是苯丙胺类策划药。在"策划药"这个概念提出之前，它的合成是合法的。MDMA 是 1912 年在德国合成的，1914 年获得专利。[④] 这一合成化合物在此后相当长的一段时间里并没有被广泛使用，直到 70 年代才开始出现流行性滥用，到 80 年代中后期，MDMA 作为致幻剂在美国流行起来。

尽管苯丙胺本身是中枢神经系统兴奋剂，但苯丙胺的其他衍生物却多是致幻剂。MDMA 就是这样一种药，它的药理作用属于一种新的药理学分类，是一种具有精神活性作用的药物。[⑤] 它的兴奋作用比可卡因或苯丙胺要低，它既有苯丙胺的兴奋作用，又有麦司卡林的致幻作用，滥用者主要利用其致幻作用而不是兴奋作用。[⑥] 滥用后能产生高热和一系列行为改变。[⑦] 高热可导致其他疾病

①　何颂跃编著：《冰毒危害与毒品犯罪》，人民法院出版社 1999 年版；李兢、周巧玲、敖翔：《冰毒致急性肾衰 1 例报告及文献复习》，《中国现代医学》2001，14（10）；寇清、何卫平：《急性甲基苯丙胺中毒 34 例临床分析》，《中国急救医学》2003，23（5）；Kendrick W C，HullAR，Knockel JP Rhabdanyolysis and shock after intravenous amphetam ine administration. Ann lntern Med 1977，86（4）：pp. 381—387；Kamijo，Sama K，Nishida M，et al Acute liver failure following intravenous methamphetanine Vet Hun Toxicol 2002 44（4）：pp.216—217。

②　刘铁桥、郝伟：《苯丙胺类兴奋剂概介》，《国外医学精神病学》（分册）2001，28（3），第 129—134 页；杨良主编：《海洛因的毒性及危害海洛因依赖毒理学基础与临床病理研究》，中国医药科技出版社 1998 年版。

③　Kolecki P.Methanphetanine poisoning in pediatric patients. Pediatr Emerg Care 1998，14（6）：pp.385—387.

④　Marc AS. *Educating yourself about alcohol and drugs*. Plenum Press is a Division of Plenum Publishing Corporation. 1994，280—285；Arthur KC，David SS. Amphetamine and its analogs. Academic Press Inc.1994，pp.59—60，374—375.

⑤　Philip R. *Forbidden drugunderstanding drugs and why people take them*. Published in the United States by Oxford University Press Inc. New York. 1994，pp.97—108.

⑥　刘维勤、赵成正、赵冬：《策划药》，《中国药物依赖性通报》1992 年第 1 期，第 72—77 页。

⑦　Green AR，Cross AJ，Coodwin CM.Review of thpharmacology and clinical pharmacology of 3，4-methylenedioxymethamphetamine（MDMA or "Fctasy"）. Psychopharmaology Rerl. 1995，119（3）：pp.247—260.

的突然发作,甚至是致命的。最近报告的 MDMA 中毒现象多发生在一些通宵舞会上。[①]

动物实验表明,MDMA 能引起大量的 5 -羟色胺释放,抑制它的合成。[②] 5 -羟色胺在调节心境、睡眠、食欲和性功能上起着非常重要的作用。在大剂量下,常有听觉和视觉的改变。毒性作用通常是身体器官上的作用,包括血压和心律增加、肌肉紧张和疲劳、视物不清、降低运动协调和焦虑,引起精神失调和身体损伤。最近有一些 MDMA 导致急性中毒和死亡的报告。[③]

对多数人来说,使用 MDMA 后那种脱离现实的妄想和视幻觉的感觉没有LSD(迷幻药)或麦司卡林那么强烈,而得意洋洋、自鸣得意的感觉却比它们强,但实质上它们的作用是十分相似的。[④]

MDMA 能造成多种心理上的障碍,包括抑郁、失眠、焦虑及精神错乱,在滥用者中大约有四分之一的人有恐慌和妄想症。MDMA 能使精力分散、动作不协调,因此对于要集中注意力的工作特别是开车来说是十分危险的。MDMA 还能造成永久性的脑细胞和肝细胞损伤,而且它的毒性几乎比其他致幻剂都强。即使是中等剂量的 MDMA 也会产生严重的体温升高、心血管功能障碍、黄疸及抽搐。有大量服用 MDMA 后死亡的报告。将其与 LSD、咖啡因等合用,会造成更为严重的毒性反应。

三、氯胺酮(K 粉)

氯胺酮(ketamine)是苯环己哌啶的衍生物,能阻断痛觉冲动向丘脑和新皮层的传导,产生意识模糊、短暂性记忆缺失及镇痛效应。使用后意识并不完全消失,呈浅睡眠状态,对周围环境的刺激反应迟钝,感觉与环境分离,故称为"分离性麻醉"。

由于氯胺酮在产生麻醉作用的同时,病人常伴有严重的精神行为异常,故临床已经停用。此外,由于氯胺酮不但无肌肉松弛作用,反而会出现因肌张力增加造成的肌肉强直或木僵状态,故亦称为"木僵状麻醉"。

① Nielsen JC, Nicholson K, Pitzner JB, Unden M. Abuse of Ecstasy. Pharmacological, nenropsychiatric and behavioral aspects. Ugeskr Laeger 1995, 157(6): pp.724—727.

② Cartside SE, McQuade R, Sharp T. Effects of repeated administration of 3, 4-methylenedioxymethamphetamine on 5-hydroxytryptamine neuronal activity and release in the rat brain in vivo. J Pharmacol Exp Ther. 1996, 279(1): pp.277—283.

③ Charles FL.Drugs behavior, and modern Society. Allyn & Bacon A Simon & Schuster Company Needham Height, M A. 1996, pp.192—193.

④ Charles FL.*Drugs behavior, and modern Society*. Allyn & Bacon A Simon & Schuster Company Needham Height, M A. 1996, pp.192—193.

　　氯胺酮的不良反应：氯胺酮的不良反应具有与剂量相关的特点，使用剂量越大，不良反应越显著。其毒副作用包括以下几个方面：

　　（1）精神神经系统。表现为鲜明的梦幻觉、错觉、分离状态或分裂症，尖叫、兴奋、烦躁不安、定向障碍、认知障碍、易激惹行为、呕吐、流涎、谵妄、中等肌张力增加和颤抖等这些不良反应可发生于给药期甚至在恢复期。

　　（2）心血管系统。氯胺酮可增加主动脉压、颅内压以及眼压。因此，有心血管疾病、高血压或青光眼患者使用氯胺酮会非常危险。

　　（3）消化系统反应。因氯胺酮有拟交感神经作用，麻醉状态时唾液和胃液均分泌旺盛，麻醉过程中咽喉反射不消失，常吞进大量气体和液体，会造成急性胃扩张、胃黏膜出血等。

　　（4）呼吸系统。主要表现为呼吸暂停、喉痉挛、支气管痉挛、哮喘等。

　　（5）复视或暂时失明。一般发生于刚苏醒时，持续可达 15 至 30 分钟。

　　（6）变态反应。主要表现为急性荨麻疹、眼结膜水肿、喉水肿、休克等，故有药物过敏史者易发生过敏性休克。此外还有苏醒缓迟和术中高热等报道。[①]

　　氯胺酮溶液的街头黑市名称有 K、Ket、Kit、Kat 等；其粉、片剂的名称有 Green，Purple，Mauve 等。滥用者为了使用方便，常将溶液氯胺酮蒸制成粉末（即为 K 粉）吸用，或与海洛因、大麻等毒品合并使用，与摇头丸同时溶于可乐等饮料中服用等，以获得毒品相互作用产生的"协同"效应。

　　无论是病人，还是健康受试者，在使用氯胺酮后都会出现"去人格化"、"去真实感"、人体形象改变、梦境、幻觉以及恶心、呕吐。这些梦境或幻觉有的是"愉悦性"的，有些则是不愉快的痛苦梦境。幻觉的主观感受包括"乌托邦"式的空想、"不现实"或"神秘的"。这些感受包括近期记忆的梦境、"流动的感情"，感觉驾驶着交通工具在太空飞翔，看到五光十色的几何图形，感到自己被施以魔法，身体溶化等。

　　长期使用氯胺酮的效应类似于其他致幻剂如 LSD（麦角酰二乙胺）。此外，氯胺酮有"迷奸药"之称，是一些不法之徒用于迷奸女性的工具，同时也是导致暴力犯罪的重要因素。

四、三唑仑

　　三唑仑是一种短效的苯二氮类镇静催眠药物，起效快，作用强，主要用于失眠治疗、麻醉前给药，也适用于焦虑、神经紧张等症状。三唑仑原属二类管制精

---

① 燕兴梅等：《氯胺酮不良反应国内文献系统综述》，《药物流行病学》2000 年第 1 期。

神药,随着滥用现象的增多,已归为一类管制精神药。

长期频繁使用三唑仑易造成精神依赖性。表现为心理上对该药的渴求、烦躁不安、失眠、易怒、注意力不集中等精神症状。因此国家药政法规明文规定,医生应根据医疗需要合理使用该类精神药品,严禁滥用。

造成对三唑仑依赖的主要原因是长期服用,也有一些使用者是为了抑制鸦片类毒品如海洛因的不良症状,或增强海洛因的作用而联合使用,即多药滥用。[①] 此外,有些海洛因依赖者会将它作为海洛因的临时替代,或用它来减轻毒瘾发作时的戒断症状。

三唑仑最严重的不良反应是药物依赖。产生依赖者最初大都是由于学习、工作紧张,或经商失败、更年期综合征,或因悲伤、戒毒等原因引起失眠而滥用该药,导致依赖;[②]也有一些人是海洛因依赖者,因找不到毒品而用三唑仑替代,以缓解毒瘾发作时产生的戒断症状。

三唑仑依赖主要表现为精神依赖,每次使用后就感觉"舒服",若停用就感觉全身不适、心绪不宁,因此渴望获取该药。人体对三唑仑能产生快速耐受性,因此依赖者的使用量会不断上升,使用频数也不断增加。

精神失常也是滥用三唑仑后报道较多的不良反应。文献检索到 30 例因服用三唑仑而产生的精神失常。多数患者无三唑仑服药史,因出现睡眠困难而临时服用三唑仑 1—2 片。多数人半小时左右即出现精神失常症状,个别在服药后 2 小时出现精神失常症状,所有病例在第二天恢复正常,且对失常言行没有记忆。精神失常主要表现为兴奋、跳动、胡言乱语、定向力消失、烦躁、神志恍惚,全身不适,入眠困难,也有表现为脱光衣服,表情欣快,夸夸其谈,自造词语,欲跳楼自杀等失常行为。有失眠患者因服用三唑仑而于次日出现步行、骑车不稳,对时间判断错误等共济失调症状,停药后恢复正常,但对发生之事没有记忆或有遗忘;还有使用者出现大泡性表皮松解型药疹、头痛并伴头部麻木、记忆力减退及夜游症。

五、氟硝西泮

氟硝西泮(flunitrazepam)为世界范围内制药工业合成的苯二氮类药,已有 2 000 多个品种。它们的药理性质相似,主要差别体现在它们的作用强度、药效

① 王建军、梁克亮:《288 例海洛因依赖者使用三唑仑的情况调查》,《中国药物滥用防治》1997 年第 2 期;曹永孝、孙燕玲、张国柱等:《阿片类滥用者及其多药滥用情况调查》,《中国药物依赖性》2000 年第 9 期。

② 李国庆、刘长辉:《三唑仑依赖 11 例报道》,《中国医师》2000 年第 2 期。

速度和作用持续时间不同。氟硝西泮是滥用的苯二氮类药中的一种。

使用氟硝西泮中等剂量（7.25 毫克）可产生愉快与不愉快模糊不清的感觉；[①]其剂量为 2 毫克时有不愉快的感觉。使用氟硝西泮发生高危险因素主要是与其他药物合用，因药物间的相互作用比较复杂和具有不可预测性。调查 900 名服用氟硝西泮的女性患者，合并使用乙醇的致死率比单用氟硝西泮高 1/3，合并使用其他药物的致死率比单用氟硝西泮高 1 倍。

氟硝西泮通常与乙醇合并滥用，可使受害者在药物作用下无能力反抗而被强奸并产生顺行性遗忘（Anterograde amnesia），对所发生的事情失忆。氟硝西泮与乙醇或其他镇静催眠药合用后可导致中毒死亡。

第三节　新型毒品在中国的流行

一、东亚与东南亚的苯丙胺类毒品形势[②]

虽然苯丙胺类毒品已经开始成为一个世界性的问题，但中国所处的东亚与东南亚却是目前泛滥最为严重的地区之一。

据联合国估计，在全球 1 400 万苯丙胺吸食者中，亚洲就占了 55%，而东亚和东南亚又占到亚洲全部苯丙胺吸食者的 97%；此外，东亚和东南亚地区缴获的甲基苯丙胺数量已占到全球缴获总量的 62% 以上。2000 年以来，东亚和东南亚地区的苯丙胺和甲基苯丙胺缴获量一直处于持续上升状态，而其他苯丙胺类毒品重灾区的缴获量则相应下滑。到 2006 年，东亚和东南亚地区缴获的苯丙胺类毒品数量已占到全球的 26%，而且主要是甲基苯丙胺。

甲基苯丙胺的非法生产在东亚和东南亚地区几乎已经成为一种普遍现象，近十年来在柬埔寨、印度尼西亚、马来西亚、缅甸、泰国、菲律宾、韩国、越南、中国（包括香港和台湾地区）等国家都曾破获和捣毁过冰毒加工厂。与其他地区相比较，东亚和东南亚的冰毒加工厂规模都比较小，但是产量却相当大，多数都可划归于"超级工厂"之列。[③] 例如，仅在 2006 年，菲律宾警方就摧毁了三个"超级工厂"和一个大型仓库；同一年，马来西亚也破获了迄今为止最大的冰毒加工厂；

---

① Roset PN, Farre M, Torre R, et al. *Modulation of rate of onset and intensity of drug effects reduces abuse potential in healthymales*. Drug Alcohol Dependen, 2001. 64(3): pp.285—298.

② 该部分的数据，如无特别说明，均来自联合国禁毒署发布的 2008 年《世界毒品报告》(英文版)。

③ "超级工厂"的定义是每一个生产周期产量达到 1 000 千克以上。

2007年,柬埔寨在境内发现的第一个冰毒加工厂内就缴获了近600吨的易制毒化学品。

虽然甲基苯丙胺的非法加工在东亚和东南亚已经没有什么空白点可言,但这一地区的主要生产基地却集中在缅甸,尤其是掸邦和佤邦的东部及北部地区。甲基苯丙胺从缅甸向其他地区的非法贩运途径很多,其中最主要的有两条:一条是从缅甸经由老挝或柬埔寨到泰国,再从泰国转运到马来西亚、印度尼西亚、新加坡和文莱等地。在这条运输线上,万象、金边等城市是十分关键的中转站,而廊开和曼谷则既是主要的目的地又是重要的集散地;另一条是从缅甸进入中国云南,再经广西、广东、福建转运到中国香港、中国台湾和日本、印度尼西亚和菲律宾等地。这条运输线对毒品犯罪集团十分重要。2006年,在中国境内缴获的所有冰毒中,有55%来自云南省。

世界毒品市场上苯丙胺类兴奋剂的兴起,尤其是东亚和东南亚地区以甲基苯丙胺(冰毒)为主的苯丙胺类毒品的泛滥,不可避免地对中国产生十分重要的影响。

二、新型毒品在中国流行的趋势

经过十多年的不懈努力,中国已将境内的鸦片类毒品尤其是海洛因的使用有效地降低并控制在了一个相对稳定的水平。这一成绩的取得,也与一直以来对中国危害最大的毒源地"金三角"特别是缅北地区的毒品种植与生产所发生的变化密切相关。"金三角"毒源地1999年的海洛因产量占到世界的28%,曾经一度居高不下,但近几年来却出现了连续下降的现象:2002年,"金三角"地区的罂粟种植面积从140万亩降至120万亩,鸦片产量已从1 000吨减至800吨;2004年,缅甸鸦片产量约为370吨,同比下降54%;2005年,缅甸罂粟种植面积为49.2万亩,同比下降26%,鸦片产量为312吨,同比下降16%。

然而,中国在毒品问题上面临的挑战和压力仍然十分巨大。

一方面,中国西北境外的另一大毒源地——"金新月"正在迅速崛起,对中国的渗透性日益增强。2005年,阿富汗罂粟种植面积达154.5万亩,鸦片产量达4 100吨,占世界总产量的87%。虽然阿富汗毒品大量贩往欧洲,但随着"金三角"地区海洛因产量的减少和在中国国内毒品消费市场的刺激下,随着欧亚大陆桥的开通和中国西部大开发,"金新月"尤其是阿富汗毒品直接或经周边国家向中国渗透的趋势将进一步加剧。

另一方面,或许是更为重要的现象,新型毒品的问题正在变得日趋严重。在中国,苯丙胺类兴奋剂主要包括两种最为流行的毒品:冰毒(甲基苯丙胺)和摇头丸(亚甲二氧基甲基苯丙胺),它们和K粉(氯胺酮)等其他人工化学合成的精神活性物质一起被统称为"新型毒品"。因为,在过去的20年中,海洛因在中国的地下毒品市场中几乎占据了绝对的单一主导地位,而苯丙胺类兴奋剂等则是最近才开始流行的毒品,所以这类新流行的毒品就被冠以了"新型毒品"的头衔。

可以说,近几年来中国的毒品问题正在出现从海洛因向新型毒品演变的过程,在海洛因继续保持着市场主导地位的同时,新型毒品的泛滥趋势日益严重,这从缴获、制贩和滥用三个方面都可窥见一斑。

(一)新型毒品的缴获

有迹象表明,"金三角"地区正在从海洛因等鸦片类毒品向冰毒等化学合成毒品转型,冰毒产量急剧上升并向中国内地大宗渗透。据联合国禁毒署统计,1999年全球冰毒缴获量中,亚太地区占三分之二,仅中国就占到50%;2000年,泰国和缅甸的边境地区有50多个冰毒加工厂,一年就能够生产6亿粒冰毒片剂,当年1至9月中国缴获了20.2吨的冰毒,创下历史之最。2000年以后,中国境内的冰毒缴获量基本上每年都保持在3吨以上,并且已连续两年超过了6吨,从2000年到2006年的冰毒缴获总量达到了50.3吨,位居全球第一,远远超出了泰国、菲律宾、缅甸和美国等国家和地区。(见表3-1)

表3-1　2000—2006年甲基苯丙胺的缴获量排名　　(单位:吨)

国家和地区	2000	2001	2002	2003	2004	2005	2006	合计
中　国	20.9	4.8	3.2	5.8	2.7	6.8	6.1	50.3
泰　国	10.1	8.3	8.6	6.5	2.1	0.8	0.5	37.0
美　国	0.0	2.9	1.1	3.9	3.1	5.1	4.5	20.6
中国台湾	0.8	1.2	1.3	4.0	3.2	1.7	0.2	12.4
菲律宾	1.0	1.7	0.9	3.1	0.8	0.1	0.8	8.4
墨西哥	0.6	0.4	0.5	0.7	1.0	0.9	0.8	4.8
缅　甸	0.8	1.0	0.4	0.1	0.0	0.4	0.6	3.3
日　本	1.0	0.4	0.5	0.5	0.0	0.1	0.5	3.2
印度尼西亚	0.0	0.0	0.0	0.0	0.0	0.4	1.3	1.7
澳大利亚	0.0	0.0	0.0	0.5	0.2	0.1	0.0	1.0
合　计	35.3	20.7	16.5	25.2	13.6	16.4	14.9	142.6
占全球缴获量比重	98.8%	98.2%	98.4%	98.6%	97.0%	96.0%	94.6%	

注:数据来源:联合国禁毒署发布的2008年《世界毒品报告》(英文版),第140页。

图 3-1 对中国在 1991 年至 2007 年近 20 年时间内的甲基苯丙胺和海洛因缴获量变化作了对比分析。从中可以发现：在整个 20 世纪 90 年代和 21 世纪的前三年中，中国缴获的海洛因和冰毒数量在总体上都呈上升状态；但从 2004 年以来，两者的发展趋势却恰好相反，海洛因的缴获量持续下降，冰毒的缴获量持续上升。到 2007 年，海洛因的缴获量已经回复到 90 年代初期的水平，但冰毒的缴获量却是明显地上了一个台阶，并一举超过了海洛因（虽然两者的差距并不是太大）。

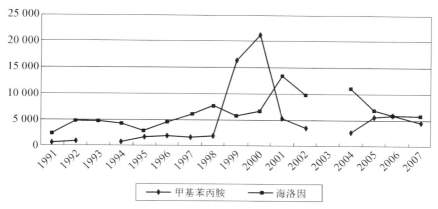

**图 3-1　1991—2007 年中国境内甲基苯丙胺和海洛因
缴获量的变化趋势对比（单位：千克）**

注：数据来源：作者根据中国公安部禁毒局发布的历年《中国禁毒报告》中的有关数字整理。

除冰毒之外，另外两种主要新型毒品——苯丙胺和摇头丸也在中国表现出强劲的发展势头。据联合国禁毒署统计，2006 年，中国境内缴获的苯丙胺数量仅次于沙特阿拉伯而名列第二，这一缴获量占当年全球缴获总量的 14%。（见图 3-2）

"摇头丸"的缴获量虽然以美国、荷兰和澳大利亚等国家为多，但中国也仍然表现得十分突出。（见图 3-3）

将甲基苯丙胺和"摇头丸"合并计算，同时将海洛因和鸦片合并计算，我们可以进一步比较部分苯丙胺类毒品和部分鸦片类毒品的缴获量在近几年内的变化趋势，并且得到和冰毒与海洛因比较结果十分相似的发现。（见图 3-4）从 2004 年至今，部分鸦片类毒品的缴获量一直在下降，但部分苯丙胺类毒品的缴获量却始终在上升。尽管 2003 年的数据缺失，但我们似乎可以看到，鸦片类毒品缴获量的下降趋势似乎从 2001 年就开始发生了，而苯丙胺类毒品缴获量在彼时的同

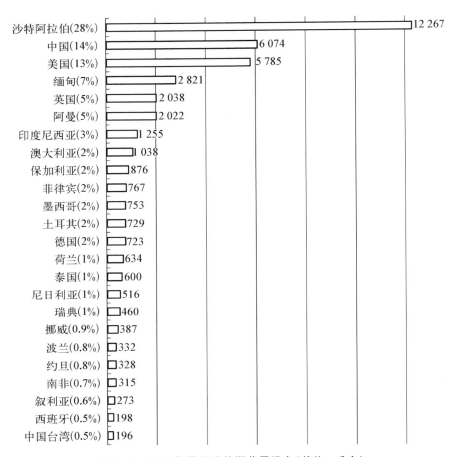

图 3 - 2   2006 年苯丙胺的缴获量排名(单位：千克)

注：数据来源：联合国禁毒署发布的 2008 年《世界毒品报告》(英文版)，第 146 页。

步下降，可能与 2000 年的缴获量例外过高有关。此外，氯胺酮(俗称"K 粉")作为一种新型毒品近来也开始流行开来，2005 年、2006 年和 2007 年三年中国境内的缴获量分别达到了 2 600 千克、1 790 千克和 6 000 千克。

(二) 新型毒品的制贩

新型毒品缴获量在中国的显著上升，既与境外尤其是"金三角"地区的毒品流入有关，也是境外毒品犯罪集团和境内不法制贩分子内外勾结、共同作案的结果。

2000 年以来，中国侦破的制贩冰毒案件已开始急剧增多，并且规模越来越大，31 个省区市都已发现过冰毒、摇头丸违法犯罪活动。20 世纪 90 年代初期，境外犯罪分子主要是假借投资建厂名义雇用不知内情的国内人员制造冰毒，但

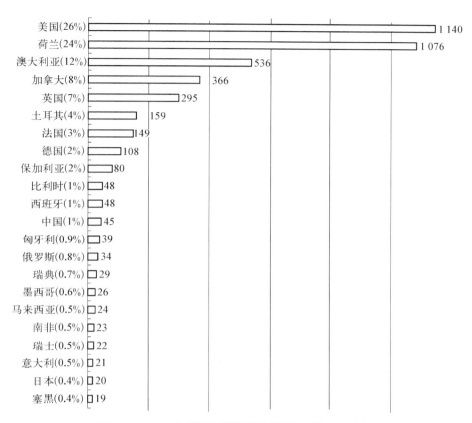

图 3 - 3　2006 年"摇头丸"的缴获量排名(单位:千克)

数据来源:联合国禁毒署发布的 2008 年《世界毒品报告》(英文版),第 151 页。

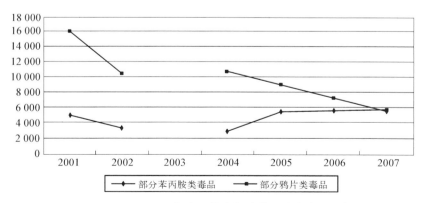

**图 3 - 4　2001—2007 年中国境内部分苯丙胺类毒品和部分
鸦片类毒品缴获量的变化趋势对比(单位:千克)**

数据来源:作者根据中国公安部禁毒局发布的历年《中国禁毒报告》中的有关数字整理。

现在已发展为境内外犯罪分子相互勾结设厂制造冰毒,毒品流向也由单纯的走私出境演变为既出口又内销。国内不法分子已掌握并使用制造冰毒的技术,有的用麻黄素加工制造冰毒,有的用化学方法合成冰毒。制贩冰毒活动大多是团伙犯罪,组织严密,分工协作,原料采购、加工制造、贩运中转、走私出口等过程已形成一条龙的产业链。

针对这一现象,中国有关部门迅速作出反应,于2000年就在全国范围内部署开展了为期4个月的"打击冰毒犯罪和加强易制毒化学品管理"专项整治行动,集中侦破了一批制贩冰毒案件,打掉了一批制贩冰毒犯罪团伙,摧毁了一批地下制、吸、贩冰毒的窝点,全面调查清理易制毒化学品生产经营情况。其中,北京禁毒部门破获了中国国际航空公司飞行员预备走私、运输摇头丸案件,而后与福建禁毒部门联合打掉了一个国际制贩冰毒犯罪集体,捣毁了隐藏在著名制药企业内的冰毒加工厂;广东、广西两省警方联手,成功侦破了"10·18"特大研制冰毒犯罪集团案,抓获了为制贩毒集团提供制造冰毒配方并担任技术总顾问的犯罪嫌疑人,连续端掉了玉林、南宁等多个冰毒实验室和试毒工场。

国内的新型毒品制贩活动具有明显的区域化特征,主要集中在东南沿海部分省市尤其是广东、福建两地。2002年,全国查获的11个摇头丸加工窝点全部集中在广东和福建;这一带同时也是苯丙胺类毒品犯罪活动的高发地区,2003年两省的冰毒缴获量和捣毁制毒窝点数超过全国总数的80%,2004年仅广东省缴获的摇头丸数量就占到全国缴获总数的90%以上。由于上述两省公安部门的打击力度一直在持续加强并且取得了初步成效,新型毒品的非法制贩活动随即出现从东南沿海向内地(如山东、辽宁等地区)转移和蔓延的趋势。一些毒贩将毒品地下加工窝点从东南沿海向内地转移,但资金和技术仍由香港、台湾及东南沿海地区的毒枭提供。有的制贩毒分子以合法企业为掩护,秘密生产制造冰毒、"摇头丸",并采取分步骤异地加工制毒的方法,即在甲地对原材料进行初步加工后,迅速转移生产地,在乙地进行其他步骤加工,再到丙地提炼成品冰毒、"摇头丸"。鉴于近年来东北地区毒品渗透和转移趋势的持续增强,中国有关部门也通过一系列措施加强东北方向的缉毒工作,例如黑龙江等省区配合俄罗斯等国开展了"通道—2006"行动,吉林开展了"边境地区禁毒防控体系建设"试点工作,辽宁加强了大连—烟台航线客运、码头、船舶的禁毒查堵工作,此外,辽宁、吉林、黑龙江三省还正在积极构建海陆空"三位一体"的整体防控体系。

中国国内生产的冰毒大多被走私到菲律宾、韩国、日本等国家和地区,中国台湾及韩国、日本不法分子与中国大陆不法分子勾结制贩毒活动时有发生。对此,公安部于2003年曾部署"打击制贩和跨国走私冰毒、'摇头丸'犯罪专项行动"，共破获苯丙胺类毒品案件 1 743 起，打掉贩毒团伙 139 个，捣毁制毒加工厂 14 个，抓获涉毒犯罪嫌疑人 1 785 名，缴获一大批制毒原料及制贩毒工具。2004 年，中国公安机关还加强了与韩国、日本、菲律宾、马来西亚等国禁毒机构的情报交流和执法合作，联手打击跨国走私贩运冰毒、"摇头丸"等毒品犯罪活动，并与菲律宾禁毒执法部门联合侦破了"9·2"特大跨国贩毒案件，与马来西亚禁毒局联合成功侦破"5·12"特大跨国制贩冰毒案件。2001 年以来，由于中国打击成效的增强，日本缴获来自中国的冰毒数量大大减少。

2006 年，在东亚和东南亚地区摧毁的 66 个冰毒加工厂，80％位于中国境内。与 2005 年相比，中国境内发现的冰毒加工厂数目从 37 个发展到 53 个，增加了 43％。这一方面显示出，通过近几年的摸索，全国各地区禁毒部门及时发现、主动打击冰毒等新型毒品犯罪的能力有了很大的提高。另一方面也表明，中国打击国内制贩新型毒品的犯罪活动的形势仍然十分严峻。

（三）新型毒品的滥用

自从毒品问题死灰复燃后，中国的吸毒人数就一直处于上升态势。1997 年时，中国登记在册的吸毒人员为 54 万人，2008 年已经发展到了 112.7 万人。不仅如此，在毒品的吸食种类方面，近年来还发生了一个显著变化，即海洛因的吸食人数逐步趋于稳定（连续三年为 70 万人左右），而其他毒品尤其是新型毒品的吸食人数却迅速扩张（如图 3－5 所示）。到 2006/2007 年，由于苯丙胺/甲基苯丙胺和"摇头丸"滥用的显著上升，苯丙胺类兴奋剂在中国的毒品市场上已相当流行。

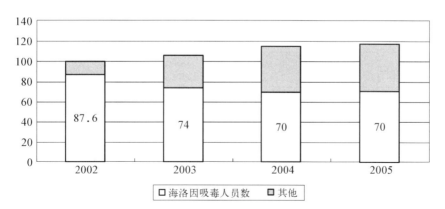

图 3－5　2002—2005 年中国海洛因吸毒人员数量的变化趋势（单位：万人）

数据来源：作者根据中国公安部禁毒局发布的历年《中国禁毒报告》中的有关数字整理。

2001 年 3 月至 2002 年 1 月，中国药物依赖性研究所对全国 10 个省、区、市的 15 个地区进行的中枢兴奋剂及相关非法精神活性物质滥用的流行病学调查提示,中枢兴奋剂和相关非法精神活性物质的滥用已波及全国范围的大多数地区,其中以东南沿海城市和交通、商贸中心城市为主。流行病学调查还表明,在中国滥用毒品的种类已不局限于"摇头丸"、冰毒等 ATS 毒品,一些境外流行滥用的毒品如可卡因、氯胺酮(K 粉)、大麻等其他种类的"舞会药"已不同程度地流入中国。

2006 年,在辽宁、吉林、黑龙江三省,使用新型毒品的人数甚至已经超过了吸食传统毒品的人数。使用新型毒品的问题不仅在人数上呈现出明显的上升趋势,而且还从东南沿海向内地、从青少年群体向社会多个阶层扩大和蔓延。滥用的新型毒品也逐渐增多,冰毒、"摇头丸"、氯胺酮(K 粉)及安钠咖、三唑仑等在部分地区都形成了一定规模的消费市场。

新型毒品在国内毒品消费市场上的迅速扩张,与海洛因的可获得性因受近些年来持续的高压管控和打击而显著降低有一定的关系。由于打击和查堵力度明显加大,中国国内海洛因货源紧缺,价格普遍上扬。2006 年毒品消费市场监测数据显示,云南海洛因价格平均上升了 31.5%,国内大部分地区海洛因价格上涨了 30% 至 50%,上海、江苏等地海洛因零售价高达 1 000 元/克。同时,一些地区海洛因纯度明显降低,掺假比例明显加大。云南省昆明市零包海洛因的吗啡含量由 4 月的 37% 下降到 7 月的 23.1%,北京市零包海洛因的吗啡含量由 1 月的 64.1% 下降到 10 月的 37.7%。

鉴于歌舞娱乐场所已成为新型毒品蔓延的温床,有关部门于 2002 年曾联合下发了《关于印发〈整治歌舞娱乐场所吸贩"摇头丸"统一行动方案〉的通知》,开展了清查歌舞娱乐场所专项行动,重点对存在吸贩"摇头丸"问题的娱乐场所进行整治。2007 年,国家禁毒委员会进一步将娱乐场所禁毒管理作为工作重点,组织有关部门开展治理娱乐场所专项行动,取得了显著成效,全国公安机关共查处了 4 168 家娱乐场所,其中责令停业整顿 616 家、依法取缔 26 家,追究了近 2 万人的法律责任。

第四节　新型毒品流行的危害

可以说,人类从诞生时起就伴随着安全问题,与不安全的斗争充满了人类历史的全过程。

在现代社会,人类与不安全的斗争可以划分为三个相对独立的系统:一是与事故相对的生产安全系统;二是与违法犯罪相对的公安系统;三是与自然灾害相对的防灾、抗灾系统。冷战结束以后,随着非传统安全问题的增加,传统的以国家为主体、以军事为核心手段的安全研究受到越来越多的挑战,诸如金融风暴、恐怖主义袭击、环境污染以及艾滋病、疯牛病、非典恐慌等。这些事件都因其大大超出了传统安全理论的视野而被称为非传统安全问题,其中包括新型毒品在全球的快速蔓延。

一、新型毒品的成瘾性与危害性

20 世纪 90 年代中期,当中国大陆发现第一例"摇头丸"滥用者时,没有人会想到以"摇头丸"、冰毒为代表的苯丙胺类毒品和氯胺酮(K 粉)等"新型毒品"会一发不可收拾地蔓延开来,在短短的几年内便形成气候;更不会想到新型毒品的使用人数会以超过海洛因等传统毒品的速度增长。在许多人看来,新型毒品不像海洛因那样有着明显而强烈的戒断症状,因此成瘾性不强或根本就不会成瘾。由于对新型毒品的成瘾性没有足够的认识,许多滥用者都理所当然地认为其危害性不足为道,这种认识往往是在与海洛因成瘾者的对比中得出的:不成瘾就不会损害身体,不成瘾就不会违法犯罪,不成瘾就不会家破人亡。但是,我们在研究中发现,新型毒品在成瘾性(尤其是精神依赖性)、对人体的损害性和社会危害性(尤其是对公共健康的威胁)等方面都不亚于海洛因,甚至比海洛因更为严重。

(一) 毒品成瘾的界定

毒品成瘾属于"药物成瘾"(drug addiction)或"药物依赖"(drug dependence)的范畴,而药物成瘾性或依赖性包含精神依赖性(获得特定的心理效应)和身体依赖性(避免断药时的戒断症状)两方面的内容,它们既相互联系又相互区别。长期以来,人们将戒断症状作为判断药物成瘾性的主要依据。

但是,20 世纪 60 年代,世界卫生组织建议使用"药物依赖"这一更为科学的概念来替代"药物成瘾",以强调与药物依赖相伴随的那种特殊精神效应,并对其作出规范定义:"药物与机体相互作用所造成的一种精神状态,有时也包括身体状态,它表现出一种强迫要连续或定期使用该药的行为和其他反应,为的是要去感受它的精神效应,或是为了避免由于断药所引起的不舒适。"

20 世纪 90 年代,这种主要以精神依赖性来认识毒品成瘾性的理论在学术界的影响得到进一步深化,它认为:由于调节、形成和控制人们的认知、情绪以及社会行为的脑部机制遭到长期滥用毒品的损害,导致了一种独特的行为障碍,中脑边缘多巴胺系统是介导产生欲望和奖赏行为的部位,毒品对这一系统的反复刺激使这部分脑部的功能发生变化,吸毒者对该毒品产生无法控制的强烈需要,并付诸行动,即克制不住地反复觅药与滥用该药的行为。所以,从上述理论来看,毒品成瘾性主要取决于精神依赖性而非身体依赖性。

(二) 新型毒品的成瘾性

与鸦片、海洛因等传统毒品相区别和对应的新型毒品,作为人工化学合成的、直接作用于人的中枢神经系统的致幻剂或兴奋剂类精神药物,在毒理学性质上具有特殊的"急性强化效应"(acute reinforcing action),会导致一次足剂量的尝试性使用即可体验到欣快感,连续滥用一定次数或一定时间后就会成瘾。这种成瘾性对身体的伤害我们在第一节里已经阐述,这里不再展开。

尽管大多数人认为新型毒品不会产生身体依赖性,但国外的研究证实,高剂量地重复使用安非他明(苯丙胺类)也会产生一系列固定的停药综合症状:服用最后一剂后数小时,使用者会"崩溃"。情绪和体能水平急剧下降,于是使用者可能沉睡 24 小时或更多。清醒时分,使用者会连续数天处于抑郁情绪之中。此时个体感到无助、无意义,好像她或他能做的"只是在哪儿坐以待毙"。在这期间讨论死亡是平常事。当然,再次服用安非他明似乎是克服这种情绪,并再次达到高潮的最快途径。由于这一系列症状是高剂量使用安非他明而发生的,也由于它能够在一定限度内通过服用安非他明而扭转,因此它与停药综合征的定义相切合。所以,高剂量的安非他明能够导致肉体上的依赖性。[①]

新型毒品能够导致持续强化的精神依赖状态,这一点已不再令人怀疑。

上述研究还证实,一些吸毒者在静脉注射甲基苯丙胺后,立即出现腾云驾雾的快感(Flash)或全身电流般传导的快感(Rush)。这种精神作用是导致精神依赖性产生的最大强化因子。另外,吸食甲基苯丙胺数小时后,吸毒者会出现全身疲乏、精神压抑称之为苯丙胺类沮丧(Amphetmines Blues)或毒品迷幻状态复苏后失落感(Crash)等吸毒后效果。临床研究证实,这些效果是吸毒者渴望再次得到精神刺激的强迫性因子。苯丙胺类兴奋剂的精神依赖性产生与强化因子和强迫性因子的作用有密切关系。

对上海 730 名新型毒品使用者的问卷调查数据表明,有 35.4% 的人承认存在心理成瘾,并且,滥用频率越强则主观感觉存在心理成瘾的比例越高(见图 3－6)。统计分析也表明,两个变量之间存在显著的正相关,且相关系数高达 0.984。以客观的药物依赖量表来考察,可以发现相似的结果,有 35.8% 的人存在药物依赖,并且,滥用频率越强则药物依赖性越严重(见图 3－7)。统计分析同样表明,两个变量之间存在显著的正相关,且相关系数高达 0.992。

---

① ［美］O.瑞、C.科塞著,夏建中等译:《毒品、社会与人的行为》,中国人民大学出版社 2001 年版,第 150 页。

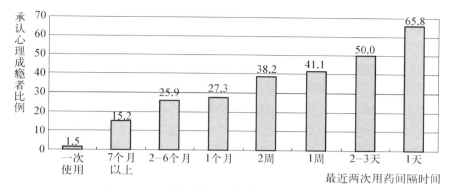

图 3-6　不同滥用程度下的承认心理成瘾者比例

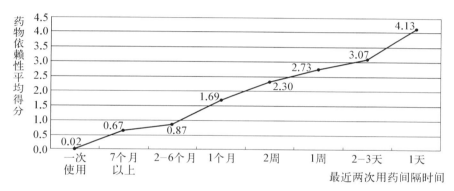

图 3-7　不同滥用程度下的药物依赖性平均得分

简言之,新型毒品的躯体戒断反应虽然不如海洛因明显,但因其毒性强烈,连续使用一定次数或一定时间后仍会成瘾,并表现为比海洛因更强烈的精神依赖,产生定期连续使用毒品的渴求和强迫使用行为。

（三）新型毒品对社会治安和公共健康的危害性

毒品对社会的危害表现在许多方面。就海洛因成瘾者而言,他们主要是对社会治安构成压力并对公共健康造成影响。研究发现,新型毒品在这两个主要方面同样对社会具有相当大的危害性,只是这种危害性所产生的具体原因和路径与海洛因成瘾者具有明显的差异性。

新型毒品与传统毒品在导致使用者违法犯罪方面有显著不同。海洛因依赖者一般是在使用前违法犯罪,由于对毒品的强烈渴求,有些人为获取毒资而去盗窃、抢劫。新型毒品使用者则主要是在使用后因精神障碍导致的行为失控而造成暴力、伤害等违法犯罪行为。过量或长期使用新型毒品,还往往会使吸毒者在毫不自觉的情况下做出极端的自残、自杀乃至杀人行为。

近年来,因使用新型毒品而引发的恶性治安案件已在全国许多大中城市频频发生。例如,一男子在旅游期间因过量吸食冰毒而产生很多人在追杀他的幻觉,于是举刀将同行的好友捅死,并对女友和另外两人造成重伤;[①]一名神情恍惚的游客拿匕首"大闹"派出所 15 个小时后被制服,好心民警将他送进精神病医院后发现,男青年原来是因吸食过量新型毒品而出现幻觉。[②] 一名男子在吸食了新型毒品后产生幻觉,认为自己被追砍,在三栋民宅之间连续上演"空中飞人",强行闯进多间民宅,并手持菜刀劫持多人,最终被警方制服并带走调查。[③] 一名叫赵永江的广州人邀请朋友到休闲中心卡拉 OK 房庆祝生日,因吸食新型毒品而产生幻觉,掏出一把自己携带的弹簧刀,见人就刺,共造成 3 人死亡、6 人受伤,死伤人员包括赵的朋友和休闲中心工作人员。[④] 与此相关的新闻还有:男子吸毒后产生幻觉持刀杀死出租车女司机;男子吸毒后产生幻觉医院内欲跳楼;男子吸毒产生幻觉砍死姥姥又砍向父亲;男子吸毒产生幻觉捅死妻子;男子吸毒后产生幻觉,砍下室友头颅后自残;男子吸毒过量产生幻觉杀人;小伙吸毒过量产生幻觉,举刀砍死合租室友;瘾君子吸毒过量产生幻觉报警自投罗网等等。

而大量关于吸食新型毒品后跳楼自杀的事件更是经常见诸报端,冰毒甚至还被称为"自杀驱动器"。研究者发现,媒体报道的由使用新型毒品而引发的社会治安案件其实还只是冰山一角,更多此类的案件由于缺乏记录、追问和报道而在有意无意间被"忽略"了。

新型毒品对公共健康的危害主要表现在它会加剧中国艾滋病、性病的流行。在过去的 20 年当中,中国确认的艾滋病感染者中的最大群体来自静脉毒品注射者,但在 2007 年,性传播首次超过其他传播形式。这意味着艾滋病在中国正在逼向大众人群,正在越来越向城市转移。

联合国《2008 全球艾滋病流行状况报告》指出,尽管全球艾滋病患者在人口中的比例出现下降,但总人数仍有所上升,在 2007 年达到 3 300 万。中国等许多国家的新增艾滋病病毒感染者数量出现了上升。2008 年前 9 个月,中国又发现艾滋病病毒感染者 4 万多人,截至 9 月底,累计报告艾滋病感染者 264 302 例。据卫生部对疫情的估计,中国现存艾滋病病毒感染者和病人约 70 万,其中可能有 44 万人不知晓自己已经被感染。艾滋病疫情形势依然严峻。

---

① 《青年吸冰毒产生幻觉　捅死好友刺伤女友自杀未遂》,《青岛早报》2006 年 5 月 31 日。
② 《男子吸毒过量出现幻觉　大闹派出所欲自残》,《青岛早报》2006 年 9 月 19 日。
③ 《男子疑因吸毒产生幻觉　误以为被追杀持刀闯民宅》,http://www.sina.com.cn,2006 年 9 月 21 日 11:36。
④ 《瘾君子吸毒生幻觉拔刀连刺 9 人　造成 3 人死 6 人伤》,《信息时报》2004 年 2 月 14 日。

　　监测显示,性传播已成为中国艾滋病的主要传播途径。在 2008 年报告的感染者和病人中,异性性传播占 40.4％,同性性传播占 5.1％;全国有 86.3％的县(市、区)报告了艾滋病病毒感染者或病人;仍有 40％的注射吸毒人群共用注射器,有 60％的暗娼不能坚持每次使用安全套,有 70％的男男性行为者最近 6 个月与多个性伴发生性行为,只有 30％坚持使用安全套。①

　　我们在以往的研究中注意到,由于共用针具行为的普遍存在,在中国,注射吸毒者已经成为感染艾滋病病毒的高危人群。但是,这些人感染艾滋病病毒,主要是通过血液途径获得的。由于海洛因属于麻醉类毒品,它对人体的作用主要是"镇痛"和"镇静",长期使用会导致人的性欲下降,甚至丧失性需求,因此,相比之下,性途径传播艾滋病病毒感染的风险在该人群中并不显著。但是,研究发现,以往的对于毒品和艾滋病风险行为关系的这种经验认识,在新型毒品出现并流行以后已经不再适用。因为,从毒理学意义上说,新型毒品属于兴奋剂和致幻剂,它不仅可以通过使用"迷奸药"如三唑仑引发对女性尤其是少女的性侵害,还会因毒品产生强烈的性刺激作用,导致群体性性行为,对中国遏制艾滋病的努力和公共健康构成严重威胁。依据如下:

　　(1)新型毒品会诱发使用者的性冲动,增强使用者的性能力,从而导致使用者发生性行为的可能性大大增加。对 730 名新型毒品使用者的问卷调查发现:使用新型毒品后,兴奋感、发泄欲和性冲动等药效反应被报告的比例高达 53.7％;冰毒和摇头丸被报告具有明显的性刺激作用的比例分别达到 46.2％和 44.5％;34.1％的人承认在调查前一个月内与配偶之外的人在使用新型毒品之后发生过性关系。以上数据反映的情况可以得到下述访谈记录的辅证:"经常吸冰的人,都要'散冰'的,也就是要做爱。就是特别控制不住自己,想干什么就非要干成不可,想做爱就憋不住。""发生性关系是一定的,光溜冰有什么意思? 我的外号叫'吸尘器',我可以一直'打 K',打完就去做,做完再来打。"

　　(2)新型毒品的使用者会发展出复杂的性伴网络,而且,多次、轮换甚至群交等性行为方式被更多地采用以替代简单的两人单次性行为。问卷调查发现:54.8％的人承认有临时性伴,这些临时性伴包括恋人或情人、熟悉的朋友、不太熟悉的朋友、商业性交易者和娱乐服务场所偶遇者等;22.6％的人承认调查前的三次性行为对象不是同一个人;28.1％的人承认与因用药而结识的新朋友发生过性关系;10.4％的人承认用药后发生过群交或滥交行为。以下的受访者自白作了更加触目惊心的说明:"玩这个药以后经常找小姐,一起玩药的朋友,不管熟

　　① 《全国 86.3％的县报告艾滋病疫情》,《健康报》2008 年 12 月 4 日。

悉的还是不熟悉的,好多都有过性关系。""我们一般都找几个小姐一起玩,也会交换,就是和这个玩过了,再换一个人玩。吸了这个,只做一次不够过瘾,要多几次才能完全放出来,才会舒服。"

(3)对艾滋病风险的盲目乐观和对性伴侣的盲目信任,使新型毒品使用者很少有使用安全套的保护意识,而且,药物刺激所产生的病态式兴奋也导致在性活动中难以坚持使用安全套。问卷调查发现:尽管89.9%的人清楚地知道性交是传染艾滋病的重要途径之一,但是,却仅有10.4%的人认为自己可能面临着艾滋病风险,同时仅有2.3%的人认为自己的性伴侣可能面临着艾滋病风险;在71.2%的人没有进行过艾滋病病毒感染检查的情况下,却有92.7%的人明确认为自己不可能感染艾滋病病毒;在与临时性伴发生性关系时,每次都坚持使用安全套的比例仅为18.8%,而与固定性伴发生性关系时,每次都不使用安全套的比例却高达57.8%;就调查前一个月内的性行为而言,坚持每次都使用安全套的比例仅为11.0%;就调查前三次性行为而言,三次都使用安全套的比例仅为20.1%。正如一些受访者在访谈时所说的:"有时候戴,有时候不戴。有时候戴了套一点感觉都没有,到最后受不了,又拿下来了。我都挺注意的,做过之后会仔细地洗,应该不会有事。""溜冰后哪里还顾得上戴套,那时就是非常兴奋地想发泄。不怕得病,你不知道,冰这个东西本来就杀菌,溜冰以后得不上病。"

二、新型毒品对社会文明的破坏

人类文明是人类社会生活的进步状态。这种进步状态包括静态和动态两个层面:从静态上看,它是人类社会创造的一切进步成果;从动态的角度看,它是人类社会不断进化发展的过程。文化是人类社会生活的基本状态。它也包括两个层面:从静态上看,它是人类在社会实践中创造的一切成果;从动态上看,它是人类社会不断变化的过程。文明是文化的升华。文明以文化为基础,但又高于文化。历史上人类创造了数不清道不完的物质成果、精神成果和政治成果,其中既有进步的优秀的传世之作,也有落后的甚至是腐朽的糟粕之物。同时,人类社会也经历了犹如黄河一样曲折发展的过程,其中既有兴旺发达的盛世,也有满目疮痍的衰朝。无论是精华或是糟粕,也无论是盛世或是衰朝,它们都是人类文化的表现形式,因而也都可以视之为文化。然而,文明则不同,文明不能与野蛮、落后、糟粕为伍,它只能与进化、进步、精华为营。因此,只有真正反映时代发展要求的并且是与时俱进的文化成果才称得上是人类文明的因素。可见,正确优秀的社会文化,可以促进社会文明发展进步,促进人类社会兴旺发达;而没落腐朽的文化,就会阻碍社会文明发展进步,导致人类社会衰败倒退。

新型毒品的使用行为具有疯狂的娱乐性，它是用快感与性来冲击人性的底线。近年来，在西方流行文化的冲击下，体验快感和愉悦身体已经成为年轻人时尚生活的潮流，而新型毒品的出现则加速了这一潮流的涌动。滥用新型毒品后产生的群体性疯狂和性交行为是一种突破人性底线的身体互动游戏，也是毁灭人类文明底线的堕落游戏。一些不法商人为了获取高额利润，以新型毒品可以提高性欲为诱饵，不断在娱乐服务场所和宾馆酒店向人们提供新型毒品。由于"陪溜"（陪人使用毒品并发生性行为）一次可获1 000—2 000元的高额收入，导致部分陪酒女性改为"陪溜"新型毒品。上海最近的一则报道说，一名16岁的足浴房女孩因和三个男人一起吸食冰毒后死亡。[①] 同时，新型毒品及使用人群又大量出现在麻将馆和地下赌场，这些带有黑社会性质的地下暴利产业不仅成为社会问题的丛生地带，同时也成为滥用新型毒品衍生出来的一系列社会问题的帮凶。

最不容忽视的是新型毒品滥用与亚文化的关系。毒品亚文化对使用者的影响并使其实现高度的文化认同是新型毒品问题的主要根源。新型毒品亚文化迎合了青少年崇尚个性张扬、叛逆家庭与社会、追求人生享乐的心理。目前，在中国的吸毒圈内，新型毒品亚文化正在以各种新的话语和引人入彀的方法不断适应毒品种类的变化和对抗禁毒宣传。

总之，新型毒品从一开始就给人们带来多重效应，混淆了不同性质的消费关系，既为传统毒品的依赖者提供了一条新的可以掩饰其行为的道路，又给刚涉足毒品的年轻人挖掘了一个覆盖着彩虹的陷阱。在流行的消费观念风潮的裹挟下，新型毒品很轻易地就以新的时尚形式进入了追求娱乐刺激不断升级的人们的消费视野。新型毒品的疯狂娱乐性、对人性底线的毁灭性、对价值理性的冲击性，正在破坏人类文明的基础。这种破坏将在潜移默化中腐蚀人类的信仰和理想，摧毁文明社会的理性基础。

---

① 《新民晚报》2009年5月7日。

第四章 传统毒品与新型
毒品的比较研究

第一节 两类受访者的群体特征比较

一、关于调查样本的来源和代表性

苯丙胺类兴奋剂在世界毒品市场上的兴起与中国毒品问题从传统毒品向新型毒品的演变,使得相应的科学研究显得十分重要和紧迫。我们的研究在设计上强调将新型毒品与传统毒品放在同一框架内加以比较的视角,同时完成了传统毒品吸食者和新型毒品使用者两个群体的调查,以期发现新型毒品滥用的特殊之处及与传统毒品的内在关联。这就为本节比较两类受访者的群体特征奠定了基础。

研究上海的新型毒品问题,对于国内其他大中城市而言具有重要的借鉴意义。从上海缴获的新型毒品数量情况来看,2001 年以来已处于不断上升的态势,2006 年新型毒品已占缴获毒品总数的 40％,同比增加 37.1％,而 2007 年 1 月至 5 月更是迅速上升至 58.6％,同比增加 233.2％。本次调查通过询问受访者初次使用新型毒品的年份也发现,上海 2003 年之前的使用人数每年处于小幅增长状态,但 2003 年至 2006 年的数量则比三年前增加了 5 倍。

上海城市自身的特殊性也使得新型毒品的问题应受到高度重视:一方面,上海是目前全国经济发展速度最快,最吸引投资者、经商者、明星、演艺人员和其他高收入者的城市,具有数量最庞大的新型毒品潜在消费群体。上海还是国际和全国性的大型活动(如电影节、交易会等)举办地,出入境人员多,人口流动量大,客观上增加了新型毒品的使用人群。另一方面,上海作为国际性的港口型城市,交通便捷,可以成为新型毒品的中转站和集散地,并扩至江、浙及周边其他地区。上海还拥有大量的化工企业,一旦对麻醉药品、精神药品和易制毒化学品管控不严,将成为新型毒品重大的原料与合成基地。

上海吸毒人员的调查采取了问卷调查和个案访谈相结合的方法,由经过统一培训的专业调查人员对新型毒品使用者进行一对一、面对面的"提问—回答"式调查。问卷调查遵循相关的伦理守则：采用匿名式设计；调查人员被要求向受访者讲明调查结果仅供研究使用、保证调查问卷的私密性；受访者有权拒绝参与调查、拒绝回答问卷中的任何子问题，或者无理由中途退出调查等。对于问卷调查中一些引起研究者关注并同意接受进一步访谈的受访者则继续进行个案访谈。研究者被要求注意个案的参照背景——例如性别、年龄、职业等——完成个案访谈。个案访谈这种定性研究方法弥补了问卷调查中封闭式问题的局限，加深了研究者对定量数据的整体性理解，并且使研究者能够从当事人的视角理解他们行为的意义和他们对于事物的看法，对于研究吸毒这一边缘群体的亚文化现象十分必要。在本节的分析中，我们将同时使用问卷调查的数据结果和个案访谈的文本叙述这两种相辅相成的资料。

新型毒品使用者的调查样本，包括了 2006 年 9 月至 11 月间上海市公安部门在各种场合发现、认定并送行政拘留或强制戒毒的新型毒品使用者，由市公安局有关办公室统一协调，采访地点包括了市拘留所、市强制戒毒所和各区县拘留所（看守所）。由于这个时间段的确定是随机的，公安部门的打击也是随机的，因此，最终的调查样本也基本可以说是随机获取的。传统毒品（海洛因）吸食者的调查样本，则更是直接从市强制戒毒所和市劳动教养所全部在册海洛因吸毒人员名单中等距抽取，因而也保证了样本的随机性。这两种抽样方法都是科学的随机抽样，从而保证了两个调查样本对于两类受访者的代表性。

值得注意的是，访问员在调查过程中发现了一些经常混合使用新型毒品和海洛因的情况，鉴于这部分人员并不太多，为保证群体比较的真实性和可信性，他们被从样本中剔除。这样，本节最终分析所用的样本量为 1 431 人，其中 726 人使用新型毒品，70.5 人吸食海洛因。

二、人口特征比较

2004 年的《中国禁毒报告》指出，中国的吸毒人员构成在总体上呈现出男性多、35 岁以下青少年多和社会闲散人员多的"三多"特点，而新型毒品的滥用更是在青少年群体中表现得尤为严重。上海吸毒人员的调查结果，在证实了这些基本特点的同时，又发现了一些新现象。

从性别构成来看，海洛因和新型毒品使用者都呈现出男多女少的特点，男性在两类受访者中所占的比例都达到了 70% 以上。但当引入初次吸食毒品的年份再来考察每一时期的性别比时就会发现，新型毒品使用者中女性的比例随着时间的推移正在显著增加，而对海洛因来说情况却恰好相反。（见图 4-1 和图 4-2）

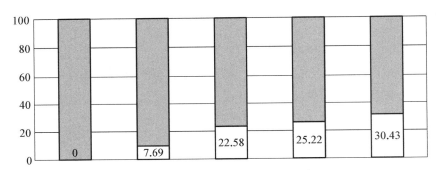

图 4－1　新型毒品吸食者的性别构成

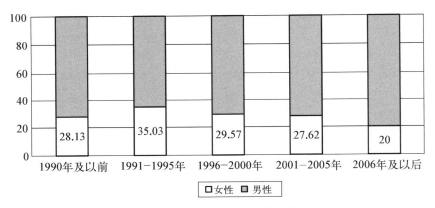

图 4－2　海洛因吸食者的性别构成

　　女性受访者最早使用新型毒品的时间比男性受访者晚了 6 年之久（1995 年比 1988 年），但其比例却在 10 年时间内迅速上升了 22.7 个百分点（从 7.7％到 30.4％）。而女性海洛因使用者的比例从 1991 年至 1995 年的 35％这一最高点下降到了 20％，比 1990 年以前的数字还要低。女性新型毒品使用者的迅速攀升，应主要归咎于大批雇用女性陪侍者的歌舞娱乐场所的泛滥。如表 4－1 所示：女性毒品吸食者中有歌舞娱乐场所从业经历的比例比男性毒品吸食者要高出许多（42.71％相对于 26.4％，40.39％相对于 20.96％），而这一现象在新型毒品的消费市场上表现得则更为突出（42.71％相对于 40.39％）。可见，性别不平等无处不在，娱乐场所的女性陪侍者乃至商业性交易者成了男性权力主宰下的新型毒品消费市场中的受害者。

表 4 - 1　两类受访者的娱乐场所从业经历

吸食毒品种类	娱乐场所从业经历	女　性	男　性
新型毒品	有	82 (42.71)	141 (26.4)
	无	110 (57.29)	393 (73.6)
	合计	192 (100.00)	534 (100.00)
海洛因	有	82 (40.39)	105 (20.96)
	无	121 (59.61)	396 (79.04)
	合计	203 (100.00)	501 (100.00)

　　吸毒人员仍然以 35 岁以下的青少年为主：在传统毒品吸食者中这部分人群所占的比例是 51.9%,而在新型毒品使用者中这一比例则达到了 58.7%。仔细比较以 10 岁分组的年龄结构以及年龄的平均值,就会更加清楚地发现,相对于海洛因使用者而言,新型毒品使用者的年龄结构更为年轻。如表 4 - 2 所示,新型毒品使用者在 20 岁以下、21 岁至 30 岁、31 岁至 40 岁这三个低龄段的分布比海洛因使用者要高,但在 41 岁至 50 岁和 51 岁以上这两个高龄段的分布却要比后者低,两类受访者在年龄分布上的差异具有统计显著性($\chi^2 = 34.9, p < 0.001$);海洛因使用者的平均年龄为 35.3 岁,而新型毒品使用者的平均年龄则为 33.6 岁($t = 3.4, p < 0.001$)。

表 4 - 2　两类受访者的年龄

年龄分段	新型毒品使用者	传统毒品吸食者	合　计
20 岁及以下	72 (9.93)	23 (3.26)	95 (6.64)
21—30 岁	260 (35.86)	226 (32.06)	486 (33.99)
31—40 岁	208 (28.69)	241 (34.18)	449 (31.4)

年龄分段	新型毒品使用者	传统毒品吸食者	合　计
41—50 岁	172 （23.72）	189 （26.81）	361 （25.24）
51 岁及以上	13 （1.79）	26 （3.69）	39 （2.73）
合　计	725 （100.00）	705 （100.00）	1 430 （100）

（皮尔森·卡方检验值＝34.938 7,Pr＝0.000）。

虽然青少年长期以来都构成了吸毒人员的主体,但值得注意的是,这一年龄群体在整个吸毒人员中所占的比重正在悄然下滑:根据历年的《中国禁毒报告》,2002 年,青少年占到全部登记在册吸毒人员的 74%,2003 年为 72%,2004年为 70.4%,2006 年则为 69.3%。这一现象意味着中国的吸毒问题正在迅速从青少年向其他年龄群体扩散。通过将受访者首次使用新型毒品的年份和年龄结合起来进行考察,这一趋势表现得更为明显。在 1990 年以前,第一次使用海洛因的年龄跨度为 14 岁至 33 岁,第一次使用新型毒品的年龄跨度为 27 岁至 30 岁;但到 1991 年至 1995 年期间,两者都分别向两端延伸至 14 岁至 41 岁和 17 岁至 40 岁;2001 年至 2005 年,两者又继续发展为 13 岁至 49 岁和 14 岁至 52 岁;到 2006 年以后,第一次使用海洛因和新型毒品的最大年龄已分别达到 56 岁和 58 岁。

在海洛因和新型毒品两类受访者中,失业或不在业者(即"社会闲散人员")都占据了相当大的比重。[①] 个体工商户/私营企业主和商业服务行业员工(包括歌舞娱乐场所)也成为吸毒人员较为集中的两个职业类型。但从第四大消费群体来看,海洛因和新型毒品开始表现出一定的不同,前者在工人中的比例达到了11.8%(后者仅为 4.4%),而后者在自由职业者及其他类型就业人员中的比例达到了 9.1%(前者则为 7.4%)。(见表 4-3)

从就业分布特征来看,尽管两类受访者具有非常大的相似性,但相比较而言,海洛因的使用在传统的、技能要求较低的职业群体中(如工人、商业服务行业员工等)更为常见,而新型毒品则更多地被追求消费、崇尚个性的社会人群(如个体/私营企业主、自由职业者等)所使用,并且,这种就业分布的差异性通过了统计显著性检验($\chi^2＝33.3, p<0.001$)。

---

①　不过,43.8%的比例还是比 2006 年《中国禁毒报告》提供的 51.7%这一数字要低。

表4-3 两类受访者的就业状况

就 业 类 型	新型毒品使用者	传统毒品吸食者	合 计
农 民	7 (0.96)	6 (0.85)	13 (0.91)
工 人	32 (4.41)	83 (11.77)	115 (8.04)
商业服务行业员工	92 (12.67)	92 (13.05)	184 (12.86)
个体工商户/私营企业主	163 (22.45)	131 (18.58)	294 (20.55)
办事人员	13 (1.79)	18 (2.55)	31 (2.17)
专业技术人员	24 (3.31)	18 (2.55)	42 (2.94)
自由职业者及其他	66 (9.09)	52 (7.38)	118 (8.25)
学 生	6 (0.83)	1 (0.14)	7 (0.49)
失业/不在业	323 (44.49)	304 (43.12)	627 (43.82)
合 计	726 (100.00)	705 (100.00)	1 431 (100.00)

(皮尔森·卡方检验值=33.348 1,Pr=0.000)。

由于海洛因和新型毒品两类受访者在社会经济地位较高的群体中(如个体/私营企业主、专业技术人员等)都有一定的分布,因此两者的平均月收入水平都比较高,分别达到了 8 390.3 元和 7 398.4 元。但是,这将近 1 000 元的月收入差距却并不具有统计显著性($t=0.31$,$p>0.1$),原因在于,两类受访者的内部收入差距都相当大。不过,海洛因使用者的平均收入水平比新型毒品使用者高这一调查结果,可能反证了海洛因在毒品消费市场上的价格要明显高于新型毒品这一现状。

上海的吸毒人员调查还包括了受教育水平和婚姻状况这两方面的重要信息。新型毒品使用者的受教育水平比海洛因使用者略高:海洛因使用者中仅获得初中及以下学历的人员比重为 63.1%,比新型毒品高出 6.5 个百分点;而新型毒品使用者在中专、高中和大专等更高文化程度上的比例却都要略微高出海洛因使用者 2 至 3 个百分点。但是,这种差异只在 95% 的置信度水平上具有统计显著性($\chi^2 = 8.3143$,$p < 0.05$)。(见表 4-4)

表 4-4　两类受访者的受教育水平

	新型毒品使用者	传统毒品吸食者	合　计
初中及以下	411 (56.61)	445 (63.12)	856 (59.82)
中　专	112 (15.43)	85 (12.06)	197 (13.77)
高　中	167 (23.00)	152 (21.56)	319 (22.29)
大专及以上	36 (4.96)	23 (3.26)	59 (4.12)
合　计	726 (100.00)	705 (100.00)	1 431 (100.00)

(皮尔森·卡方检验值=8.3143,Pr=0.040)。

两类受访者在受教育水平上的这种微弱差距,很可能是因为他们分属于不同的代际群体所致,这从婚姻状况上可见一斑。如表 4-5 所示,56.1% 的新型毒品使用者处于未婚阶段,而 54% 的海洛因使用者则已婚(包括离婚和丧偶),两类受访者在婚姻状况上的分布差异性通过了统计显著性检验($\chi^2 = 15.5199$,$p < 0.001$)。

表 4-5　两类受访者的婚姻状况

	新型毒品使用者	传统毒品吸食者	合计
未　婚	407 (56.06)	324 (45.96)	731 (51.08)
已　婚	203 (27.96)	229 (32.48)	432 (30.19)
离婚/丧偶	116 (15.98)	152 (21.56)	268 (18.73)
合　计	726 (100.00)	705 (100.00)	1 431 (100.00)

(皮尔森·卡方检验值=15.5199,Pr=0.000)。

三、行为特征比较

(一)个体行为心理

通过询问受访者在 16 岁以后是否还有表 4-6 中的一些越轨行为或违法举动,我们可以对两类毒品吸食人员的"问题人格倾向"进行测量和比较。结果显示,海洛因使用者和新型毒品使用者的越轨行为模式具有很大程度上的相似性,"在公共场所和人打架""偷拿家里的钱""靠撒谎骗钱""借朋友的钱不还"等行为的发生率都比较高,16 岁以后还有"在公共场所和人打架"行为的吸毒者甚至达到了 40% 以上。但相比较而言,除了"朝别人扔石头"这一项以外,海洛因吸食人员的越轨行为发生率都要比新型毒品吸食人员略高。例如,在"靠撒谎骗钱"这一行为的发生率上,前者比后者足足高出了十多个百分点。如果将"有"赋值为 1,"没有"赋值为 0,然后将吸毒人员在表 4-6 中每项越轨行为或违法举动上的得分相加,我们就得到了一个"问题人格倾向"测量值(该测量值的理论得分区间为 0—8),结果仍然发现海洛因使用者的"问题人格倾向"比新型毒品使用者要略高。前者的平均分为 1.87,而后者的平均分为 1.51,两者之间的差异具有统计显著性($t = 3.83, p < 0.001$)。

表 4-6　两类受访者 16 岁以后的越轨行为或违法举动

	海洛因使用者		新型毒品使用者	
	没　有	有	没　有	有
在公共场所和人打架	368 (52.2)	337 (47.8)	432 (59.59)	293 (40.41)
坐车逃票或故意少买票	640 (90.78)	65 (9.22)	662 (91.31)	63 (8.69)
破坏或毁坏属于别人的东西	589 (83.55)	116 (16.45)	610 (84.14)	115 (15.86)
朝别人扔石头	649 (92.06)	56 (7.94)	639 (88.14)	86 (11.86)
靠撒谎骗钱	481 (68.23)	224 (31.77)	576 (79.45)	149 (20.55)
借朋友的钱不还	498 (70.64)	207 (29.36)	572 (78.9)	153 (21.1)
偷拿家里的钱	437 (61.99)	268 (38.01)	523 (72.14)	202 (27.86)
偷拿超市的东西	660 (93.75)	44 (6.25)	688 (94.9)	37 (5.1)

但需要注意的是,不管是海洛因使用者还是新型毒品使用者,他们的"问题人格倾向"其实都并不太严重,不到2分的平均值和1分的中位值都意味着大多数吸毒人员在16岁以后其实都只做过那么一两件越轨行为或违法举动(如图4－3所示),只不过他们在具体的所作所为上显得比较"五花八门"。

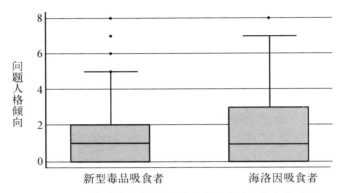

图4－3　两类受访者的"问题人格倾向"得分分布箱式图

与海洛因使用者相比,新型毒品使用者的"行为心理"更容易受到同龄人或朋友圈的影响。个体"行为心理"量表由9项陈述构成,例如"我比较容易受朋友言行举止的影响"、"我会在言行举止上尽量模仿我的朋友"、"我会根据朋友的评价改变自己的行为"等,每项陈述的得分区间为1分至5分,相加后的理论取值区间为9分至45分。海洛因使用者和新型毒品使用者的平均分分别为26.1分和27.1分,两者之间的差距虽然只有1分,但却具有很强的统计显著性($t=3.23, p<0.001$)。但是,新型毒品使用者的"社会排斥感"却没有海洛因使用者那么强烈。"社会排斥感"量表由20项陈述构成,例如"感到和你周围的人合群"、"感到自己有值得交心的人"、"感到当你需要时就可以得到朋友的帮助"等,每项陈述的得分区间为1至4分,相加后的理论取值区间为20分至80分。海洛因使用者的平均分为46.9分,而新型毒品使用者的平均分为42.1分,两者之间的差异具有统计显著性($t=8.31, p<0.001$)。最后,在所持的"负面价值观念与人生态度"方面——例如"没有生活目标、空虚无聊"、"人活着就是要及时享乐"、"活得很累很烦"等,两类受访者并不存在统计显著性上的差异。

(二) 人际交往网络

对吸毒人员的人际交往网络的考察包括吸毒以前和吸毒之后两个时间点。在前一时间点,与海洛因使用者相比,新型毒品使用者的朋友圈呈现出三大特征:一是人数更多,二是闲散人员的比例更高,三是吸毒氛围稍淡(已有吸毒人数占朋友总数的比例稍低)。海洛因使用者吸毒以前的朋友圈规模平均为2.2人,但新型毒品使用者吸毒以前的朋友数目却达到了11.5人,两者之间的差距具有统计显著性($t=11.39, p<0.001$)。35.72％的海洛因使用者在接触毒品之前所交往的朋友都有正式工作,这一数字比新型毒品使用者整整高出10个百分点;而且,一半以上的朋友都没有正式工作的情形,在新型毒品使用者中比在海洛因使用者中更为普遍(17.62％相对于15.96％,16.62％相对于10.40％,12.18％相对于9.37％);新型毒品吸毒者和海洛因使用者中都有10％以上的人在吸毒以前交往的全部是闲散人员,但这一情况仍然是对前者而言更为严重(14.47％相对于12.01％)。两类受访者的这一差异具有统计显著性($\chi^2=30.44, p<0.0001$)。(见表4-7)在自己开始吸食海洛因以前,其朋友圈中已有吸毒人数的比例平均为29.4％,而这一数字在新型毒品使用者中要稍低,为26.0％,但两者之间的差距只在95％的置信水平上具有统计显著性($t=1.72, p<0.05$)。

表4-7 两类受访者吸毒以前交往的有正式工作的朋友比例

	新型毒品使用者	海洛因使用者	合　计
100％	169 (24.21)	244 (35.72)	413 (29.91)
75％—100％	104 (14.90)	113 (16.54)	217 (15.71)
50％—75％	123 (17.62)	109 (15.96)	232 (16.8)
25％—50％	116 (16.62)	71 (10.40)	187 (13.54)
25％以下	85 (12.18)	64 (9.37)	149 (10.79)
0％	101 (14.47)	82 (12.01)	183 (13.25)
合　计	698 (100.00)	683 (100.00)	1 381 (100)

(皮尔森·卡方检验值=30.4399,Pr=0.000)。

吸毒之后的情况则发生了微妙的变化:与海洛因使用者相比,新型毒品使用者因吸毒而结识新朋友的情况较少,然而,他们一旦结识新朋友,则其人数就会很多,而且其中有正式工作的人数比例也会较高。海洛因吸食中因吸毒而结识了新朋友的人数比例高达 61.99%,但在新型毒品使用者中这一数字仅为 48.54%,两者之间的差异具有统计显著性($\chi^2 = 26.04, p < 0.001$)。但是,海洛因使用者因吸毒而结识的新朋友数量平均仅为 6 人,而在新型毒品使用者中却达到了 15 人之多,两者之间的差异具有统计显著性($t = 6.03, p < 0.001$)。虽然绝大部分吸毒者在吸毒过程中所结识的朋友一半以上都是闲散人员,但与海洛因使用者相比,新型毒品使用者中却有更多的人结识了有正式工作的朋友(28% 相对于 13.76%),两者之间的这一差异具有统计显著性($\chi^2 = 67.98, p < 0.001$)。(见表 4-8)

表 4-8　两类受访者吸毒之后结识的有正式工作的朋友比例

	新型毒品使用者	海洛因使用者	合　计
100%	34 (9.71)	16 (3.67)	50 (6.36)
75%—100%	21 (6.00)	19 (4.36)	40 (5.09)
50%—75%	43 (12.29)	25 (5.73)	68 (8.65)
25%—50%	53 (15.14)	43 (9.86)	96 (12.21)
25% 以下	81 (23.14)	82 (18.81)	163 (20.74)
0%	105 (30.00)	248 (56.88)	353 (44.91)
不清楚	13 (3.71)	3 (0.69)	16 (2.04)
合　计	350 (100.00)	436 (100.00)	786 (100)

(皮尔森·卡方检验值=67.975 8,Pr=0.000)。

两类受访者在吸毒过程中结识了新朋友之后一般都会与他们保持密切的联系,经常聚会和一起吸毒。每月一起聚会超过 5 次的,在新型毒品使用者和海洛因吸食中分别占 36.57% 和 37.07%;每月一起吸毒超过 5 次的,则分别占 40.32% 和 34.57%。但与海洛因使用者相比,因吸毒而相互结识的新型毒品使用者似乎更倾向于相约一起使用毒品。(见表 4-9)

表 4‑9　两类受访者与新朋友一起聚会和一起吸毒的频率

	一　起　聚　会			一　起　吸　毒		
	新型毒品吸食者	海洛因吸食者	合　计	新型毒品吸食者	海洛因吸食者	合　计
超过10次	79 (22.57)	109 (24.94)	188 (23.89)	78 (24.38)	102 (25.37)	180 (24.93)
5—10次	49 (14.00)	53 (12.13)	102 (12.96)	51 (15.94)	37 (9.20)	88 (12.19)
3—5次	84 (24.00)	106 (24.26)	190 (24.14)	69 (21.56)	117 (29.10)	186 (25.76)
1—2次	110 (31.43)	134 (30.66)	244 (31.00)	114 (35.63)	127 (31.59)	241 (33.38)
没有聚会	28 (8.00)	35 (8.01)	63 (8.01)	8 (2.50)	19 (4.73)	27 (3.74)
合　计	350 (100.00)	437 (100.00)	787 (100)	320 (100.00)	402 (100.00)	722 (100.00)
	$\chi^2 = 1.02, p > 0.5$			$\chi^2 = 13.86, p < 0.01$		

　　但是,吸毒这一行为的发生是否会导致原有的人际关系网络的破裂呢? 对于海洛因使用者,这一问题的答案为"是",但对于新型毒品使用者,答案则为"否"。如表 4‑10 所示,50.77%的新型毒品使用者没有因为吸毒而与原来的任何一位朋友疏远(在海洛因使用者中这一比例仅为 16.03%),但 20.28%的海洛因使用者却因为吸毒而被原来的所有朋友所抛弃(在新型毒品使用者中这一比例仅为 5.17%),两者之间的这种差异性具有很强的统计显著性($\chi^2 = 247.60$, $p < 0.001$)。这种差异也表明,在国内社会公众的意识中,使用新型毒品并不像吸食海洛因那样具有强烈的负面社会标签形象。

表 4‑10　吸毒导致多少原来的朋友与吸毒者疏远?

	新型毒品使用者	海洛因使用者	合　计
100%	37 (5.17)	143 (20.28)	180 (12.68)
75%—100%	78 (10.91)	185 (26.24)	263 (18.52)
50%—75%	83 (11.61)	126 (17.87)	209 (14.72)

续　表

	新型毒品使用者	海洛因使用者	合　计
25%—50%	83 (11.61)	81 (11.49)	164 (11.55)
25%以下	71 (9.93)	57 (8.09)	128 (9.01)
0%	363 (50.77)	113 (16.03)	476 (33.52)
合　计	715 (100.00)	705 (100.00)	1 420 (100.00)

（皮尔森・卡方检验值＝247.601 4,Pr＝0.000）。

众所周知,吸毒与人际网络和朋友交往之间的关系十分密切,许多青少年正是受他们所交往的"坏学生"或"不良分子"的影响尝试并沾染上毒瘾的。而上述比较数据结果却进一步揭示出,吸毒行为通过人际关系网络传播与泛滥的具体方式与特征,更视其不同的毒品类型而决定。吸食海洛因对人际交往具有"自上而下"的"收缩"效应:吸毒者最初的朋友圈规模就比较小,虽然在吸毒过程中可以结交新朋友但人数十分有限,而吸毒通常又使得他与原来的朋友疏远,因此人际交往在数量上的总体趋向是"收缩",最后可能只剩下自己和一帮"毒友"在交往;吸毒者最初的朋友大多有正式工作,但吸毒使这些人离他远去,虽然在吸毒过程中可以结交新朋友,但这些新朋友中绝大多数是社会闲散人员,再与有正式工作朋友交往的情况少之又少,因此人际交往在质量上的总体趋向是"自上而下"。

相反,使用新型毒品对人际交往具有"自下而上"的"扩张"效应:吸毒者最初的朋友圈规模就比较大,虽然在吸毒过程中结交新朋友的情况较少,然一旦结交则人数就会很多,而吸毒又不会导致与原有朋友之间的关系破裂,因此人际交往在数量上的总体趋向是"扩张";吸毒者最初的朋友普遍以社会闲散人员居多,但吸毒却使他有机会结识更多有正式工作的人,因此人际交往在质量上的总体趋向是"自下而上"。

虽然以上总结只是在比较海洛因使用者和新型毒品使用者时才具有一定的相对意义,但令人担忧的是,对人际交往具有"自下而上"的"扩张"效应的新型毒品,相对于具有"自上而下"的"收缩"效应的海洛因而言,向包括主流社会在内的社会各阶层群体的渗透力要强出许多。

（三）吸毒成瘾模式

吸毒的具体原因虽然因人而异，但大多主要有如下几种：满足好奇感、同伴影响、空虚无聊、追求欣快刺激、缓解烦恼或抑郁情绪等。（见表4-11）

表4-11　两类受访者吸毒的原因①

	占受访者比例	
	新型毒品使用者	海洛因使用者
满足好奇感	66.9	69.5
同伴影响	59.7	63.4
空虚无聊	40.7	39.8
追求欣快刺激	36.2	31.6
缓解烦恼或抑郁情绪	29.1	34.5
环境和场所影响	37.9	19.2
沟通和交流感情	19.8	5.4
满足对药物的渴求感	9	6.4
被诱骗/逼迫	6.6	8.9
被冷落歧视	5	4.2

好奇心、坏心情、同伴影响这些因素，在第一次吸毒时的心理状态中也都占据十分重要的位置。（见表4-12）

表4-12　两类受访者首次吸毒时的心理②

	占受访者比例	
	新型毒品使用者	海洛因使用者
觉得好玩，想试一下	68.4	72.4
有点害怕，但想试一下	28.3	23.9
糊里糊涂，无所谓	20.1	23.8
心情不好，想从中解脱	19.6	21.0
听说不会上瘾	59.1	27.4
认为自己能控制	39.9	57.9
不想试，但怕朋友看不起自己	12.4	9.2

①② 此题为多选题。

除了这些相似性之外,两类受访者之间还呈现出一定的差异性。首先,虽然"空虚无聊"构成了两类受访者共同的主要吸毒原因之一,但相比较而言,海洛因使用者在吸毒之前的空虚无聊程度表现得更为严重。如表 4-13 所示,24.26%的海洛因使用者吸毒前每天的娱乐休闲时间超过了 8 小时,比新型毒品使用者高出 5 个百分点($\chi^2 = 6.63$, $p < 0.05$)。

表 4-13　两类受访者首次吸毒之前每天的娱乐休闲时间

	新型毒品使用者	海洛因使用者	合　　计
超过 8 小时	139 (19.31)	171 (24.26)	310 (21.75)
4—8 小时	254 (35.28)	253 (35.89)	507 (35.58)
4 小时以下	327 (45.42)	281 (39.86)	608 (42.67)
合　　计	720 (100.00)	705 (100.00)	1 425 (100.00)

(皮尔森·卡方检验值=6.628 3,Pr=0.036)。

其次,使用新型毒品还存在另外两个十分重要的原因:受到"环境和场所影响"以及为了"沟通和交流感情"的需要,而它们在海洛因使用者中的相对重要性却并不是那么的明显。(见表 4-11)

毒品相关知识的缺乏也构成了吸毒的一个重要原因。虽然一半以上的吸毒者都知道使用海洛因或新型毒品是违法的,但仍有 20%的人在首次接触毒品时竟然从未听说过,还有 30%左右的人仅凭从传媒上获得的一知半解就为寻找刺激而尝试毒品。而且,新型毒品与海洛因相比,对国内的社会公众而言确实好似蒙上了一层"面纱",形象十分模糊:新型毒品使用者中接受过相关毒品知识宣传教育的人所占的比例比海洛因使用者低了近 8 个百分点(20.2%相对于28%)。(见表 4-14)

吸毒方法在很大程度上取决于毒品的类型。虽然烫吸(踏食)方法在两类受访者中都被广泛地使用,但海洛因使用者更多使用(静脉)注射方法,而新型毒品使用者更多采用鼻吸、口服(手指沾)、溶解饮用等方法,变化多端。(见表 4-15)由于注射方法在新型毒品使用者中一般较少使用,因此,他们与他人共用注射器的行为要比海洛因使用者低很多:在前者中,与他人共用过注射器的人所占比例仅为 5.93%,而在后者中这一数字则为 14.47%($\chi^2 = 28.59$, $p < 0.001$)。新

表 4-14　两类受访者首次吸毒时的认识①

	占受访者比例	
	新型毒品使用者	海洛因使用者
知道使用这些药物是违法的	57.6	59.9
从传媒上看到吸食这类东西很刺激,也想试试	33.8	32.7
接受过这方面的宣传教育	20.2	28
从未听说过这些药物	20.3	19.4

表 4-15　两类受访者的吸毒方法②

	新型毒品使用者	海洛因使用者
烫吸(踏食)	68.7	70.6
静脉注射	9.2	57.1
肌内/皮下注射	2.8	7.1
鼻　吸	33.4	0.9
口服(手指粘)	23.3	3.3
溶入饮料中	12.1	0.3
香烟吸(卷抽)	5.4	4.1
舌下含服	3.9	0.3
烟枪吸	3.2	0.7

型毒品吸食方法的多样性,还可从该类毒品计量单位的复杂性上略见一斑。海洛因使用者报告自己的每次吸毒量几乎全部是以克为单位,但新型毒品使用者则报告了克、包、片、粒、颗、支等多种计量单位,十分复杂。

　　摇头丸、冰毒、K 粉等新型毒品在国外社会通常被称为"俱乐部药物"(club drug),意思是它们经常在娱乐性场所或聚会活动中使用。对上海吸毒人员的调查也揭示了新型毒品的这种"群体性使用"和"娱乐性使用"特点,而这一特点在与海洛因吸食人员的对比中表现得更为明显。"群体性使用"表现为,新型毒品使用者在首次吸毒时就有很多人在场的情况高达 69.52%,而在海洛因使用者中这一比例仅为 34.61%($\chi^2 = 175.85$, $p < 0.001$)。(见表 4-16)

———————

　　①② 此题为多选题。

表4-16　两类受访者首次吸毒时的在场人数

	新型毒品使用者	海洛因使用者	合　计
独自1人	26 （3.59）	70 （9.93）	96 （6.71）
2—3人	195 （26.9）	391 （55.46）	586 （40.98）
很多人	504 （69.52）	244 （34.61）	748 （52.31）
合　计	725 （100.00）	705 （100.00）	1 430 （100.00）

（皮尔森·卡方检验值＝175.852 0,Pr＝0.000）。

"娱乐性使用"表现为,一方面,新型毒品使用者的首次吸毒地点和经常性吸毒地点都以娱乐场所为主,而海洛因使用者的首次吸毒地点和经常性吸毒地点却都以私人住房为主,显然私人住房、娱乐场所和宾馆酒店等都构成了两类毒品吸食者的吸毒地点（$\chi^2＝381.61/495.51,p<0.001$）。（见表4-17、表4-18）

另一方面,尽管同伴提供和黑市购买是两类受访者共同的两种主要毒品获得途径,但仍有15.3%的新型毒品吸食人员是从娱乐场所的隐蔽销售中获得新型毒品,而海洛因使用者从娱乐场所获得海洛因的情况则少之又少。（见表4-19）

表4-17　两类受访者首次吸毒时的地点

	新型毒品使用者	海洛因使用者	合　计
私人住房	229 （31.54）	484 （68.65）	713 （49.83）
娱乐场所	377 （51.93）	41 （5.82）	418 （29.21）
宾馆酒店	117 （16.12）	158 （22.41）	275 （19.22）
其　他	3 （0.41）	22 （3.12）	25 （1.75）
合　计	726 （100.00）	705 （100.00）	1 431 （100.00）

（皮尔森·卡方检验值＝381.612 0,Pr＝0.000）。

表 4－18 两类受访者的经常性吸毒地点

	新型毒品使用者	海洛因使用者	合　计
私人住房	246 （34.02）	587 （83.26）	833 （58.33）
娱乐场所	359 （49.65）	12 （1.7）	371 （25.98）
宾馆酒店	117 （16.18）	79 （11.21）	196 （13.73）
其　他	1 （0.14）	27 （3.83）	28 （1.96）
合　计	723 （100.00）	705 （100.00）	1 428 （100.00）

（皮尔森·卡方检验值＝495.507 6，Pr＝0.000）。

表 4－19 两类受访者获得毒品的途径①

	新型毒品使用者	海洛因使用者
同伴提供	64.8	39.4
黑市购买	33.4	77.3
娱乐场所	15.3	1.6
医院/诊所/药店	1.8	0.5
其　他	5.2	3.6

虽然海洛因的药物成瘾性确实比新型毒品强，但新型毒品的成瘾性也不容忽视。从吸毒者自己的主观判断来看，75.99％的海洛因使用者和11.88％的新型毒品使用者承认在生理上有瘾（$\chi^2 = 600.26$，$p < 0.001$），85.67％的海洛因使用者和34.94％的新型毒品使用者承认在心理上有瘾（$\chi^2 = 384.43$，$p < 0.001$）。（见表 4－20）

表 4－20 两类受访者的成瘾性：主观感知判断

	生　理　上			心　理　上		
	新型毒品 吸食者	海洛因 吸食者	合　计	新型毒品 吸食者	海洛因 吸食者	合　计
有　瘾	86 （11.88）	535 （75.99）	621 （43.49）	253 （34.94）	604 （85.67）	857 （59.97）

———————

① 此题为多选题。

续　表

	生　理　上			心　理　上		
	新型毒品吸食者	海洛因吸食者	合　计	新型毒品吸食者	海洛因吸食者	合　计
无　瘾	609 (84.12)	154 (21.88)	763 (53.43)	434 (59.94)	88 (12.48)	522 (36.53)
说不清	29 (4.01)	15 (2.13)	44 (3.08)	37 (5.11)	13 (1.84)	50 (3.5)
合　计	724 (100.00)	704 (100.00)	1 428 (100.00)	724 (100.00)	705 (100.00)	1 429 (100.00)
	$\chi^2 = 600.26, p < 0.001$			$\chi^2 = 384.43, p < 0.001$		

使用吸毒药物成瘾与依赖量表[1]对吸毒人员进行测量的结果也表明，海洛因使用者成瘾的比例为 87.8%，而新型毒品使用者成瘾的比例则为 35.95%，两者之间的差距十分明显（$\chi^2 = 406.11, p < 0.001$）。（见表 4-21）表 4-20 和表 4-21 的数据结果还告诉我们，吸食者主观估计的心理成瘾状况与客观的医学测量结果具有很强的一致性，两者之间的相关系数达到了 0.83，这从一个侧面有力地佐证了医学界关于药物成瘾主要是一种精神依赖性的结论。吸毒者的药物依赖（成瘾）程度与吸毒频率之间存在着清晰的关联性。

表 4-21　两类受访者的成瘾性：客观量表测量

	新型毒品使用者	海洛因使用者	合　计
不成瘾/不依赖	465 (64.05)	86 (12.2)	551 (38.5)
成瘾/依赖	261 (35.95)	619 (87.8)	880 (61.5)
合　计	726 (100.00)	705 (100.00)	1 431 (100.00)

（皮尔森·卡方检验值＝406.111 7，Pr＝0.000）。

如图 4-4 所示，两次吸毒相隔时间越短的吸毒人员，在药物成瘾与依赖量表上的得分越高。而对两类受访者吸毒频率的比较仍然发现，73.72% 的海洛因

---

① 该量表为医学常用量表，由 7 项指标构成，符合其中的 3 项即被判定为药物依赖，具体见问卷 D26 题。

使用者在一天之内至少要使用两次毒品,而新型毒品使用者使用毒品的间隔时间则多为两三天、一周、两周或更长,当然,同一天之内吸毒两次的人也占到了27.19%($\chi^2=277.46,p<0.001$)。(见表4-22)

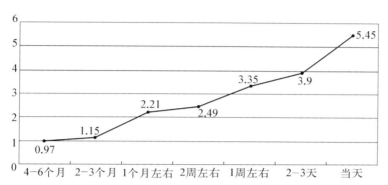

图4-4　吸毒人员的吸毒频率与成瘾程度[①]

表4-22　两类受访者的两次吸毒间隔时间

	新型毒品使用者	海洛因使用者	合　计
当　天	149 (27.19)	474 (73.72)	623 (52.31)
2—3 天	121 (22.08)	85 (13.22)	206 (17.3)
1 周左右	95 (17.34)	39 (6.07)	134 (11.25)
2 周左右	67 (12.23)	18 (2.8)	85 (7.14)
1 个月左右	55 (10.04)	15 (2.33)	70 (5.88)
2—3 个月	33 (6.02)	6 (0.93)	39 (3.27)
4—6 个月	28 (5.11)	6 (0.93)	34 (2.85)
合　计	548 (100.00)	643 (100.00)	1 191 (100.00)

(皮尔森·卡方检验值=277.456 2,Pr=0.000)。

　　海洛因和新型毒品给吸毒者带来的药物反应和体验截然不同:前者以放松、舒缓为主,而后者却以亢奋、激动为主。另外,新型毒品对人体的刺激性比较

———————
① 此统计图表所使用的样本中不包括首次吸毒者。

强,有一些新型毒品使用者报告服用后会有不舒服的感觉,严重的甚至会有呕吐、昏厥等现象。(见表 4 - 23)但是,相对而言,新型毒品令吸食者中毒的现象比海洛因少见,比例为 7.91% 对 18.07%($\chi^2 = 32.65, p < 0.001$)。

表 4 - 23　两类受访者吸毒之后的反应[①]

	新型毒品使用者	海洛因使用者
兴奋、疯狂	55.7	19.2
有性冲动	32.6	8
想发泄	27.9	5.5
无忧无虑,很轻松	25.9	58.3
感觉特别舒服	24.4	67.7
感觉不舒服	19.4	3.8
没特别的反应	15.9	14

由于海洛因在毒品消费市场上更难获得、价格更高,因此,它更有可能使吸毒者陷入经济困境。在海洛因使用者中,因吸毒而陷入经济困境的占到 66.52%,而在新型毒品使用者中这一比例则为 24.9%($\chi^2 = 249.49, p < 0.001$)。另外一个较为重要的发现是,虽然在使用毒品以前,两类受访者都持有程度相当的"负面价值观念和人生态度",但在使用毒品之后,他们的这种负面倾向性却被进一步放大了,而且,这一放大效应在海洛因使用者中比在新型毒品使用者中表现得更为强烈。(见表 4 - 24)最后,虽然大部分吸毒人员认为吸毒只不过是一种个人自娱自乐的行为、与他人无关,但海洛因使用者比新型毒品使用者更多地认识到了吸毒对社会有很大的危害($\chi^2 = 34.64, p < 0.001$)。(见表 4 - 25)[②]

表 4 - 24　两类受访者吸毒前后的"负面价值观念和人生态度"变化

	吸毒之前		吸毒以后	
	均值	95%置信区间	均值	95%置信区间
新型毒品使用者	2.76	[2.62,2.90]	2.84	[2.70,2.99]
海洛因使用者	2.63	[2.50,2.76]	3.15	[3.02,3.28]
	$t = 1.36, p > 0.5$		$t = 3.17, p < 0.001$	

①　此题为多选题。
②　这一数据结果同时表明,本节分析使用的数据来源——上海吸毒人员调查,在资料信度上不容置疑。

表 4-25 两类受访者关于吸毒对社会危害性的认识

	新型毒品使用者	海洛因使用者	合 计
没有任何危害	192 （26.78）	178 （25.39）	370 （26.09）
有很小的危害	125 （17.43）	78 （11.13）	203 （14.32）
有一些危害	225 （31.38）	180 （25.68）	405 （28.56）
有很大的危害	175 （24.41）	265 （37.80）	440 （31.03）
合 计	717 （100.00）	701 （100.00）	1 418 （100.00）

（皮尔森·卡方检验值＝34.644 5,Pr＝0.000）。

（四）性行为与艾滋病风险

新型毒品使用者比海洛因使用者的性行为更活跃、更混乱：受访前一个月的时间内,60.33％的新型毒品使用者曾经与配偶之外的人发生过性关系（见表4-26）,而海洛因使用者中这一比例则为 33.33％（$\chi^2＝104.65,p<0.001$）;23.84％的新型毒品使用者在受访前最近三次性行为中的对象不止一个人（见表4-27）,而海洛因使用者中这一比例则为 16.91％（$\chi^2＝10.80,p<0.01$）。但是,在与更多的人发生更多的性行为的时候,新型毒品使用者却并不会更多地使用安全套作为保护措施,他们与海洛因使用者一样在大多数情况下都不使用安全套,每次都使用安全套的受访者在两类受访者中都仅占 20％左右。（见表4-28）

表 4-26 两类受访者在受访前一个月是否与配偶之外的人发生过性关系？

	新型毒品使用者	海洛因使用者	合 计
否	288 （39.67）	470 （66.67）	758 （52.97）
是	438 （60.33）	235 （33.33）	673 （47.03）
合 计	726 （100.00）	705 （100.00）	1 431 （100.00）

（皮尔森·卡方检验植＝104.645 4,Pr＝0.000）。

表 4‑27   两类受访者在受访前最近三次性行为中的对象有几个人？

	新型毒品使用者	海洛因使用者	合　计
同一个人	524 (76.16)	570 (83.09)	1 094 (79.62)
两个人	104 (15.12)	68 (9.91)	172 (13.00)
三个人	60 (8.72)	48 (7.00)	108 (7.86)
合　计	688 (100.00)	686 (100.00)	1 374 (100.00)

（皮尔森・卡方检验值＝10.799 5，Pr＝0.005）。

表 4‑28   两类受访者使用安全套情况

	过去一个月与配偶之外的人发生性关系时				最近三次发生性行为时		
	新型毒品吸食者	海洛因吸食者	合　计		新型毒品吸食者	海洛因吸食者	合　计
从不用或很少用	269 (67.76)	138 (64.79)	407 (66.72)	都不用	457 (66.62)	490 (71.95)	947 (69.28)
约一半时候用	22 (5.54)	8 (3.76)	30 (5.00)	用过一次	49 (7.14)	32 (4.7)	81 (5.93)
大部分时候用	26 (6.55)	18 (8.45)	44 (7.21)	用过两次	35 (5.10)	33 (4.85)	68 (4.97)
每次都用	80 (20.15)	49 (23.00)	129 (21.15)	三次都用	145 (21.14)	126 (18.5)	271 (19.82)
合　计	397 (100.00)	213 (100.00)	610 (100.00)	合计	686 (100.00)	681 (100.00)	1 367 (100.00)
$\chi^2=2.31, p>0.05$				$\chi^2=6.09, p>0.05$			

　　使用新型毒品会刺激人性方面的欲望和冲动，这种特殊的效应对海洛因而言却是不大具备的。表 4‑23 已显示，有 32.6％的新型毒品使用者报告会产生性冲动，但在海洛因使用者中这一比例仅为 8％。而且，与新朋友在一起吸毒并随之与他们发生性关系的现象，在新型毒品使用者中也比在海洛因使用者中表现得更为严重，前者的平均人数为 1.34 人，后者的平均人数则为 0.88 人（$t＝$

2.02，$p<0.05$）。此外，使用新型毒品比使用海洛因更有可能导致群体性的乱交性行为：前者的发生率为 11.03％，后者的发生率仅为 3.49％（$\chi^2=29.00$，$p<0.001$）。两类受访者发生群体性乱交行为的对象包括了商业性交易者、朋友、熟人、陌生人等等。

由于新型毒品使用者的性行为更为活跃和混乱，导致他们对于性伴侣感染艾滋病病毒的情况更为不确定，回答"不知道"自己的性伴侣中是否有人感染了艾滋病病毒的人占到 15.84％，而海洛因使用者中这一比例则为 8.52％（$\chi^2=19.48$，$p<0.001$）。但是，不管是新型毒品使用者还是海洛因使用者，都有 80％的人明确否认自己有感染艾滋病毒的风险。显然，这是一种盲目过分的"自信"，因为大多数人其实都没有进行过艾滋病毒的感染检查，尤其是新型毒品使用者（$\chi^2=53.58$，$p<0.001$）。（见表 4-29）最后，由于近几年来有关艾滋病知识宣传力度的加大，90％的吸毒人员都已知道性交、共用针筒、血液接触、母婴遗传等会传播艾滋病，尽管仍有相当一部分人不清楚艾滋病病毒是否会通过蚊虫叮咬、接吻等途径传播。

表 4-29　两类受访者是否进行过艾滋病病毒感染检查？

	新型毒品使用者	海洛因使用者	合　计
没　有	517 （71.31）	390 （55.4）	907 （63.47）
有，但不知道结果	51 （7.03）	129 （18.32）	180 （12.6）
有，知道结果	157 （21.66）	185 （26.28）	342 （23.93）
合　计	725 （100.00）	704 （100.00）	1 429 （100.00）

（皮尔森·卡方检验植＝53.578 2，Pr＝0.000）。

第二节　毒品演变对吸毒研究的启示

一、吸毒研究的基本理论与分析框架

吸毒通常被归纳为一种典型的越轨行为，但与其他越轨行为相比，它还是具有自身的独特性。因此,越轨理论对吸毒行为的解释也自成一套体系,其中最为重要的有五个理论,分别是:社会学习理论、自我堕落理论、问题行为理论、交互影响理论、行为发展理论。

社会学习理论认为,个体学习越轨行为的过程与学习遵从行为的过程是一样的,都通过交往(与他人的交往)、强化(由奖励和惩罚实现的强化)、模仿(观察式学习)和认定(态度上的认可与否定)等一系列机制实现。越轨行为之所以发生,是因为与相应的遵从行为相比,它被强化并被个体认定为一种值得去做的行为。因此,吸毒是一种受到社会因素影响的行为,通过学习过程被习得和持续。

自我堕落理论是以自我理论、压力理论、控制理论、社会学习理论、差异交往理论、标签理论等其他理论为基础的一个总括性理论,其主要观点是,当个体通过常规行为去实现自我价值但却连续遭遇挫折或失败时,他就会尝试以越轨或自我堕落的方式来提升自尊与满足感。自我堕落理论认为:自我价值无法实现的失败是堕落(包括吸毒)行为发生的诱因。

问题行为理论根据人格系统、环境系统、行为系统这三种社会心理系统交互影响的模型来分析个体做出问题行为的倾向性。每一个社会心理系统都围绕两方面的因素所构成——诱发问题行为的因素和阻止问题行为的因素,而个体的问题行为倾向就由这两方面因素在三种社会心理系统之间的力量对比结果而决定。此外,问题行为理论在具体的经验模型上还包括了人口学变量和家庭背景变量。

交互影响理论吸取了社会控制理论和社会学习理论的观点,认为越轨行为的产生需要同时具备两个条件,一是与常规社会的联系被削弱,一是存在学习和强化越轨行为的社会环境。不接受父母的教育、不相信正统价值观念、不融入学校教育体制等都会削弱与常规社会的联系,继而加强青少年与同龄群体中已有吸毒者的交往,同龄群体中已有吸毒者和青少年自身的吸毒行为相互强化,并共同导致与常规社会联系的进一步弱化。在这一过程中,亚群体内部还形成了对吸毒的认同态度,这又反过来进一步强化了青少年自己的吸毒行为和与其他吸毒青少年的交往。显然,交互影响理论是一种动态理论,它不仅将吸毒视为一种结果,而且指出吸毒会反过来成为个体深陷越轨亚群体网络的原因。

行为发展理论也是对社会控制理论、社会学习理论、差异交往理论等观点的一种整合。该理论认为,个体的行为模式不管是越轨还是遵从,都是从社会化过程中的重要他人那里学习得来的。社会化取决于个体与重要他人之间互动的机会、程度以及技能,这一过程保证了个体与社会之间的联系,而这种联系与重要他人的价值观取向密不可分。最终的行为是越轨还是遵从,就是被个体所认同的重要他人所持的价值规范和行为方式所主导，重要他人的行为模式是遵从，就会阻碍认同他的个体做出越轨行为，相反，重要他人的行为模式是越轨，则认同他的个体也会倾向于越轨。行为发展理论还强调个体的行为模式是分阶段的、发展变化的，尤其是对于儿童和青少年而言。

二、吸毒何以会成瘾的社会学角度的再探讨

（一）问题的提出

人们何以会吸毒？上述基本理论与分析框架对此已经有了一个比较全面的回答。但是，已有的实证研究或经验研究并没有很好地回答这样一个问题：吸毒何以会成瘾？因为，这些研究对受访者的观察大多集中在吸不吸毒、吸毒的频率，或者吸毒的量，而不是从成瘾或药物滥用与依赖的标准来考察吸毒者到底只是使用毒品还是已经发展为滥用甚至依赖毒品（即吸毒成瘾）。虽然研究者们对滥用毒品和依赖毒品的定义互不相同，但总体上来说，它们都包含着同一层意思，即毒品使用者丧失了自我控制能力而且产生了有害的后果。[①] 因此，使用毒品和滥用毒品、依赖毒品是两个不同的概念，回答了人们何以会吸毒这样一个问题，并非就等于回答了吸毒何以会上瘾这样一个问题。

已有的调查研究还存在一个缺点，即过多地从青少年群体中进行抽样，这使得在回答吸毒何以会上瘾这个问题时更显得论据不足。在西方发达社会中，大多数青少年都会有使用刺激性物质（包括香烟、酒精、软性毒品和硬性毒品等）的经历，这就造成了这样一种颠倒的社会评价视角，仿佛吸毒在青少年群体中其实是一种常规行为，而那些不吸毒的青少年反倒成为同龄人中的"偏离"者。因此，仅仅从青少年群体中抽样并得出统计分析结果，很容易产生越轨判断的偏差。正如莫菲特（Moffit）所说，我们真正需要关注的，不是仅限于青少年时期的偏离行为，而是个体在整个生命历程中所发生的偏离行为。[②] 鉴于此，我们需要把注意力适当地从越轨青少年转向成年吸毒者，研究同样是成年吸毒者，为何有的发展为毒品滥用或依赖而有的却没有这样一个更为重要的问题。

诚然，现代医学研究已经证明，吸毒成瘾是脑的高级神经活动障碍，是一种反复发作的脑疾病。毒品使脑的功能发生了诸如受体亲和力、递质释放、病理性

---

① Glantz MD. "A developmental psychopathology model of drug abuse vulnerability". *In Vulnerability to drug abuse*, eds. M. Glantz and R. Pickens, 389—418. Washington, D. C.: American Psychological Association. 1992.

② Moffit T. E. "Adolescencelimited and life-coursepersistent antisocial behavior: a developmental taxonomy". *Psychological Review*, 1993, 100: pp.674—701.

氨基酸代谢等毒品依赖性变化，并且脑的结构也发生了病理性改变，如受体构象、递质耗竭和束泡变性、萎缩甚至消失。这在酒、海洛因和可卡因依赖者和动物模型中都已得到证实。但是，成瘾医学的临床研究同时也表明，吸毒者成瘾时间的快慢因使用毒品的种类、纯度、剂量、频率、方式而异，也与个体对药物的耐受性有重要的关系。因此，虽然我们常说一旦沾染毒品就会成瘾是每个吸毒者的必然结局，但若从某个时间点这一横截面来观察同一批吸毒者，还是会发现他们在是否成瘾以及成瘾轻重程度上存在一定的差异。因此，医学临床研究虽然可能给出了吸毒成瘾的生理学原因，但并不能全部解释成瘾过程的差异。从这个意义上讲，吸毒何以会成瘾这一问题还需要从社会学的角度进行再探讨。

　　既然吸毒研究的基本理论和分析框架已经十分成熟，我们理所当然地可以将其延伸到对吸毒成瘾的分析。但是，迫于多方面的原因，我们目前还不可能对迄今为止经验研究中所发现的每一项影响因素都进行观察和测量，而只是重点考察了毒品使用、行为心理、家庭关系、人际交往这四个方面因素的影响。吸毒成瘾的最直接影响因素是毒品使用——包括使用毒品的类型、频次、时间等，个体内在的行为心理特质则有可能决定了抗拒毒品的能力或是耽迷毒品的可能性，而家庭关系和人际交往则构成了外在于吸毒者的两个最为重要的环境因素。由于本章的主要关注点集中于传统毒品和新型毒品的区别，因此，我们还想知道，毒品使用、行为心理、家庭关系、人际交往四方面因素对于吸毒成瘾的影响作用，在海洛因使用者和新型毒品使用者两类受访者中是否有差别以及是什么样的差别。

　　（二）变量和方法

　　对吸毒成瘾的操作性定义暨测量由美国精神病协会于 1994 年给出，迄今在吸毒研究领域仍是十分权威和标准性的工具，已得到广泛的应用。

　　对毒品使用的测量包括四个变量，分别是第一次吸毒年龄、吸毒持续时间、吸毒频次、吸毒类型。吸毒持续时间是指吸毒者从第一次吸毒到接受调查时所经历的时间，以年为单位。吸毒频次是指吸毒者前后两次吸毒的间隔时间，由弱到强依次为：第一次吸毒、4 个月至 6 个月或更长、2 个月至 3 个月、1 个月、2 周、1 周、2 天至 3 天、当天。吸毒类型则根据样本来源中毒品使用的侧重程度相对分出海洛因使用者和新型毒品使用者两大类。

　　对行为心理的测量包括三个变量，分别是问题人格倾向、社会排斥感、负面价值观念与人生态度，都以量表的形式在调查问卷中出现。问题人格倾向量表由 8 项越轨行为或违法举动构成，例如"在公共场所和人打架"、"偷拿家里的钱"、"靠撒谎骗钱"、"借朋友的钱不还"等。若受访者在 16 岁以后还做出过其中某一种行为或举动,就赋值"1",相反则赋值"0",然后将8项得分加总,分数越高意味着问题人格倾向性越强。社会排斥感量表由20项陈述构成,例如"感到和你周围的人合群"、"感到自己有值得交心的人"、"感到当你需要时就可以得到朋友的帮助"等。受访者依次选择每项陈述符合自己最近感受的程度,依次为"很少有"(赋值"4")、"有时有"(赋值"3")、"常常有"(赋值"2")、"都有"(赋值"1"),然后将20项得分加总,分数越高意味着社会排斥感越强。负面价值观念与人生态度量表由12项陈述构成,例如"没有生活目标、空虚无聊"、"人活着就是要及时享乐"、"活得很累很烦"等。受访者依次回答自己是否有这种感觉或想法,有就赋值为"1",没有就赋值为"0",然后将12项得分加总,分数越高意味着所持的负面价值观念与人生态度越强。

对家庭关系的测量由两个问题构成。其一是"你16岁之前的家庭状况怎样?"选项分别为"父母健在感情好"、"父母健在感情不好"、"父母离异"和"父母一方或双方去世";其二是"你16岁之前和父母的关系怎样?"选项分别为"很好"、"比较好"、"一般"、"不好"。

受访者与其他吸毒者的交往情况分为吸毒之前和吸毒以后两个时间点。在前一个时间点,调查询问了三个问题,分别是"还没有吸毒的时候,你平时交往比较多的朋友大概有多少人?""这些朋友中有多少人是当时就已经吸毒的?""这些朋友中有正式工作的人所占的比例是多少?"前两个问题是开放式问题,我们据此构建出"吸毒之前朋友中吸毒者比例"这一连续变量;后一个问题是封闭式问题,定序选项为"100%"、"75%—100%"、"50%—75%"、"25%—50%"、"25%以下"、"0%",由此得到"吸毒之前朋友中非闲散人员比例"这一变量。在后一个时间点,调查也询问了三个问题。其一是"你有没有因吸毒而结识新的朋友?"选项为"没有"和"有",分别赋值为"0"和"1";其二是"你与这些新朋友平均每个月聚会的次数是多少?"选项为"没有新朋友"、"没有聚会"、"1—2次"、"3—5次"、"5—10次"、"超过10次",赋值依次从"0"到"6";其三是"你与这些新朋友平均每个月一起吸毒的次数是多少?"选项为"没有新朋友"、"0次"、"1—2次"、"3—5次"、"5—10次"、"超过10次",赋值依次从"0"到"6"。最后,把受访者在这三个问题上的得分加总,即得到"吸毒以后与新毒友的交往强度"变量,分数越高表示强度越高。

鉴于性别差异在吸毒研究中十分重要,我们将其作为控制变量进入模型。由于因变量是两分变量,因此我们用逻辑斯蒂克回归方法来进行统计分析。分析模型中所有变量的描述性统计特征如下。

表 4 - 30　变量的描述性统计特征

变 量 名 称	平均值	标准差	最小值	最大值	样本数
因变量					
是否滥用(1＝滥用)	0.70	0.46	0	1	1 427
是否依赖(1＝依赖)	0.61	0.49	0	1	1 426
毒品使用					
第一次吸毒年龄	28.80	9.21	11	58	1 430
吸毒时间	6.65	5.01	1	25	1 431
吸毒频次	5.20	2.36	0	7	1 332
吸毒类型(新型毒品＝1)	0.51	0.50	0	1	1 431
行为心理					
问题人格倾向	1.69	1.76	0	8	1 429
社会排斥感	44.46	11.22	20	77	1 397
负面价值观念与人生态度	6.64	3.02	0	12	1 406
家庭关系					
父母健在感情好	0.77	0.42	0	1	1 425
父母健在感情不好	0.07	0.25	0	1	1 425
父母离异	0.09	0.28	0	1	1 425
父母一方或双方去世	0.08	0.27	0	1	1 425
与父母关系很好	0.40	0.49	0	1	1 430
与父母关系比较好	0.33	0.47	0	1	1 430
与父母关系一般	0.20	0.40	0	1	1 430
与父母关系不好	0.07	0.25	0	1	1 430
人际交往					
吸毒之前朋友中吸毒者比例	0.28	0.36	0	1	1 307
吸毒以后与新毒友的交往强度	3.99	4.11	0	11	1 359
控制变量					
性别(男性＝1)	0.72	0.45	0	1	1 431

（三）结果与分析

表4-31是对受访者是否滥用毒品的逻辑斯蒂克回归分析结果。模型1仅包括毒品使用变量和性别变量,从模型2到模型4则依次加入行为心理变量、人际交往变量和家庭关系变量。观察四个模型的伪R^2发现,决定吸毒者是否滥用毒品的最主要决定因素是毒品使用情况。吸毒频次越高、吸毒时间越长的人滥用毒品的可能性越大,而且在每个模型中都通过了最强的统计显著性检验。总体上来说,第一次吸毒年龄越小的受访者滥用毒品的可能性也越大,但是,随着人际交往变量被加入模型,第一次吸毒年龄变量回归系数的统计显著性有所降低,这表明,接触毒品的时间这一前期因素与是否发展为滥用毒品这一后期结果之间的关系,可能会因中间过程的其他因素的干扰而发生变化。最重要的是,在控制了吸毒频次、吸毒时间和第一次吸毒年龄这三个毒品使用变量后,海洛因使用者仍然比新型毒品使用者更容易发展为毒品滥用者,不管是否考虑其他层面的影响因素。

三个行为心理变量中,只有社会排斥感的影响效应最为稳定,即社会排斥感越强的人滥用毒品的可能性越大。虽然问题人格倾向和负面价值观念与人生态度也与是否滥用毒品呈正相关,但这种效应在全模型中不再显著。吸毒前后的人际交往情况对于预测受访者是否会滥用毒品也具有一定的作用:吸毒之前朋友中吸毒者比例越高、吸毒以后与新毒友的交往强度越高,则滥用毒品的可能性就越大。而且,前者的影响效应比后者更明显,因为它的统计显著性更强。家庭关系变量对预测毒品滥用基本没有贡献:父母健在与父母亡故,或父母感情很好与父母感情不好乃至离异的吸毒者之间在是否滥用毒品这一问题上不存在显著的差异性,虽然这几个虚拟变量的回归系统的符号与人们期望中的相一致;吸毒者与父母的关系不管是好还是坏,也对是否滥用毒品没有显著的影响效应。家庭关系变量的回归系数之所以不显著,很可能是因为我们测量的是吸毒者16岁以前的家庭关系情况,因而很难在许多年以后还能影响到受访者是否滥用毒品。最后,我们在四个模型中都没有发现显著的性别差异,尽管该变量的回归系数都相当一致地为负。

表4-31　对毒品滥用的逻辑斯蒂克回归分析模型(全部受访者)

	模型1	模型2	模型3	模型4
毒品使用				
吸毒类型(1=新型毒品)	−1.225*** (0.194)	−1.302*** (0.21)	−1.441*** (0.234)	−1.510*** (0.239)

续　表

	模型 1	模型 2	模型 3	模型 4
吸毒频次	0.448*** (0.039)	0.401*** (0.042)	0.390*** (0.047)	0.389*** (0.047)
吸毒时间	0.153*** (0.025)	0.128*** (0.026)	0.133*** (0.03)	0.132*** (0.03)
第一次吸毒年龄	−0.028** (0.009)	−0.029** (0.01)	−0.024* (0.011)	−0.022* (0.011)
行为心理				
问题人格倾向		0.150* (0.06)	0.110+ (0.066)	0.111 (0.068)
社会排斥感		0.031*** (0.009)	0.035*** (0.01)	0.034*** (0.01)
负面价值观念与人生态度		0.093** (0.031)	0.059+ (0.035)	0.051 (0.036)
人际交往				
吸毒之前朋友中吸毒者比例			0.640* (0.302)	0.635* (0.306)
吸毒以后与新毒友的交往强度			0.045+ (0.027)	0.050+ (0.027)
家庭关系				
父母情况(参照组＝父母健在感情好)				
父母健在感情不好				−0.345 (0.407)
父母离异				−0.079 (0.371)
父母一方或双方去世				−0.015 (0.346)
与父母相处(参照组＝与父母关系很好)				
与父母关系比较好				0.358 (0.221)
与父母关系一般				0.45 (0.28)

续　表

	模型 1	模型 2	模型 3	模型 4
与父母关系不好				0.784 (0.488)
控制变量				
男　性	−0.169 (0.194)	−0.336 (0.21)	−0.110 (0.233)	−0.14 (0.237)
常数项	−0.257 (0.398)	−1.879*** (0.538)	−2.227*** (0.594)	−2.347*** (0.606)
LR chi2	623.92***	639.02***	575.09***	576.13***
Pseudo R²	0.393	0.419	0.433	0.437
样本容量	1 327	1 284	1 125	1 118

注：表中报告的是回归系数（括号中的数字是标准误）。$+p<0.1$，$*p<0.05$，$**p<0.01$，$***p<0.001$。

　　对受访者是否依赖毒品的逻辑斯蒂克回归分析结果大致相同（见表 4 - 32），主要发现是：（1）就毒品使用变量而言，是否依赖毒品与吸毒类型、吸毒频次、吸毒时间呈正相关，与第一次吸毒年龄呈负相关，其中，海洛因吸毒者和新型毒品使用者之间的差异最为显著。（2）就行为心理变量而言，社会排斥感仍然具有最强的影响效应，但问题人格倾向、负面价值观念与人生态度也与是否依赖毒品相关。（3）就人际交往变量而言，吸毒以后与新毒友的交往强度对吸毒者的影响比吸毒之前朋友中吸毒者比例这一变量更为显著。（4）家庭关系变量仍然无法对吸毒者是否依赖毒品产生影响。（5）男性吸毒者与女性吸毒者在是否依赖毒品的问题上仍然不存在显著差异。

表 4 - 32　对毒品依赖的逻辑斯蒂克回归分析模型（全部受访者）

	模型 1	模型 2	模型 3	模型 4
毒品使用				
吸毒类型（1＝新型毒品）	−1.638*** (0.179)	−1.833*** (0.198)	−1.993*** (0.223)	−1.995*** (0.227)
吸毒频次	0.553*** (0.046)	0.537*** (0.05)	0.515*** (0.055)	0.520*** (0.056)
吸毒时间	0.107*** (0.022)	0.078** (0.023)	0.071** (0.025)	0.071** (0.026)

	模型 1	模型 2	模型 3	模型 4
第一次吸毒年龄	−0.038*** (0.009)	−0.040*** (0.01)	−0.039*** (0.011)	−0.039** (0.012)
行为心理				
问题人格倾向		0.217*** (0.056)	0.164** (0.062)	0.172** (0.063)
社会排斥感		0.031*** (0.008)	0.042*** (0.009)	0.042*** (0.009)
负面价值观念与人生态度		0.092** (0.031)	0.064+ (0.035)	0.060+ (0.036)
人际交往				
吸毒之前朋友中吸毒者比例			0.539+ (0.288)	0.575* (0.292)
吸毒以后与新毒友的交往强度			0.061* (0.025)	0.061* (0.025)
家庭关系				
父母情况(参照组＝父母健在感情好)				
父母健在感情不好				0.107 (0.414)
父母离异				−0.027 (0.377)
父母一方或双方去世				−0.236 (0.347)
与父母相处(参照组＝与父母关系很好)				
与父母关系比较好				0.029 (0.223)
与父母关系一般				−0.056 (0.278)
与父母关系不好				−0.255 (0.46)
控制变量				
男　性	−0.191 (0.195)	−0.395+ (0.214)	−0.368 (0.241)	−0.381 (0.246)

续　表

	模型 1	模型 2	模型 3	模型 4
常数项	−0.652 (0.415)	−2.425*** (0.563)	−2.679*** (0.621)	−2.689*** (0.635)
LR chi2	768.30***	799.14***	715.68***	714.25***
Pseudo R^2	0.440	0.474	0.488	0.490
样本容量	1 326	1 283	1 124	1 117

注：表中报告的是回归系数(括号中的数字是标准误)。$+p<0.1$，$* p<0.05$，$** p<0.01$，$*** p<0.001$。

　　为比较自变量的影响效应是否因吸毒类型而不同,我们再对海洛因使用者和新型毒品使用者这两个样本人群分别进行估计,但这次模型中只包括了吸毒频次、吸毒时间、第一次吸毒年龄、社会排斥感、吸毒之前朋友中吸毒比例、吸毒以后与新毒友的交往强度这六个变量,因为它们在表 4 - 31 和表 4 - 32 的模型中通过了较强的统计显著性检验。

　　表 4 - 33 反映出,吸毒频次、吸毒时间、社会排斥感对滥用毒品可能性的影响效应在海洛因使用者和新型毒品使用者两个样本人群中十分接近,并不存在显著差异(z 值检验不显著)。然而,吸毒前后的人际交往因素的作用,在新型毒品使用者中十分显著,但在海洛因使用者中却并不显著。

表 4 - 33　主要自变量对毒品滥用的影响效应比较(两类受访者)

	海洛因使用者 (β 值)	新型毒品使用者 (β 值)	回归系数差异检验 (z 值)
吸毒频次	0.437*** (0.105)	0.408*** (0.052)	0.248
吸毒时间	0.178** (0.052)	0.122** (0.036)	0.885
第一次吸毒年龄	−0.031 (0.021)	−0.022+ (0.012)	0.372
社会排斥感	0.060** (0.019)	0.035** (0.011)	1.139
吸毒之前朋友中 吸毒者比例	0.313 (0.575)	0.883** (0.336)	−0.856
吸毒以后与新毒友 的交往强度	0.089 (0.058)	0.059* (0.029)	0.463

	海洛因使用者 （β 值）	新型毒品使用者 （β 值）	回归系数差异检验 （z 值）
常数项	−3.159* (1.245)	−3.394*** (0.600)	
LR chi2	86.13***	248.94***	
Pseudo R²	0.306	0.306	
样本容量	547	589	

注：表中报告的是回归系数（括号中的数字是标准误）。$+p<0.1$，$* p<0.05$，$** p<0.01$，$*** p<0.001$。

同样的情形还见之于第一次吸毒年龄这一变量。当我们考察毒品依赖这一结果时（见表 4−34），与对滥用毒品这一结果的考察有所相同又有所不同。相同的是，吸毒频次和社会排斥感这两个变量的影响效应仍然不随吸毒类型而有所改变，而吸毒前后的人际交往因素的影响效应只在新型毒品使用者中存在或表现得更强；不同的是，吸毒时间的长短只对新型毒品使用者的药物依赖性产生作用，而第一次吸毒年龄对依赖毒品可能性的预测能力在两个样本人群中却同时存在。为什么两类受访者都表现出吸毒时间越长则越有可能发展为滥用毒品的趋势，但却只有长期使用新型毒品的人才更有可能成为毒品依赖者？一个可能的原因是，海洛因使用者的样本来自强制戒毒所和劳教所，他们中的一些人可能由于进行过戒断治疗而确实（暂时）脱离了毒瘾，而新型毒品使用者进行过戒断治疗的情况相比之下却十分少见。

表 4−34　主要自变量对毒品依赖的影响效应比较（两类受访者）

	海洛因使用者 （β 值）	新型毒品使用者 （β 值）	回归系数差异检验 （z 值）
吸毒频次	0.552*** (0.100)	0.495*** (0.064)	0.480
吸毒时间	0.058 (0.038)	0.100** (0.033)	−0.835
第一次吸毒年龄	−0.052** (0.020)	−0.033** (0.013)	0.797
社会排斥感	0.044** (0.016)	0.053*** (0.011)	−0.464

续　表

	海洛因使用者 （β值）	新型毒品使用者 （β值）	回归系数差异检验 （z值）
吸毒之前朋友中 吸毒者比例	0.541 (0.507)	0.775* (0.332)	−0.386
吸毒以后与新毒友 的交往强度	0.109* (0.049)	0.078** (0.028)	0.549
常数项	−2.344* (1.109)	−5.047*** (0.689)	
LR chi2	96.34	269.11	
Pseudo R^2	0.281	0.340	
样本容量	545	590	

注：表中报告的是回归系数（括号中的数字是标准误）。$+p<0.1$，$*p<0.05$，$**p<0.01$，$***p<0.001$。

（四）小结

以往研究对青少年吸毒行为的影响因素分析大多表明，家庭解组、家庭功能失调、家庭关系紧张等一方面会给青少年造成很大的心理负担和压力，另一方面也会削弱青少年与传统规范之间的联系纽带，因而会使青少年更有可能靠吸毒来逃避现实或满足叛逆冲动。但是，我们的经验数据却表明，吸毒者在青少年时期所遭遇的家庭关系濒危乃至破裂，却无法影响到他在成年后是否沦为毒品成瘾者。由此可见，对吸毒研究而言，对青少年的分析并不能自动延伸至对成年人的分析，而对吸毒行为的分析也并不能完全替代对吸毒成瘾的分析。

对吸毒成瘾的界定其实包括毒品滥用和毒品依赖两个方面或层次。能够用来预测吸毒者是否会成为毒品滥用者的因素，基本上也可以被用来预测吸毒者是否会成为毒品依赖者。这些因素包括了毒品使用、行为心理、人际交往三个方面，而其中最具有稳定性的是吸毒频次和社会排斥感这两个变量。吸毒频次与吸毒成瘾之间的强相关性，并不是一个新发现，而且很有可能只是对同一件事情的不同测量而已。但是，我们的经验研究毕竟表明，毒品滥用者和毒品依赖者这一人为的、建构性的界定与客观的吸毒频次观察确实能够在很大程度上互相吻合，而且，这种一致性还是跨文化的（因为界定标准源自美国，而调查样本则取自中国）。吸毒者通常都有一种社会排斥感，觉得无法融入主流社会，这是导致戒毒后又复吸的主要原因之一。而我们则进一步发现，吸毒群体内部的社会排斥感强弱程度也有差别，那些吸毒成瘾的人同时也是最强烈地感觉到被社会排斥的人。这对社会政策制定者和预防吸毒成瘾项目具有一定的意义,虽然我们承认社会排斥感和实际的社会排斥程度不能简单地等同和混淆起来。

尽管人际交往因素对毒品滥用和毒品依赖都具有影响效应,但我们也发现了一个细微的差别:吸毒之前的人际交往情况在预测吸毒者是否滥用毒品时的作用更明显,而吸毒以后的人际交往情况则在预测吸毒者是否依赖毒品时的作用更显明。这表明,毒品依赖作为毒品滥用发展到后来的一种更严重的情况,在很大程度上是吸毒者与吸毒者之间在行为模式上相互影响和强化的结果。因此,切断吸毒者与吸毒亚群体之间的联系,与减少主流社会对吸毒者的排斥,是个"推""拉"互动、一体两面的过程,不可偏废任何一方。

海洛因使用者比新型毒品使用者更有可能发展成为毒品滥用和依赖者,这在很大程度上可能是由两类毒品的药理特征所决定的,对其作详细探讨显然超出了本节的写作范围。但需要强调的是,这并不意味着新型毒品就像毒品消费市场上流传的说法那样"不会上瘾"。事实上,已有不少成瘾医学或药物学研究揭示了长期服用甲基苯丙胺等新型毒品使人体产生依赖性的成瘾机理。在我们的调查样本中,也有三分之一的新型毒品使用者符合药物依赖的认定。而且,我们还发现,人际交往情况对吸毒成瘾的影响效应,在新型毒品使用者中表现得十分明显,但在海洛因使用者中表现得不太明显。这就提醒我们,传统毒品与新型毒品的成瘾反应及途径可能有所差异,前者主要是通过生理成瘾表现为明显而剧烈的戒断症状,但后者则主要是通过心理成瘾表现为一种持续性的滥用和依赖,而需要明确的是,身体依赖性和精神依赖性都是药物成瘾或药物依赖的表现,甚至目前的学术界已开始主要以精神依赖性来认识毒品成瘾性。因此,新型毒品的成瘾性绝对不容忽视。

三、吸毒与风险性行为

(一) 问题的提出

毒品的危害不仅在于吸毒行为本身,而且还在于吸毒所连带和引致的一系列社会问题,例如事故、暴力、犯罪、风险性行为和疾病传播等。这里,我们集中探讨吸毒与风险性行为的关系。

提高性能力、追求性享受是许多人吸毒的重要原因之一。海洛因在吸毒人员中曾经一度被视为可以催情的春药,因为,在吸食海洛因初期能引起异常性性欲亢进,男性表现为吸食后性能力增强、性交频度增加、性行为持续时间延长、性快感提高,女性表现为亢进及性交过程中的性高潮次数的增加。对上海吸毒人员的调查也发现,许多人使用新型毒品也是为了追求更强的性刺激,而且,通过性交活动来"散冰"似乎已经成为吸食冰毒过程中不可缺少的一个环节和步骤。

但是,事情远没有吸毒者自己所想象的那么简单。随着用量的增加和时间的推移,海洛因反而会引起性功能的全面损害。因为,海洛因对神经内分泌有明显的病理性损害作用,可使性激素逐渐下降,并使性冲动频率、性交频度、性行为持续时间和性快感减少减低甚至彻底消失。国内一项主观性功能评价调查发现:海洛因依赖者的性功能明显受损,女性性功能障碍率为 88.89%,而男性更是高达 100%;吸毒量越大、吸毒期限越久,性功能损害越严重,而静脉注射式吸毒尤其会加重性功能的损害程度。[①] 另一份对诊断为海洛因依赖且吸毒时间超过一年以上的 45 例患者的临床研究也表明,95% 的被试在吸毒一年以后均出现性心理和性功能障碍,且尤以静脉注射为甚,吸毒剂量达每日 2 克以上的均出现性功能障碍。[②]

海洛因可以刺激性能力,更会损害性功能。相比之下,使用新型毒品是否对人体的性机能具有损伤作用,在国内吸毒研究领域目前并没有太多的研究,尽管我们都知道新型毒品对中枢神经系统具有明显的刺激作用。退一步,即使临床医学已经弄清了各种毒品对人体性功能的作用,也不等于全部和彻底揭示了吸毒与风险性行为之间的关系。因为,从流行病学尤其是社会流行病学的角度看,风险性行为包含了性功能亢奋以外的更广的意义,例如是否有多性伴、是否有坚持使用安全套等保护行为、是否使用非正常的性交方式等等。假设一个人性功能亢奋但能够意识到性风险并采取适当的保护行为,另一个人性功能萎靡但却还时常交换性伴侣和使用非正常的性交方式,显然后面一个人的性行为模式会带来更多的风险。因此,吸毒行为对风险性行为的作用,不仅取决于毒品本身对吸毒者所造成的生理反应,而且还受到其他诸多因素的影响。

正如吸毒行为一样,风险性行为在社会学的范畴中也属于越轨行为的一种,因此,对它的解释也离不开本节第一部分所介绍的一系列用于解释越轨行为的理论。所以,我们仍然沿用第二部分的"毒品使用—行为心理—人际交往"分析框架来对吸毒者的风险性行为进行考察。[③]

(二)变量和方法

风险性行为具体包括三种:最近三次性行为的对象超过一个人(多性伴)、最近三次性行为没有坚持使用安全套(不坚持使用安全套)、发生过群交性行为

---

① 罗开明、谢经敏、陈荣伟、段诚凤:《海洛因依赖者的性功能损害》,《中国药物滥用防治杂志》2003 年第 6 期。

② 张晓桦:《吸食海洛因前后性功能分析》,《中国民康医学》2007 年第 16 期。

③ 由于家庭关系因素只测量了吸毒者 16 岁以前的情况,因此这部分的分析不再将其纳入模型。

（群交性行为）。最近三次性行为没有坚持使用安全套的意思是，即使有一次受访者自己或性行为对象没有使用安全套，也被归类为没有坚持使用安全套。

自变量有九个，分别是：吸毒类型、吸毒频次、吸毒时间、第一次吸毒年龄、问题人格倾向、社会排斥感、负面价值观念与人生态度、吸毒之前朋友中吸毒者比例、吸毒以后与新毒友的交往强度，具体测量方法同上。性别依然作为控制变量。

由于因变量是两分变量，我们仍然使用逻辑斯蒂克回归方法进行统计分析。所有变量的描述性统计特征如下：

表 4－35　变量的描述性统计特征

变 量 名 称	平均值	标准差	最小值	最大值	样本数
因变量					
多性伴	0.204	0.403	0	1	1 374
不坚持使用安全套	0.802	0.399	0	1	1 367
群交性行为	0.073	0.260	0	1	1 376
毒品使用					
第一次吸毒年龄	28.80	9.21	11	58	1 430
吸毒时间	6.65	5.01	1	25	1 431
吸毒频次	5.20	2.36	0	7	1 332
吸毒类型（新型毒品＝1）	0.51	0.50	0	1	1 431
行为心理					
问题人格倾向	1.69	1.76	0	8	1 429
社会排斥感	44.46	11.22	20	77	1 397
负面价值观念与人生态度	6.64	3.02	0	12	1 406
人际交往					
吸毒之前朋友中吸毒者比例	0.28	0.36	0	1	1 307
吸毒以后与新毒友的交往强度	3.99	4.11	0	11	1 359
控制变量					
性别（男性＝1）	0.72	0.45	0	1	1 431

（三）结果与分析

对吸毒者是否有多性伴的统计分析结果见表 4－36。在毒品使用因素中，除了吸毒时间变量以外，其他三个变量的作用都显著。其中，新型毒品使用者比海洛因使用者更有可能同时交往多个性伴这一发现最为稳定,相比之下,虽然吸毒频次和第一次吸毒年龄分别与因变量存在正相关和负相关关系,但当模型加入其他变量后,其显著性水平却有所下降。由此可见,吸毒者是否发展出多性伴的性行为模式,并不取决于他吸毒的时间长短,较少地取决于吸毒频次和第一次吸毒年龄,而主要取决于他使用的是传统毒品还是新型毒品。新型毒品使用者之所以更有可能发展出多性伴的性行为模式,很可能与它的群体性使用特征有关。

表 4-36 对多性伴的逻辑斯蒂克回归分析模型

	模型 1	模型 2	模型 3
毒品使用			
吸毒类型 (1=新型毒品)	1.065*** (0.170)	0.884*** (0.183)	0.746*** (0.193)
吸毒频次	0.239*** (0.043)	0.153** (0.046)	0.123* (0.050)
吸毒时间	0.019 (0.017)	0.010 (0.018)	−0.006 (0.019)
第一次吸毒年龄	−0.029** (0.009)	−0.023* (0.009)	−0.023* (0.010)
行为心理			
问题人格倾向		0.232*** (0.043)	0.177*** (0.047)
社会排斥感		0.001 (0.007)	0.004 (0.008)
负面价值观念与 人生态度		0.107** (0.030)	0.099** (0.032)
人际交往			
吸毒之前朋友中 吸毒者比例			−0.295 (0.235)
吸毒以后与新毒友 的交往强度			0.071** (0.022)
控制变量			
男 性	1.292*** (0.210)	1.121*** (0.218)	1.254*** (0.243)

	模型 1	模型 2	模型 3
常数项	−3.550*** (0.416)	−4.240*** (0.524)	−4.204*** (0.566)
LR chi2	116.28***	171.63***	156.51***
Pseudo R²	0.089	0.135	0.138
样本容量	1 282	1 241	1 093

注：表中报告的是回归系数（括号中的数字是标准误）。$+p<0.1$，$*p<0.05$，$**p<0.01$，$***p<0.001$。

就行为心理因素而言,问题人格倾向这一变量对吸毒者是否有多性伴这一结果的预测作用最为明显也最为稳定,其次是负面价值观念与人生态度这一变量,而社会排斥感的影响效应并未通过统计显著性检验。多性伴性行为与主流社会价值规范之间的对立性相当明显,尤其是在中国社会的文化环境中,因此,如果个体本来就在心理状态上具有较严重的反社会规范倾向(例如问题人格和消极的价值观与人生观),就很有可能采取这种反社会规范的行为模式。就人际交往因素而言,吸毒之前朋友中吸毒者比例这一变量并不具有显著性的影响,但吸毒以后与新毒友的交往强度则与发展出多性伴的可能性呈正相关。事实上,如果吸毒者的性行为对象超过了一个人,那么这些人就很有可能是他交往的其他吸毒者,虽然商业性工作者往往也会掺杂其中。就性别差异而言,男性比女性更容易发展出多性伴的性行为模式,这一现象在所有模型中都表明得相当突出。当然,对性别差异的这一估计有可能是偏大的,因为,女性受访者可能受到更多的社会压力而隐瞒拥有多个性伴侣这一事实,而男性受访者相反却有可能无中生有以显示和炫耀自己的性能力优势。

表 4-37 的统计结果反映,"毒品使用—行为心理—人际交往"这一分析框架难以很好地解释吸毒者使用安全套的行为模式,因为,三个模型的伪 R2 都仅徘徊在 4% 左右。尤其是吸毒前后的人际交往情况,无法对吸毒者是否坚持使用安全套产生影响(回归系数不具有统计显著性)。毒品使用因素中,对吸毒者是否坚持使用安全套的影响效应最显著、最稳定的变量是第一次吸毒年龄:越早接触毒品的人坚持使用安全套的可能性越大,而吸毒时间这一变量的作用却不够稳定(从模型 2 到模型 3,回归系数的统计显著性急剧降低甚至还可以说是消失了),吸毒频次和吸毒类型这两个变量甚至都丧失了解释力。行为心理因素中,起作用的主要是问题人格倾向,其次是负面价值观念与人生态度,社会排斥感仍然不具备

解释力。性别之间的比较结果清楚地显示,女性吸毒者比男性吸毒者更少可能坚持使用安全套来保护自己,这反映出性活动中女性的权力弱势地位。

表 4-37 对不坚持使用安全套的逻辑斯蒂克回归分析模型

	模型 1	模型 2	模型 3
毒品使用			
吸毒类型 (1=新型毒品)	0.243 (0.172)	0.101 (0.183)	0.067 (0.194)
吸毒频次	0.079* (0.035)	0.023 (0.038)	0.029 (0.041)
吸毒时间	0.061** (0.018)	0.049** (0.018)	0.036+ (0.020)
第一次吸毒年龄	0.039*** (0.009)	0.042*** (0.009)	0.042*** (0.010)
行为心理			
问题人格倾向		0.146** (0.052)	0.116* (0.055)
社会排斥感		−0.002 (0.007)	−0.005 (0.008)
负面价值观念与 人生态度		0.067* (0.028)	0.052+ (0.030)
人际交往			
吸毒之前朋友中 吸毒者比例			0.008 (0.233)
吸毒以后与新毒友 的交往强度			0.028 (0.023)
控制变量			
男 性	−0.626*** (0.177)	−0.721*** (0.183)	−0.645** (0.199)
常数项	−0.128 (0.366)	−0.316 (0.463)	−0.109 (0.495)
LR chi2	41.96***	56.95***	42.39***
Pseudo R^2	0.033	0.046	0.039
样本容量	1 275	1 234	1 087

注:表中报告的是回归系数(括号中的数字是标准误)。$+p<0.1$,$* p<0.05$,$** p<0.01$,$*** p<0.001$。

　　虽然受访的全部受访者中有 20.4％的人拥有多个性伴侣,而仅有 7.3％的人承认发生过多人同时性交行为(见表 4－35),但即使如此,对这两种风险性行为的预测模型和结果却十分接近(见表 4－38)。在毒品使用因素中,吸毒类型仍然是最为关键的一个变量:新型毒品使用者比海洛因使用者更有可能卷入群体性的淫乱活动,吸毒时间的长短仍然无法产生影响和作用,吸毒频次和第一次吸毒年龄虽然具有方向相反的影响效应,但这种效应是否能够最终显示出来却仍然受到其他控制变量的干扰。在行为心理因素中,影响效应最为显著和稳定的变量是负面价值观念与人生态度,其次是问题人格倾向,而社会排斥感的强弱仍然与是否发生群交性行为不具有相关性。在人际交往因素中,仍然只是吸毒以后与新毒友的交往强度对群交性行为发生的概率产生影响,吸毒之前朋友中吸毒比例也仍然不具备解释力。最后,男性同样有更大的概率发生群交性行为。

表 4－38　对群交性行为的逻辑斯蒂克回归分析模型

	模型 1	模型 2	模型 3
毒品使用			
吸毒类型 (1＝新型毒品)	1.892*** (0.280)	1.553*** (0.293)	1.411*** (0.311)
吸毒频次	0.308*** (0.068)	0.217** (0.074)	0.183* (0.084)
吸毒时间	−0.001 (0.027)	−0.006 (0.029)	−0.016 (0.031)
第一次吸毒年龄	−0.031* (0.014)	−0.028+ (0.014)	−0.023 (0.016)
行为心理			
问题人格倾向		0.153* (0.060)	0.115+ (0.065)
社会排斥感		−0.012 (0.011)	−0.010 (0.012)
负面价值观念 与人生态度		0.172*** (0.049)	0.197*** (0.055)
人际交往			
吸毒之前朋友中 吸毒者比例			0.240 (0.348)

续　表

	模型 1	模型 2	模型 3
吸毒以后与新毒友的交往强度			0.080* (0.033)
控制变量			
男　性	1.356*** (0.370)	1.157** (0.379)	1.229** (0.411)
常数项	−5.657*** (0.677)	−5.922*** (0.840)	−6.506*** (0.933)
LR chi2	85.68***	106.49***	111.09***
Pseudo R²	0.126	0.161	0.184
样本容量	1 285	1 244	1 096

注：表中报告的是回归系数（括号中的数字是标准误）。$+p<0.1$，$*p<0.05$，$**p<0.01$，$***p<0.001$。

（四）小结

吸毒行为本身和它所连带的风险性行为，基本上都可以用"毒品使用—行为心理—人际关系"这一框架来进行分析，尽管在解释吸毒者是否坚持使用安全套时暂不能得到令人满意的答案。但是，就特定的自变量对具体的行为模式的影响效应而言，却又不能一概而论，而应当具体情况具体分析。一个最具对比性的发现是，虽然行为心理因素中的社会排斥感变量对吸毒是否成瘾这一结果具有最稳定的解释力，但是，它却无法用来预测吸毒者的风险性行为特征，相反，另外两个行为心理变量——问题人格倾向和负面的价值观念与人生态度，却能够有效地帮助我们来分析吸毒者是否拥有多个性伴侣、是否坚持使用安全套，以及是否卷入过群体性的淫乱活动，尽管它们在吸毒成瘾预测模型中显得并不十分稳定。当然，这一发现并无太大的矛盾之处，因为，同样受到社会排斥的吸毒者，既有可能仅以药物滥用和依赖作为唯一的解脱法门，也有可能同时沉溺于毒品和性的两大诱惑或陷阱之中。

对于不同的风险性行为，同一个变量的影响效应也不尽相同。例如，吸毒者倘若结识了新的毒友并且与他们过从甚密，就越有可能发展出多性伴和群交性行为模式，但是，这却并不意味着他们就会更少或更多地使用安全套。虽然第一次吸毒年龄较低的人可能由于对毒品了解程度较深而成为一个特例，能够在发展出多性伴和群交性行为模式的同时还能坚持使用安全套，但从总体上来看，性行为更活跃但却并不更加积极地采取风险防护措施这一情形甚为严重,它无异于不穿戴任何防护、不配备任何武器但却在枪林弹雨中一味地奔袭,国内吸毒者的"无知"与"无畏"程度由此可见一斑。

在毒品使用、行为心理和人际关系三大影响因素中,毒品使用同时对吸毒成瘾和风险性行为都具有很强的解释力,但是,在施加影响的具体方向和维度上却有所不同。就吸毒类型变量的影响而言,虽然海洛因使用者比新型毒品使用者更有可能吸毒成瘾,但新型毒品使用者却比海洛因使用者更有可能发生性风险行为。这一社会流行病学的发现,既从一个侧面支持了药理学有关长期使用海洛因会损害人体性功能的结论,又反映出新型毒品使用者面临着更大的性传播疾病风险,同时也会有造成更多公共卫生问题的可能性。就吸毒频次变量的影响而言,虽然它与吸毒成瘾具有高度的相关性,但在预测吸毒者的风险性行为特征时的作用却并不稳定。这表明,风险性行为的发生,在很大程度上并不仅仅局限于毒品滥用者和毒品依赖者,而是有可能在其他因素(例如吸毒类型、问题人格倾向、人际交往情况等)的影响下遍布和流行于整个吸毒群体之中,不管他是尝试吸毒者、间断吸毒者还是持续吸毒者。正是从这个角度出发,我们才说,即使海洛因真的比新型毒品更容易使人成瘾,但从潜在或已经造成的风险性行为的流行这一社会问题来看,新型毒品在中国的迅速上升势头也必须引起有关政策部门的高度关注和积极应对。

第五章 毒品亚文化

第一节 社会转型与毒品亚文化

改革开放三十年来,中国社会面临重大的社会转型,经历由传统社会向现代社会、由农业社会向工业社会、由计划经济体制向市场经济体制转变的过程。社会转型带来经济发展的同时,各种社会问题也层出不穷。毒品问题一直是伴随中国社会发展的一个严峻问题。社会转型不仅重新开启了中国的毒品市场,而且进入转型加速的 21 世纪后,随着参与全球化步伐的不断加快,毒品市场的品种日益多样,出现毒品滥用种类和毒品亚文化的转向。

一、当今中国毒品亚文化的转向

（一）从传统毒品转向新型毒品的文化特点

进入 21 世纪以来,海洛因虽然仍是中国地下毒品消费的主流,但该消费人群数量基本趋于稳定,而滥用冰毒、"摇头丸"、氯胺酮等新型化学合成毒品的问题却日益突出。

新型毒品,在国外一般称为"俱乐部毒品"或"舞会毒品",之所以得名于此,是因为它们是在俱乐部环境下大量使用的毒品。[①] 说明场所对于新型毒品的使用非常重要,场所是构成新型毒品发展与转向的文化载体之一。有研究表明,舞会毒品景象繁荣的一个重要原因是由于场所的激增。[②] 中国吸食、贩卖新型毒品问题主要集中在娱乐场所。针对娱乐场所吸贩毒违法犯罪活动,公安部曾专门派出工作组进行暗访调查。暗查发现,60％以上的娱乐场所不同程度地存在吸贩新型毒品的问题,各地公安机关在娱乐场所屡屡抓获聚众吸毒人员,少的五六人,多的近百人。2004 年国家禁毒办曾组织了一次全国性的扫毒行动,在这

---

① M. Fendrich and T. P. Johnson. "Editors' Introduction to this Special Issue on Club Drug Epidemiology." *Substance Use & Misuse*, 40(9): pp.1179—1184, 2005.

② B. Sanders. Drugs, *Clubs and Young People: Sociological and Public Health Perspectives*. Ashgate Publishing, Ltd., 2006: p.120.

次扫毒行动当中,暗访和整治了涉毒的娱乐场所 8 万多家。①

毒品使用数量及使用场所的变化,明显反映出伴随社会的转型及开放的深化,毒品的流行态势也发生了变化。在中国,海洛因的主导地位正在被冰毒等新型毒品所取代。海洛因成了老套、过时毒品的代名词,而以冰毒为代表的新型毒品却以时尚、流行的名义,在娱乐场所生根发芽,成为毒品潮流的新型代表。

由于海洛因滥用现象在中国出现了二十多年,而且它是传统鸦片类毒品的延伸和发展,因此人们对毒品的认识也大多局限于传统毒品的特点之上。新型毒品的出现,不仅在药理作用的特点上发生了变化,而且在使用形式上也发生了变化。由于这两种变化的特点都有利于使用者向着更广泛的社会交往和精神刺激层面发展,因此新型毒品的危害性,已经开始超越个人的机体向着社会文化的层面扩散。但是,在充满追求经济效益和盲目高消费的社会氛围下,人们对于这种文化的危害性认识还相当不足,许多年轻人甚至完全处于麻痹状态。

(二) 全球化与本土化结合的毒品亚文化

在西方,"俱乐部"药物或"跳舞"药物最早是在锐舞(Rave)②和大规模仓库晚会上出现的。1988 年,四位英国 DJ 去西班牙度假时发现了 Balearic 音乐风格,当地的一群年轻人会经常聚集在仓库、车库、海边、郊外等空旷之地,架起音响灯光,然后找几个 DJ 放歌,搞自己的私人派对。当地的 DJ 将来自芝加哥的 House 舞曲加入多种西班牙及其他音乐元素播放出来,再加上 Ibizae 文化的刺激,让这四人享受了极为精彩的一夜,故决定将它搬回英国,形成了锐舞。当时正是迷幻药 MDMA 等开始青睐欧洲青年的时候,锐舞的出现与其一拍即合,两者携手,形成一股强大的亚文化旋风,迅速席卷欧洲,影响到一代年轻人的穿着打扮、思考模式以及生活方式。之后,许多西方国家如英国、美国,开始把无证、户外锐舞视为违法,因此锐舞开始搬进合法场合,俱乐部开始替代户外锐舞。

过去 20 年里,跳舞景象已逐渐出现和发展成全球现象,俱乐部和"锐舞"成为全球上百万年轻人持续喜欢的活动,③参加地下锐舞和去夜总会成为世界上许多大城市年轻人从 20 世纪 90 年代以来一直从事的活动。在英国,每星期大约有 400 万青年人参加夜总会。④这种全球化的跳舞景象也与毒品使用不能脱离干系。澳大利亚、加拿大、英国、苏格兰和挪威的相关研究表明,对许多参与者来说,"摇头丸"、安非他明、可卡因和大麻等已经变成跳舞场景中必要的一部分。

---

① http://news.sina.com.cn/c/20050701/11317102020.shtml.

② 锐舞是一种集音乐、舞蹈、乐队、灯光、音响、DJ 为一体的大型户外活动。

③④ B. Sanders. Drugs, *Clubs and Young People: Sociological and Public Health Perspectives*. Ashgate Publishing, Ltd., 2006: p.107.

在美国、澳大利亚和欧洲，随着年轻人中锐舞和俱乐部流行数量的相应上升，毒品使用从 20 世纪 80 年代初期开始持续增长，到 90 年代初期形成年轻人使用毒品的明显趋向。当时报道年轻人使用毒品的比例得到全面增长。俱乐部和"锐舞"成为年轻人新潮时髦的生活方式，成为一个新的青年文化；而与此相伴随的大量使用毒品的现象也成为某种青年文化的表达和象征。

有研究表明，相较于 30 岁以上的成年人，年轻成人更可能是违法毒品的积极使用者。[①] 年龄在 18 岁至 25 岁的成人，相对于年龄在 26 岁以上的成人，更可能在过去一年或过去一月中使用俱乐部毒品如可卡因、"摇头丸"、LSD。[②] 因此有学者认为，年龄可能成为俱乐部毒品使用的预测器。[③] 不过，锐舞和俱乐部文化作为青年文化的一部分，并不表示它只包括年轻人。在十几岁、20 岁出头的青年占主导的文化中，也可以毫不惊奇地看到一些年纪大一点的人包括一些 30岁、40 岁的人参与其中。可见这种青年文化发展的结果，已不再是青年人专有的亚文化，而是像伯杰所称的"变得年轻的人"的亚文化，他们与青年站在一起，但未必是青年。[④]

尽管跳舞和舞会毒品现象出现全球化增长，成为青年流行文化之一，但对这一现象的理解主要是从英国、欧洲、澳大利亚和南美的经验和发展中得到的，因为锐舞景象最早出现在这些国家。研究表明，俱乐部流行文化的背景是多样化的，流行的场合也是各不相同的。如塞尔丹哈（Saldanha）在印度的研究表明，青年跳舞文化主要是出现在酒吧，而不是像英国发生在废弃仓库和露天田野中。这些场所的娱乐时间是在中午而不是适应这种生活方式的晚上，限制中产阶级青年妇女的参与。[⑤] 中国新型毒品的使用场所也有所不同，在我们的调查数据中，除了娱乐场所和宾馆酒店等公共场所外，私人场所即私人租住房和非租住房的比例也合计达到 36.2%。这表明，在中国，私人场所是使用新型毒品的主要

---

① Sloboda，2002 Z.Sloboda，Changing patterns of "drug abuse" in the United States: Connecting findings from macro—and microepidemiologic studies，*Substance Use & Misuse* 37（2002），pp.1229—1251.

② Substance Abuse and Mental Health Services Administration，2005 Substance Abuse and Mental Health Services Administration，Results from the 2004 National Survey on Drug Use and Health: National Findings（Office of Applied Studies，NSDUH Series H‐28，DHHS Publication No. SMA 05‐4062），Substance Abuse and Mental Health Services Administration，Rockville，MD（2005）.

③ J. T. Parsons，B.C.Kelly，and B.E. Wells. "Differences in club drug use between heterosexual andlesbian/bisexual females." *Addictive Behaviors*，31(12)：pp.2344—2349，2006.

④ 迈克尔·布雷克著，刘亚林、胡克红译：《亚文化与青少年犯罪——比较青年文化》，山西人民出版社 1990 年版，第 136 页。

⑤ A. Saldanha. "Music，Space，Identity: Geographies Of Youth Culture In Bangalore." *Cultural Studies*，16(3)：pp.337—350，2002.

场所。导致这一现象出现的原因可能和新型毒品受到执法部门的严厉打击有关。因此,在中国,对滥用新型毒品问题的研究,不能仅仅关注锐舞参与者,他们只是俱乐部毒品使用者中的一部分。① 俱乐部毒品使用的发展是超出锐舞文化之外的。②

总的来说,全球俱乐部毒品或舞会毒品的发展趋势是比较一致的,中国也不例外。新型毒品正在逐渐替代海洛因的主导地位,成为毒品滥用的主要种类。不过,新型毒品作为舶来品,它的全球化共性是被当地环境和文化塑造和转换的。如豪斯(Howes,1996)所言,全球化的过程是伴随"杂交"或"混杂"过程出现的,进口的物品和文化会"渗入可替代的方式",采用能适应当地文化的特征。这种当地的适应性是重要的特征,需要被观察以理解"全球化和当地之间的联结",看清全球化特征如何在不同社会环境和文化中以不同方式起作用。③ 因此,我们应该立足于本土的文化与国情,结合全球化的特征,探究从西方进口的俱乐部及其毒品文化在当今中国的发展特点。

二、毒品亚文化转向的社会转型背景

不管在哪里,只要一个地区正处在由一种状态向另一种状态转变的艰难时期,那么这些地区就是所谓的"空隙区域"。④ 中国改革开放 30 年,社会出现重大转型,正好提供了这种"空隙区域",为毒品亚文化全球化的传播与发展提供了文化土壤和各种社会条件。

(一) 刺激文化需求的全球化影响

全球一体化不仅带动经济的全球化,政治领域、文化领域还有其他生活领域与世界的联系都在加强。中国改革开放 30 年来,出现结构多元化、利益多样化的局面,文化需求多元变得极为迫切,于是各种文化形态竞相迸发,文化消费水平日益提高,文化产业迅速发展,与各国间文化交流也迅速增加,相互影响渗透不断加深。

由于经济是文化的基础,发达的经济相应比较容易塑造发达的文化。因而

---

① M. Fendrich, J.S. Wislar, T.P. Johnson, and A. Hubbell. "A contextual pro le of club drug use amongadults in Chicago." *Addiction*, 98(12): p.1693, 2003.

② C. Hopfer, B. Mendelson, J.M. Van Leeuwen, S. Kelly, and S. Hooks. "Club Drug Use among Youthsin Treatment for Substance Abuse." *American Journal on Addictions*, 15(1): pp.94—99, 2006.

③ H. David. "Introduction: Commodities and Cultural Borders." *Cross Cultural Consumption: Global Markets*, Local Realities, pp.1—16, 1996.

④ 迈克尔·布雷克著,刘亚林、胡克红译:《亚文化与青少年犯罪——比较青年文化》,山西人民出版社 1990 年版,第 49 页。

在各种青年流行文化的交流过程中，虽然历史悠久，但经济落后的中国本土文化成了弱势文化，而外来的经济发达国家的流行文化，尽管历史短暂，却成了强势文化。青年流行文化在中国当代主流文化的土壤里生长出来后，更多的是受到了外来流行文化的强势影响，包括港台和欧美的流行元素。[①] 在 20 世纪 90 年代中后期，俱乐部、跳舞现象也作为一种流行文化传入国内，伴随而来的是"摇头丸"、冰毒等新型毒品的大量涌入，成为年轻人青睐的娱乐方式。然而，社会转型带来了新旧社会规范的更替或转换，在面对全球化娱乐文化的影响时，变更中的社会却无法为青年流行文化提供强有力的引导和约束。一方面，原有的社会规范不能适应社会转型的新情况，缺乏约束力；另一方面，新的社会规范未能及时建立或者处于建立初期，未能真正发挥作用，因此容易造成规范真空，出现社会失范。在西方自由主义、享乐主义思潮不断涌入的影响下，青年人的价值观念容易出现模糊。不少年轻人喜欢追捧国外的流行时尚，热衷于学习国外的生活和娱乐方式，沉湎于对物质享乐、精神刺激的追求。这就为新型毒品的蔓延提供了文化需求的空间。

（二）迎合文化多元的商业操纵

市场转型，带来娱乐休闲活动方式的变化和生活水平的提升，也使各种娱乐消费成为可能。为了迎合不同人群的需要，娱乐场所出现多样化，娱乐方式、消费方式出现多元化。青年人对流行娱乐文化的强烈需求，为商业娱乐市场提供了发展空间，而与毒品有关的各种亚文化，也为商业化和大众文化整合收编，发展出各种娱乐活动场所和娱乐产品。国外的娱乐活动方式传播到中国，在中国急速生根发展。随着文化流通领域的开放，中国娱乐场所出现多元化和快速化发展态势。舞厅、迪吧、卡拉 OK 厅、夜总会、棋牌室、按摩店等各种娱乐场所层出不穷，娱乐活动呈快速上升趋势。在商业操作下，娱乐场所的增加不仅使俱乐部文化成为一种流行的青年文化，也促进了俱乐部毒品的快速转型和急骤增长。

俱乐部文化和俱乐部毒品的商业运作，使得新型毒品使用的场所有了较多可选择性，而毒品利润的可观性也使得毒品供应量大幅上升。从中国周边的"金三角"、"金新月"等毒源地流入的新型毒品数量很大，仅云南每年就缴获 1 吨多从缅北流入的冰毒，[②]而缴获的数量总是大大小于实际流行的数量。与海洛因等传统毒品相比，新型毒品不需要原植物，具有加工工艺简单、隐蔽性强、成本低和周期短等特点，[③]更加大了流通的速度和缉毒的困难。

---

① 彭万荣：《中国当代流行文化的生成机制及其选择策略》，《文艺研究》2001 年第 5 期。
② http://news.sina.com.cn/c/2005－05－26/11396755282.shtml。
③ 参见本书第三章第三节二（二）新型毒品在中国流行的趋势。

（三）滞后于文化转型的监管政策

有关毒品的法律法规总是滞后于毒品问题的产生，对于与鸦片、海洛因等传统毒品有关的种、制、贩、吸等违法犯罪活动，管控政策比较完备，公众知晓，识别能力和戒备水平也比较高；而对各种新型毒品的管制，处罚上却出现滞后、混乱的局面。

从执法层面看，对新型毒品使用行为的查处具有一定难度。由于流行的新型毒品大都属于化学合成毒品，形态各异，极易在不改变效果的前提下变动成分，由此给新型毒品的界定造成困难。目前新型毒品的种类已达两百多种，但多数人，包括执法人员对此认识不清，难以区分与界定是否使用了新型毒品。而且，各地对于新型毒品的监管措施也比较随意。一般对查处到的偶尔使用冰毒、"摇头丸"等苯丙胺类毒品的违法人员，即：尿检呈阳性，但尚无明显精神依赖症状者，按照1990年通过的《全国人民代表大会常务委员会关于禁毒的决定》第八条的规定："吸食、注射毒品的，由公安机关处15日以下拘留，可以单处或者并处2 000元以下罚款，并没收毒品和吸食、注射器具。吸食、注射毒品成瘾的，除依照前款规定处罚外，予以强制戒除，进行治疗、教育。强制戒除后又吸食、注射毒品的，可以实行劳动教养，并在劳动教养中强制戒除。"但是，具体落实到对使用者的治安处罚方式上，各地和各级公安机关做法不一，有的罚款，有的教育释放，有的行政拘留，有的则要劳教。

毫无疑问，这种混乱的管制信息不利于对公众形成警示和威慑力，而一些新型毒品使用者也确实并不知道其行为属于违法。2008年6月1日起施行的《中华人民共和国禁毒法》，对新型毒品与传统毒品的滥用作了最高"强制隔离戒毒的期限为2年"的统一划分，这为管制新型毒品提供了一个有力的法律保障。不过，由于新出台的法律缺乏统一的执行条例，对新型毒品的管制方式依然比较模糊，这就很可能会给新型毒品和毒品亚文化的继续流行留下空隙。

三、当今中国毒品亚文化的特点

全球化和社会转型背景，既为新型毒品的蔓延提供了社会条件，也为毒品亚文化的流行提供了生存空间。今日中国的毒品亚文化，在一定程度上已经成为一种大众流行文化，一种时尚娱乐文化。对新型毒品的消费，不仅被认为是一种身份和地位的象征，同时也引发了与越轨性文化的联动。

（一）大众化：普遍流行文化

在中国，冰毒等新型毒品已经成为一种时尚流行文化，使用场所多样，使用人群广泛。我们在调查中发现，KTV、夜总会、宾馆等娱乐场所都可能成为新型毒品的使用场所；一些娱乐场所不仅秘密兜售冰毒等新型毒品，还会制作使用这些毒品的器具。

> 上次我去一个大型夜总会，那里的所有服务生都会做这个（指为客人摆设吸食冰毒的器具），你一进包房，一个一个小罐子就已经摆好了。那些"妈妈"身上都有这些东西的，你随便叫一个都可以买到。

调查发现，新型毒品使用者中尽管有不少无正当职业者，但波及人群十分广泛。除了个体工商户、私营企业主和娱乐服务场所从业人员以外，还涉及演艺界、白领、公务员、学生等。

> 我们那个地方，涉及这个的面很广。我们那些人大概都在玩，很多人都在玩，基本上那里的都在玩。这个在我们那边流行开来，跑到哪里都是冰，基本上在外面玩的，个个都溜。这些里面全部溜，没有不溜，人人都会玩这东西。
>
> 现在上班的人玩得很多，社会上的朋友，玩这个东西很多。像在这样场所上班的服务员很多，一个店里至少有三四十个服务员，一半的人都会玩。

正因为涉足新型毒品的人群十分广泛，因此人们对待新型毒品的态度也显得比较宽容。在我们的调查中，50.6%的受访者认为使用新型毒品没有影响他们的交友活动，原来的朋友没有与他疏远。有些人表示，即使自己因为使用新型毒品受到拘留，也没有因此遭受排斥和歧视，身边的同事、朋友、老板对此表示理解，只是劝说如果身体不好，少用点。这种状况很容易让使用者对新型毒品的看法产生误解。访谈发现，新型毒品使用者中很少有人认为这是一个问题行为，相反，一些人以某些明星、名人也使用新型毒品为榜样，以社会各层次人群都被卷入普遍使用为理由，以社会的宽容态度为依据，认为新型毒品的使用是休闲娱乐活动的正常组成部分，是公开的、正常化的行为，从而盲目追求这种流行时尚生活方式，渲染流行文化的共享性和享乐主义。

（二）娱乐性：新潮时尚文化

在中国，自20世纪80年代开始从国外流传进来的卡拉OK、迪斯科舞厅、酒吧等各种娱乐活动，已经成为年轻人新潮时髦的生活方式。在这些娱乐场所中，精心制作的夜晚活动、吸引人眼球的室内布景、嘈杂的音乐、超现代的激光、音响设计，迷幻和烟雾缭绕的感觉，都足以让年轻人不受限制地尽情放纵自己，释放压力,宣泄情感,进入狂欢世界而忘记现实生活的烦恼。而新型毒品的使用更是助长了人们进入幻想世界的主观性体验,使他们完全置身于现实之外,不受生活的束缚。因此,一些使用者认为,使用冰毒等新型毒品,是一种可以完全放松身心的娱乐活动,更是一种时髦新潮的娱乐方式,比较前卫、潮流。

> 用了这些药物确实有兴奋感,而且会觉得比其他人优越、时尚、前卫,现在又不像以前,去钱柜唱歌没什么意思了,而且简直就是老土。
> 用大麻一般是在 KTV 唱歌,就把大麻卷在香烟里吸上几口,感觉很酷。

在一些年轻人看来,使用新型毒品不会与海洛因滥用的负面认同和污名联系在一起;"溜冰"等行为给人的感觉是时尚、流行,而海洛因滥用则被看成是老一辈的文化行为,不仅危害大,也是一种过时的娱乐行为,是"走到路的尽头"①的一种行为。在一些毒品使用者看来,海洛因的污名来自注射使用方式以及因无钱购买引发的违法行为。由于价格昂贵,成瘾者希望"自己的钱能够确保换取最大的快乐感",因此静脉注射成为越来越普遍的形式。海洛因毒瘾者被称作"用针怪人",②被看成是卑鄙、可恶的堕落者,是脆弱而且自我放纵的。海洛因使用者玷污了他所接触的一切,他什么都不是,应受到谴责、社会道德惩罚和法律制裁。③ 而新型毒品的出现,改变注射这一污名严重的吸毒方式,人们不再需要通过注射"硬"毒品满足对毒品的需求,改成吸食或口服使用的方式。

访谈发现,新型毒品使用者不仅把吸冰毒等当成娱乐项目,还会把这些毒品当成一种礼物,以请客方式或庆贺方式和朋友分享。

> 一般朋友生日吸食这些东西(指新型药品)都是由主人(邀请方)做东,也有来宾以礼物形式带来大家分享吸食。
> 我结交圈里的朋友一般都是生意上的人,有娱乐业、运输业等,先前一起做生意的人没人吸食。是后来由于生意往来中的朋友生日聚会、公司开张庆贺到娱乐场所,就有朋友带来分给大家吃。

---

① K. Joe Laidler, D. Hodson, and J. Day. *A Study on the Initiation, Continuation, and Impact of Drug Use Among Females*. Final Report to the Action Committee Against Narcotics, 2004.
② O.瑞、C.科塞:《毒品、社会与人的行为》(第8版),中国人民大学出版社 2001 年版,第 343 页。
③ O.瑞、C.科塞:《毒品、社会与人的行为》(第8版),中国人民大学出版社 2001 年版,第 334 页。

(三) 身份感：消费符号象征

鲍德里亚指出："当代物品的'真相'再也不在于它的用途，而在于指涉，它再也不被当做工具，而被当做符号来操纵。"[1]现代社会，消费的重心逐渐从物品功能性消费转向了象征性消费，社会象征功能超越使用价值消费，成为人们关注的重心。人们普遍地进行象征性消费，把消费视作获得身份和归属、进行自我确证的手段。新型毒品，作为一种时尚娱乐消费，它已不仅仅是一种娱乐式的功能消费满足，更是一种身份地位的象征，是有钱人玩的文化。很多人认为，"玩冰"的人都是有钱有势、有身份有地位的人。

> 我男友是抽大烟的，但是我从来不吸，都没有人相信我不玩，但我不玩，因为大烟被人看不起。溜冰层次不一样，玩的人都是当地呼风唤雨的人，他们都在玩这个，层次不一样。层次高有安全感，因为毕竟层次越高的人越不想被关进来。

尽管海洛因价格不菲，但新型毒品的使用同样需要一定经济条件的支撑。

> 我现在自己与同伴玩这个东西(指 K 粉、摇头丸和冰毒)每月的花销在4 000—5 000 元，每次平均在 300 元。

由于新型毒品的使用通常和群体性性行为相关联，因此许多人会选择在使用后购买性服务，这样支出就更大了。

> 一般我们六七个男人一起玩，一次要 6 000—7 000 元，如果要开房的话，就要上万元了。我们一般是轮流做东，做东的人负责付毒资、场子费和开房费。点菜费(请小姐陪玩)800—1 000 元/人，上海小姐 1 200 元/人；套菜(小姐陪玩并发生性关系)，外地小姐 1 000—1 200 元/人，上海小姐1 800—2 000 元/人。"开会"(一起吸食冰毒)后开房的比例约占 50%，一般开标房 300 元/间，通常情况是两个人一间房，有时也会四个人合用一间标房。

由此可见，使用新型毒品确实是有钱人的游戏。使用者一般把它看成是一种身份的象征。一些人以冰毒等作为请客礼物，作为体现阔绰、显示声望的表

---

① 波得里亚：《消费社会》，南京大学出版社 2001 年版，第 125 页。

现。这种有钱人奢侈品的符号含意也吸引许多年轻人去效仿有钱人的行为和生活方式,尝试新型毒品,以此向有钱人看齐。

> 一开始只是觉得那是有钱人玩的,后来想,有钱人玩得,我玩了也算是有钱人了。这是感觉下来的。这东西真的很贵,比黄金都贵。确实是有钱人玩的,真的,三百块钱,0.4克,比黄金都贵,有的地方还要贵。

使用新型毒品作为一种有钱人的标志和身份的象征,在今天与海洛因等传统毒品使用者的地位大不同。20世纪80年代海洛因刚刚开始流行时,也曾当做有钱人的享受,但很快,暴发户们的钱都掉进了毒窟,毒瘾控制下无法自制的堕落导致倾家荡产、一贫如洗。因此,在人们今天的印象中,海洛因滥用者已经完全没有了地位。受访者大都认为,抽大烟会上瘾,丧失人格,被人看不起。或许这也是许多人会选择使用新型毒品,甚至用新型毒品取代传统毒品的原因之一。

> 说句心里话,大烟,它一个要上瘾,还有丧失人格。他身上没钱,什么事都干得出来。抽大烟的人如果没有钱,他又想抽,很快就出事,他真的丧失人格,我见到的真的太多了。有的啊,他没钱,问你拿二十块钱也好,他知道如果你是贩大烟的,他要无赖一样,赖在你门口,你不给他就打电话,他坐在你家门口,不走。打针的人一打针就什么事情也不管了。
> 吸海洛因这事,没人帮,不光彩的事情。在外面偷东西也好,打架也好,也比这好。抽大烟的人,被人看不起。

(四) 放纵性:庸俗文化联动

由于使用新型毒品被看作是一种流行性娱乐活动,它带来的群体狂欢、尽情宣泄释放的效果,会经常性地与其他越轨行为结合,其中最主要的表现是性滥交行为的增加。这一点从新型毒品使用者的暗语中也有所体现。如"配菜",指使用冰毒等新型毒品后与之发生性关系的女性,又分"私菜"(自己带来的女性)和"公菜"(商业性性交易女性)、套菜(小姐陪玩并发生性关系)。新型毒品对性方面的影响不同于传统毒品,长期使用海洛因会导致性能力的减弱,而新型毒品有增强兴奋感、发泄欲和性刺激的作用,从而导致追求感官刺激、宣泄激情的商业性性交易行为的普遍增多。

不瞒你说，吸大烟以后我有五六年都没有性生活，可以说，抽大烟的人，生活里就没有"性"这个字眼了，女孩子看都不要看的，根本就没想法。结果，"溜冰"以后又有性欲了，而且还挺强的……我们都是十几、二十个人一起……

他们说，不玩那个（群交），只吃药还有什么意思……自己人胡闹（发生性关系）还叫一群小姐出台去一起吃药，一起搞（发生性关系）。女的吃了药性欲也会增强，她们一晚上出一次台，能和五六个男人在一起。

使用冰毒每次感觉都很强烈，一般女朋友在身边的话肯定会发生性关系，如果女朋友不在身边的话，有时会找娱乐场所的小姐，频率比较多，那时非常地兴奋想发泄。其他朋友在"溜冰"后，也常常会在娱乐场所找小姐。

新型毒品里有些种类，如 K、Rophynol 和 GHB，被统称为"约会—强奸药"，有损害短期记忆的能力、容易实施性暴力。[①] 因此，有时也会发生吸毒后在无意识的情况下发生性行为，这对于年轻的女性尤其容易造成伤害。

"摇头丸"也分好多种，橘色的俗称叫"小辣椒"的，它主要是给女性服用的，因为能引起性冲动而又无知觉。我就看到过同伴吃了"小辣椒"后，糊里糊涂地跟两三个男的同时做那事（发生性关系）。

访谈发现，在一些赌场、棋牌室，使用新型毒品的现象也十分普遍。因为赌博时间长，需要新型毒品增强兴奋感。于是一些开赌场、放高利贷的老板做庄，经常拿冰毒招待客人，形成一种畸形的交往文化。

打麻将打得累了，人家放在旁边就吸上几口，一吸晚上就不要睡觉了，我第一次吸就三天三夜不睡觉，脑子也兴奋。

坎贝尔认为，现代享乐主义的特色是渴望在现实中经历那些在臆想中创造或享受的欢乐。这种渴望使人们不断地消费新奇商品。快乐一旦和具体活动脱离，就有永不终结的潜在力量。另外，物体和感官刺激之间的直接联系一旦被打破，幻想和幻觉一旦介入其间，那么意念，作为想象的手段，就成为一种越来越重

---

① A. Negrusz and RE Gaensslen. "Analytical developments in toxicological investigation of drugfacilitated sexual assault." *Analytical and Bioanalytical Chemistry*，376(8)：pp.1192—1197，2002.

要的现代快乐方式。[1]新型毒品的使用,正是契合了这种享乐主义的元素,为使用者打造出一座可无制约地进行娱乐消费、充分自由地享乐和狂欢的海市蜃楼,它会不断激发人们去满足缓解身心压力、在虚幻中极度宣泄的享乐主义的欲求。在宣泄欲求、追求感官享乐的过程中,新型毒品使用者很容易产生多方越轨行为的联动;各种庸俗文化的混合,也让商业性性交易、赌博、贩毒、放高利贷、开赌场等不法行为有了更大的生存空间。

第二节   毒品亚文化形成的要素、群体特征及原因

一、毒品亚文化的形成要素

亚文化(subculture)一般是指仅为社会上一部分成员所接受或为某一社会群体特有的文化,是与主文化相对而言的。[2] 它为个体提供信念、目标、价值,为包括犯罪在内的特定活动的正当性正名,以此影响成员的行为。[3] 毒品亚文化作为一种越轨亚文化,它的产生就在于能减轻吸毒者因使用毒品带来的负面影响,为毒品使用的合法化正名。毒品亚文化的形成有一定的要求,古德在研究大麻吸食者的亚文化时,提出了亚文化形成的三个组成元素:"团伙化"、"生活方式"和"认同"。[4] 借助这一观点,我们尝试从以下三个方面进行分析。

(一)团伙化: 集体行动非个人行为

使用新型毒品并非是单纯的个人行为,它往往是一种集体娱乐项目,一种集体性狂欢的盛宴,要人多才好玩才兴奋。

> 新型毒品就要人多,越多越闹腾越好玩,吸完了就要大家在一起疯狂,哪怕是做爱也要人多多的,才尽兴。人少了就没意思,如果一个人是不会去玩的,都是大家在一起才会想玩。

在我们的调查中,吸毒者初次使用毒品时,一般就是一种群吸状态,都是有

---

[1]　[英] 西莉亚·卢瑞著,张萍译:《消费文化》,南京大学出版社,2003 年版,第 67 页。
[2]　郑杭生:《社会学概论新修》,中国人民大学出版社 2003 年版,第 69 页。
[3]　Herbert, S. 1998. "Police subculture reconsidered." *Criminology* 36 (2): 343—369.
[4]　G.罗斯:《当代社会学研究解析》,宁夏人民出版社 1988 年版,第 212 页。

朋友带着一起吸毒。69.4%表示有很多人在场,27.0%选择有2人至3人在场,而选择一个人在场的只有3.6%。这些人与受访者的关系,主要的还是朋友关系,其中熟悉的同性朋友达到34.0%,熟悉的异性朋友达到20.6%,不太熟悉的同性朋友达到17.5%,不太熟悉的异性朋友达到15.4%。多个朋友一起玩,尤其是熟悉的朋友,容易使初次涉足毒品者打消对毒品危害的顾虑,在团体行为中分摊风险,降低风险意识。而且在朋友中吸食毒品的表现看起来是正常的、惬意的,很容易诱惑青少年忘记宣传教育的警告,不顾危险,产生想尝试一下的冲动。

> 有一次,去娱乐场所KTV包房唱歌,其中来了很多朋友,有的是熟悉的,有的是熟悉朋友带来的,正在尽情欢唱时,有个人自带了叫作"K粉"的东西,点燃后鼻吸起来,而且还鼓动大家说:吃这东西老刺激的,现在娱乐场所唱歌都流行吃这种东西,不会上瘾,大家试试看。当时,自己觉得好玩,想试一下,于是6人就一起吸食,吸食后大家都很兴奋,喉咙都很响,自己也不知是在唱什么,也听不清人家在唱什么。

数据显示,吸毒者的朋友之间互动频繁,每个月聚会时一起吸毒次数超过10次的达24.5%,5次至10次15.8%,3次至5次21.7%,1次至2次35.4%,0次的只有2.5%。萨瑟兰认为,因为罪犯之间高度的相互作用导致了共有意义的生成,从而为犯罪亚文化群奠定了基础。因此与这些吸毒人群的交往越多,他们越有可能产生吸毒行为,越有可能形成统一的毒品亚文化。[①]

(二)生活方式:态度边缘化、行为娱乐化

吸毒者的生活态度和生活方式,对于吸毒行为的产生、毒品亚文化的认同起到重要的作用。调查发现,他们对人际关系、钱、其他的生活感觉的认识都出现偏差,人生观出现边缘化趋势。对人际关系的看法,84.28%的人认为人活着就要被别人看得起,55.25%会在乎朋友对自己行为的评价。但也有不少人认为,社会上人际关系复杂,不太可靠。

> 我觉得现在人与人之间的关系很复杂,虚假的东西比较多,我经常会觉得一些朋友表面上都很好,关系也很融洽,其实并没有与我一条心,在我有

---

① 〔美〕杰克·D.道格拉斯、弗兰西斯·C.瓦克斯勒著,张宁、朱欣民译:《越轨社会学概论》,河北人民出版社1987年版,第92—93页。

困难和需要时,他们也未必肯帮助我。我经常会产生与他人交往没有什么大意思,都是逢场作戏的感觉,有时会觉得不想交朋友了。

对金钱的看法,年纪轻的、家境好的人就会花多少是多少,没钱就找父母要。而家里提供不了经济上帮助的,就会想方设法去弄钱,满足自己的各种消费需要。他们对钱不太在意,没有规划,一般是有多少钱就花多少钱,追求及时享乐。

那个时候很花嘛,反正老爸老妈给的嘛,无所谓的。花得厉害。2005年两个月,20万。赌博溜冰。赌博嘛,我输输赢赢,今天输了少用点,今天赢了多用点,都有,这消费是蛮大的。溜冰一个月花两三千块,我朋友多,四五个朋友,一个月就是一万多了。反正钱不当钱用。

对其他生活感觉的态度,44.57%的人觉得活得很累很烦,觉得生活没什么意思,63.28%的人认为人活着要及时享乐。特别是因吸毒被劳教过的人,更觉得生活没什么意思,除了吸毒不知道干什么。

对生活的看法?累,想死。因为上瘾了。天天忙,不知道忙什么,就为了吸毒,其实也不想吸的。

吸毒者对生活方式的追求,主要表现在他们对娱乐的关注。他们接触娱乐场所的比例较高,娱乐形式多样。从吸毒前后与朋友聚会形式对比中发现,娱乐形式虽然没有太大变化,但娱乐的具体内容有些差异。吸毒后的再次聚会,一起吸毒的比例明显增加,从0.6%上升到9.5%,而只是吃饭的比例下降,从29.3%降到17.8%。还有就是跳舞/蹦迪、唱歌/KTV、泡吧的比例有所增加,而打牌/打麻将、洗浴/按摩选择人数有所下降。数据显示,类似国外俱乐部场所的娱乐场所活动如跳舞/蹦迪、唱歌/KTV、泡吧的比例随着吸毒的出现而增加,说明场所对吸毒的重要性,也反映出吸毒者的生活方式慢慢向吸毒场所、吸毒生活方式转移。(见表5-1)

表 5-1　吸毒者生活方式的转变

聚 会 形 式	吸毒前(%)	吸毒后(%)
吃 饭	29.3	17.8
打牌/打麻将	16.4	10.7

续　表

聚　会　形　式	吸毒前(%)	吸毒后(%)
唱歌/KTV	19.5	21.9
跳舞/蹦迪	11.2	18.2
洗浴/按摩	10.9	8.5
泡　吧	10.1	12
一起吸毒	0.6	9.5
其　他	2	1.4

新型毒品使用者行为娱乐化的趋势加剧了使用者对娱乐生活的认同,他们喜欢这种娱乐生活,认为这是一种生活享受。

我母亲把她自己经营的店让给我来管理,我就成了私营企业主,每月工资也有5 000元。起初在店里做买卖还可以,但要整天或10多小时待在店里对我来讲做不到,于是就断断续续地做,在不做的时候出去结识了社会上新的朋友,开始去各种地方玩,如娱乐场所唱歌、跳舞、网吧、酒吧等,渐渐觉得只有这种生活对自己来说才算有刺激。再说有了钱,自己想怎样就怎样。

（三）认同：形成"同类人"

由于新型毒品使用者经常接触娱乐场所并与吸毒的同伴接触,随着使用毒品频率的增加,吸食者会越来越倾向于对毒品及毒品亚文化的认同。在这一人群中,通常会分享有关毒品的各种知识和使用技术,一般是老吸毒者向新吸毒者传授如何使用毒品,也彼此分享增加毒品体验、减少潜在消费毒品风险的方法。有学者在研究曼哈顿的俱乐部和锐舞亚文化中,发现一些"风险管理实践"定期在俱乐部亚文化中使用,如适当地避免酒精消费,社会网络的使用和药片检验以管制使用量等等。[1]

除了分享有关毒品的各种知识,增加毒品体验外,新型毒品使用者还发展出与吸毒相关的各种语言。特定的语言是取得群体认同的必要条件。就如一张通

---

[1]　B.C. Kelly. "Club Drug Use and Risk Management Among 'Bridge and Tunnel' Youth." *Journal of Drug Issues*, 37(2)：p.425, 2007.

行证,要想成为群体的一员,就必须学会这个群体的语言,因为这反映他们是否有共同的感情、态度和文化。① 在中国的吸毒圈内,新型毒品亚文化正在以各种新的话语和引人入胜的方法不断适应毒品种类的变化和对抗禁毒宣传。这些暗语显示对吸毒这一特殊群体的认同,当然也有减少吸毒被发现的危险。调查发现,使用新型毒品者的话语有中国特色,不同于西方。

> 我们把"溜冰"叫作"开会",因为"溜冰"后人很兴奋,不想睡觉,而且话特别多,有一种很强烈的交谈欲,我们称为"口嗨"。"溜冰"的人中有老板、白领,也有我们这种没有工作的人。老板"开会"是谈生意、白领"开会"是谈工作、我们"开会"是谈"山海经"(闲聊)。现在从网上结识的网友一起"溜冰"的也很多,我们叫"网溜"。

在一些吸毒者看来,新型毒品与海洛因不同,既不会上瘾,也没有太大伤害,已经成为社会上流行的娱乐活动。因此,这些人对新型毒品的态度比较认可,不仅会愿意尝试并且会反复使用和产生吸食其他类型毒品的念头。调查发现,吸毒者使用毒品后,尝试第二种毒品的比率较高,达到 43.7%,其中尝试三种及以上毒品的达到 26.6%。我们通过吸毒种类与吸食数量作相关分析发现,两者有显著相关,相关性达 0.318。说明一个吸毒者成瘾性越高,越容易吸食其他毒品。这与古德对大麻研究的结论一致。②

由此可见,集体性使用新型毒品,促成了使用者对与毒品相关的娱乐方式的认同,而对于毒品技术的分享以及相关术语的熟悉程度,并由此带来的多种毒品的使用,最终推动了新型毒品亚文化的产生,形成对毒品亚文化产生共识和认可的同类人。

二、毒品亚文化形成的原因

亚文化分析必然涉及考察一整套有机的社会关系,当然也包括社会意义系统。③ 我们在寻求领会毒品亚文化时,应该尽量从吸毒者观点出发看待毒品的世界和意义,理解吸毒行为的方式。有学者认为,新型毒品使用者对毒品亚文化的认同,并不是因为贩毒者为了增加顾客量使用了不正当手段,也不是因为吸食

---

① 高亚萍:《"亚文化"视野中的青年流行文化》,《中国青年研究》2003 年第 5 期。
② G.罗斯:《当代社会学研究解析》,宁夏人民出版社 1988 年版,第 218 页。
③ 迈克尔·布雷克著,岳西宽等译:《越轨青年文化比较》,北京理工大学出版社 1989 年版,第 12 页。

者的天真、缺乏自我保障或精神混乱。① 我们的研究也发现,67.6%的受访者当时吸食时就知道是违禁药,接受过这方面教育的达 25.4%;也有许多受访者表示,初次吸毒时并不害怕。这在某种程度上显示了毒品行为的产生,不是简单地盲目选择或受到欺骗的结果。研究表明,毒品使用与反复使用,主要来自毒品对他们自身的意义,毒品满足他们生活某些方面的需求,而这些需求吸毒者认为不能或者不想从其他正规途径获得,因此形成了对吸毒行为的选择和对毒品亚文化的认同。

(一) 逃避现实

当学校、家庭和工作的压力过大时,人们就会产生逃避现实的退却行为。默顿认为,退却主义既抛弃目标也抛弃手段。他把退却主义者看成是社会中真正的"异化者"。毒品嗜好者的某些活动正是一种退却行为的反映。② 其他学者研究也表明,少年药物依赖问题并非单纯是好奇的结果,其实亦反映了以逃避现实来处理压力的方式。③

1. 学校:学习压力大,用娱乐逃避困难

学校里除了学习,课外活动并不多,难以满足青少年娱乐的需要。当学业压力不断增大,学习出现困难时,学生们很自然地会从其他途径追求娱乐的满足,以此逃避学习的压力,追求快乐。这就容易造成越轨观念和越轨行为的产生。访谈发现,多数学生学习成绩不好,尤其是进入中学,课程难度加大,学习压力增大,成绩下降明显,学生开始出现学习应付、逃课外出玩耍、过度在学校外娱乐甚至退学等现象。

> 我不喜欢学校的生活。老师给的压力太大,对学生老是期望大,想想你成绩可以的,再加把劲再加把劲,但是真的不行了。到顶了,你还要我加把劲我真的不行了,就这样。就觉得达不到他们想要的成绩,就感觉压力好大。而且高中玩得也多了,然后觉得学习枯燥乏味了。读书无聊。
>
> 没被开除之前,那个时候,读书也随我心意了,我高兴去就去,不高兴去就不去。慢慢到后来逃学,不去读书,直接去上网,打游戏。那个时候,我不是要去打游戏,就是要过去和他们一起玩,一起上网,大概觉得蛮开心的。

---

① Edward MacRae, Julio Assis Simes. *Prohibitionist Drug Policies And The Subculture Of Cannabis Use In Two Brazilian Middle Class Urban Steeings*. http://www.neip.info.

② [美]杰克·D.道格拉斯、弗兰西斯·C.瓦克斯勒著,张宁、朱欣民译:《越轨社会学概论》,河北人民出版社 1987 年版,第 58 页。

③ K. H. Lai. "Teenage drugs subculture: Implications for preventive strategies in social work practice." *Hong Kong Journal of Social Work*, 31: pp.1—17, 1997.

那个时候主要是玩游戏房。网吧没有上网,就联网打,也通宵。我那个时候读书旷课,主要是上网,联网打游戏,通宵,一个晚上不回寝室。我读中专时经常通宵,基本上一个礼拜有两三次。

犯罪学经典流派的代表人物贝卡里亚(Beccaria)认为,犯罪行为也是受非犯罪行为一样的原则所刺激,即满足快乐,避免痛苦。① 这些学生在面对学业压力时,产生痛苦和压力,却在应付学业、逃课、过度玩耍的过程中,获得了快乐,成为他们生活中最有意思最为关注的事。因此这些学生十分关注娱乐生活,以及由此产生的不同于学习压力的轻松与享乐体验。新型毒品正好迎合了这种需要,增强和扩大了他们追求感官快乐、逃避压力的娱乐体验。而且在学校产生的越轨观念与行为,也为日后采取吸毒等越轨行动、追求娱乐性生活奠定了越轨的思想和行为准备。因此学生使用新型毒品成为他们用娱乐逃避学业困难的一种退却选择。

2. 工作:娱乐时间过长,工作时间大大推迟

现代工业社会中,从依赖性的儿童期到独立的成年期过渡阶段大大延长。离开学校的年龄在 20 世纪逐渐推迟,越来越多的工作需要高学历背景,这就延长了从孩童期进入劳动大军的过渡期,② 工作时间大大推迟了。一些过早离开学校的青少年,也因为年龄问题,并非直接进入工作领域,而是度过很长一段没有工作的时光。这段时光成为年轻人完全用来娱乐休闲的时光。调查发现,毒品吸食者中,在社会上混的、没有工作的人数较多,占到 44.5%,这些人自由时间过多,天天无事可做。

实际上我们是没有什么事情做的。天天就是这样游荡,要么吃饭,吃饭完了睡觉什么的。实际上没什么事情做的,可以说是不做什么。

调查发现,受访者在未吸食毒品前,每天娱乐时间超过 8 小时的达 19.5%,6 小时至 8 小时达 14.0%,4 小时至 6 小时达 21.3%,2 小时至 4 小时达 23.5%,1 小时至 2 小时达 14.9%,没有玩的只有 6.9%。每个月与朋友平均聚会次数超过 10 次的占 32.6%,5 次至 10 次的占 16.3%,3 次至 5 次的占 22.8%,1 次至 2 次的占 24.1%,没有聚会的只有 5.1%。聚会形式主要是吃

① Donald J.Shoemarker, *Theories of delinquency: an examination of explanations of delinquency behavior*, Oxford university press,2005: pp.12—13.

② [英]西莉亚·卢瑞著,张萍译:《消费文化》,南京大学出版社 2003 年版,第 188 页。

饭、唱歌/KTV、跳舞/蹦迪、泡吧等。说明他们有过多娱乐休闲时间,尤其是没有工作的年轻人,把大量空闲的时间都花费在娱乐休闲上。这些年轻人没有工作、无所事事,他们通过不断地把自己投入娱乐活动中,以排遣空虚无聊,消磨时间。而新型毒品作为一种娱乐毒品,不仅可以集体使用共同娱乐,毒品的药效更能让人感觉时间瞬间而过,消除无事可做带来的无聊感。数据显示,有 12.3% 的受访者使用新型毒品的原因是由于空虚无聊。

> 我老公(男朋友)经常在外面,玩呀、谈生意呀,经常不回来,我一个人在家特别空虚,就和别的朋友一起玩上这个东西(新型毒品)了。
> 玩了,感觉蛮好。就是人不累,然后感觉时间消磨得很快,一天很快就过去,就能专注一件事,如果打牌就专注在那边打牌,然后时间很快就过去了。像我们这种没活干的就在家里,就是想消磨时间嘛,然后这种就成了消磨时间的好办法。
> 蛮好的。好玩的。主要是无聊,很无聊,有的时候一天到晚没事干,没事干,这个东西打发时间确实很有用,两下一天就过去了,就这么想消磨时间。

在这里,毒品亚文化成了年轻人应付失业的手段之一。它所能发挥的娱乐刺激与逃避现实的狂欢体验,填补了年轻人因没有工作、在社会混得时间过长产生的空虚感,成为年轻人逃避工作、极度娱乐的选择。

3. 家庭:家庭纠纷,自暴自弃

家庭是步入社会后生活的重要组成部分,许多受访者遇到家庭(包括男友)暴力、老婆不忠、对家庭不负责任等问题时,一般很少去寻求正当途径解决家庭纠纷,有些人即使去找了也难以找到正当途径解决这种矛盾。这种情况下,容易采取消极退却的态度,转向寻求新型毒品来解决问题,提供精神慰藉。

> 我知道男友吸大烟后,因为大烟分分合合好多次。男友以为我变心,经常动手打我,别人拦都拦不住,还用绳子捆起来打。一次又吵又打后,我想打电话向朋友求救,男友抢过电话,把我按在地上,双脚用力踩我的手。我被打后在床上躺了一个星期才好转。因为当时跟男友老吵,自己一直闷在家里不出来。之前在外认识各种各样的朋友,偶尔有碰到,就会一起出去玩啊什么的(使用新型毒品)。第一次玩我不怕,因为反正都吵成这样了,想堕落,想让自己不像一个女人,哪天死掉,你再跟我吵。人搞得不像女人,就不

会有男人要我,男友就会自动放弃。所以就跟着这些朋友出来玩。现在我听到这个名字(前男友)就烦,听说这人一直拿刀在外找来找去,神经兮兮。他肯定是有神经病了。我很害怕他,有一次我报警,派出所过来说只能拘留这个男的,我说那算了,拘留出来还是一样,要关他几年才行。我都怕成这个样子。

这位受访者的经历表明,面对情感纠纷时,许多人不是通过正规的途径,或者以积极的心态去面对问题,而是选择逃避退却的消极应对方法,这样一来,使用新型毒品就成为应对的策略之一。也有一些吸毒者,成家后并没有相应承担起家庭责任,不但在外玩乐没有收敛,反而越来越变本加厉,开始尝试新型毒品。

结婚了也可以玩的,结婚以后玩得只有厉害。因为老婆又不是第一天认识。我要顾家庭就不会到这里(强戒所)来了,是吧。我老婆要能管,(我吸毒)不会这么严重。总归,有的时候,管多了也不好。说肯定是会说我的,听不进去,没有用,她说她的,我干我的,这有什么用,根本没有用。像我在家里霸(道)惯了。

(二) 减轻工作压力

由于使用新型毒品被认为可以保持兴奋与激情,提高工作学习的效率和专注度,这对工作学习压力比较大的人具有相当的诱惑力。比如,对于娱乐体育圈人士来说,他们需要在每次演出或比赛时都保持饱满的激情,为此有的人就尝试用新型毒品;对于学生来说,他们在临考试前需要有充足的精力复习考试,"为准备考试吃一丸安非他明忙一通宵,可算作服用额外药物,但不能算吸毒"。[①] 对于工作强度大的白领,他们需要有足够的精神投入工作,因此为了促进更有效工作,也尝试新型毒品。[②]

以上都是在正常工作环境下,为了更有激情地工作、更有效率地学习而作出的对使用新型毒品的选择。除此以外,新型毒品作为一种娱乐性毒品,作为一种流行时尚文化,也给游离于主流之外的边缘工作提供了需要。

---

① G. 罗斯:《当代社会学研究解析》,宁夏人民出版社 1988 年版,第 212 页。

② T. Decorte. *The Taming of Cocaine: Cocaine Use in European and American Cities*. Brussels, 2000;K.A.J. Laidler. "The Rise of Club Drugs in a Heroin Society: The Case of Hong Kong." *Substance Use & Misuse*,40(9):1257—1278,2005;D. Waldorf, C. Reinarman, and S. Murphy. *Cocaine Changes: The Experience of Using and Quitting*. Temple University Press,1991.

赌球是下家发单,我们拿点数(抽头),随后再发给上家。因为这个活都是在晚上干的,所以我们一般是白天睡觉,晚上工作。因为晚上工作要提精神,所以就用上(新型毒品)了。

对娱乐场所陪侍女性来说,顾客就是上帝,得罪不起。如果顾客在娱乐场所使用毒品,并要求小姐作陪,她们很难拒绝。因此娱乐服务场所小姐吸毒比例较高。在我们的调查中也突出反映了这一点。数据表明,在所有女性吸毒者中娱乐服务场所小姐所占比例位列第二,达到 16.1%。而按同样的比例计算,男性只有 3.9%。

9月7日晚上,有四五十人在我们那里聚会,当时他们包了两个KTV包房,他们在包房里"溜冰",我当时被安排为他们服务。我们老板那天也在陪客人,后来客人要老板让我也去"溜冰",老板就让我吸,我当时很害怕,不敢吸,不吸又不行,担心工作保不住,当时实在没有办法,所以在老板的催促下,勉强吸了两口,当时一起吸的还有我们KTV的两个小姐。

客人要玩,没法拒绝;我们就是靠小费赚钱的。这次打K(吸食K粉)是因为客人他们在包房里玩,非要我陪他们一起玩,我们就是靠小费赚钱的,得罪客人不行。不是第一次玩这个,但是都不是自己要玩,都是客人要玩,没办法拒绝。刚开始也不愿意吸,后来实在不行,就吸了两口。那些客人都是放钱(高利贷)的,也不敢惹。

许多娱乐场所的陪侍女性,因为不敢拒绝客人的要求,被迫迎合客人的娱乐需要。而且冰毒等新型毒品在使用后需要"散冰",其中发生性行为就是很常见的一种方式。由于冰毒等带来的性刺激、性兴奋,一般需要进行多次性行为加以散冰,因此娱乐场所女性成为首当其冲的性行为选择对象。可以说,使用新型毒品是娱乐场所陪侍女性无奈的选择。当然,也有一些女性认为当"陪溜"是一项赚钱较快的方式。而有些做生意的人,经常需要招待客户、交际应酬,新型毒品作为一种娱乐性毒品,正好成为他们可以利用的手段。

做生意离不开结交朋友,离不开和生意上的朋友一起吃饭、娱乐,要不生意怎么做呀!生意场上的朋友,人家请我尝试,我也情面难却,另一方面不吃吧,怕影响生意的促成。所以我觉得这些东西不能当饭吃,但吸吸玩玩也没关系。

可见，不管是正规工作环境下为了提高工作精力，还是边缘化工作环境下，为了应酬和功利的选择，新型毒品都可以成为符合某些人工作要求的一种选择。

（三）增加娱乐刺激

新型毒品经常用于抑制瞌睡，它对于增加兴奋，提高精力很有效果。许多人经常晚上在外娱乐，时间很长，正常的疲惫感和劳累感会影响娱乐的持久性与感官兴奋性。为了达到最极限的娱乐体验，这些人会使用新型毒品来提升娱乐精力和延长娱乐时间。在棋牌室和赌博场所，一些人常常用冰毒来提神，以维持通宵赌博；年轻人在舞厅里长时间跳舞娱乐，会用摇头丸增加肢体宣泄的快感。

> 打麻将打得累了，人家放在旁边就吸上几口，一吸晚上就不要睡觉了，我第一次吸就三天三夜不睡觉，脑子也兴奋。他们来棋牌室前就做好壶了，用矿泉水瓶做的。看见他们抽以后，有精神，打麻将有时要通宵的，就抽两口。这个冰就是说提精神。

娱乐的目的是为了放松，新型毒品不仅可以让人增加娱乐体验，进行长时间娱乐，也可以让人暂时放松心情，减轻抑郁。有研究表明，负面情绪与使用的高比率有关。[①] 青少年药物滥用的前三位原因之一，解闷、情绪低落与焦虑（39.10%）。[②] 因此休闲或放松紧张成为使用俱乐部毒品最被认同的理由之一。[③] 使用毒品可以让他们抛开在学习或工作期间所面对的个体责任，肆意放纵狂欢，缓解紧张和压力，消除烦恼。在我们的调查中，有8.8%的受访者使用新型毒品是为了缓解烦恼和抑郁情绪。他们可以尽情地发泄自己的情绪，通过不停地扭动肢体宣泄情感，而且冰毒等新型毒品产生的"口嗨"表现，也为一些人想通过话语倾诉宣泄提供了渠道。

> 我所以吸冰，除了同伴影响和有点好奇以外，主要是为了缓解烦恼。因为我前面说过，最近两年我家里发生了太多的事情。其实人在非常烦恼的时候，总要找个办法排解和倾诉。比如：有些人平时说不出或不想说的话，

---

① Wills et al., 1999 T.A. Wills, J.M. Sandy, O. Shinar and A. Yaeger, "Contributions of positive and negative affect to adolescent substance use: Test of a bidimensional model in a longitudinal study", *Psychology of Addictive Behaviors* 13 (1999), pp.327—338.

② 药物滥用资料中央档案室(2005)：《按年龄组别及最常被滥吸毒物原因划分的首次/曾被呈报滥吸毒物人士》，香港特别行政区政府保安局禁毒处，2005年9月22日。

③ B. Sanders. *Drugs, Clubs and Young People: Sociological and Public Health Perspectives*. AshgatePublishing, Ltd., 2006：p.96.

喝了酒之后就能说了,吸冰也正是同样的道理。

新型毒品的使用符合了一些人对娱乐方式的选择要求。他们认为,通过使用新型毒品,可以获得娱乐的极限体验,达到休闲放松的目的,同时也可以通过使用毒品后产生的情绪宣泄解除烦恼,减少负面情绪。

(四)同伴交往需要

新型毒品的使用与朋友的影响是分不开的。毒品使用最好的指示器是同伴这个变量。[①] 调查发现,受访者在使用新型毒品前,朋友中已经吸毒的人数超过一半,达 55%,每个月与朋友平均聚会次数超过 10 次的占 32.6%,5 次至 10 次的占 16.3%,3 次至 5 次的占 22.8%,1 次至 2 次的占 24.1%,没有聚会的只有5.1%。萨瑟兰的差异交往理论认为,同各种不同的人(既有犯罪的也有不犯罪的)的集团交往的机会是因人而异的。一个人越有机会同罪犯交往,他将来从事犯罪活动的可能性就越大。[②] 个体越有机会与有吸毒经验的人交往,且与他们交往时间越多,越有可能产生吸毒行为。朋友是吸食毒品的影响因素,而朋友这一指示器之所以能起作用是因为使用者为了与同伴交往的需要。

新型毒品作为娱乐性毒品,成为年轻人交往的选择工具之一。很多人为了与朋友打成一片,交流感情,开始尝试新型毒品。国外的相关研究发现,使用俱乐部毒品者,朋友愉快相处就是最被认同的理由之一,[③]俱乐部毒品会影响与他人的关系。[④] 香港的调查也表明,特别是对 21 岁以下的青年人来说,同辈朋友的影响以及和他们打成一片的愿望始终是造成药物滥用的第一位原因,2002 年以来其比例均超出 50%,2004 年更是高达 59.17%,2005 年上半年达70.18%。[⑤] 在我们的研究中同样发现,朋友对吸毒的重要影响。84.28% 的人

① O.瑞、C.科塞:《毒品、社会与人的行为》(第 8 版),中国人民大学出版社 2001 年版,第 16 页。A. C. Marcos, S.J. Bahr, and R.E. Johnson. *Test of a Bonding/Assoiation Theory of Adolescent Drug Use*. Soc. F., 65:135, 1986; Edward MacRae, Julio Assis Simes. Prohibitionist Drug Policies And The Subculture Of Cannabis Use In Two Brazilian Middle Class Urban Settings. http://www.neip.info.

② 〔美〕杰克·D.道格拉斯、弗兰西斯·C.瓦克斯勒著,张宁、朱欣民译:《越轨社会学概论》,河北人民出版社 1987 年版,第 92—93 页。

③ B. Sanders. Drugs, *Clubs and Young People: Sociological and Public Health Perspectives*. Ashgate Publishing, Ltd., 2006:96.

④ Kandel, D., and Davies, M. (1991). "Friendship networks, intimacy, and illicit drug use in young adulthood." *Criminology* 29: pp.441—463; C.A. Cavacuiti. "You, Me... and Drugs — A Love Triangle: Important Considerations When Both Members of a Couple Are Abusing Substances." *Substance Use & Misuse*, 39(4): pp.645—656, 2004; K. Yamaguchi and D.B. Kandel. The influence of spouses' behavior and marital dissolution on marijuana use: Causation or selection." *Journal of Marriage and the Family*, 59(1): pp.22—36, 1997.

⑤ 方巍:《药物滥用与不协调发展——香港青年的个案研究与启示》,《青年研究》2006 年第 3 期。

认为人活着就要被别人看得起,55.25%会在乎朋友对自己行为的评价。同伴对吸毒的影响占第三位,达到18.1%,沟通和交流感情占6.0%。

人们为了与朋友增加交往,容易附和朋友的一些观念,采取朋友的行为方式,以拉近彼此距离,增强彼此情感。新型毒品作为一种集体行动,一种群吸行为,容易形成一种吸毒的情境压力,出现不玩特别傻、不玩朋友面子上过不去等情况。

> 跟他们在一起,如果他们玩你不玩,(他们)会觉得(我)特别傻,而且我自己也没意思,后来也就开始玩了。
>
> 到上海之后,人生地不熟,就只跟场子里的四、五个小姐玩得好一些。我之所以沾上这东西,多半原因是她们带的。你说这些朋友专门打电话邀你去玩,你能说不去吗?所以没办法的事。
>
> 不玩是不可能的呀,朋友们都在一起,除非你不交朋友了,要不大家在一起肯定要玩这个,你不玩嘛别人会看不起你。总不能不交朋友了,那生活还有什么意思。不过我知道这个用多了对身体不好,我就少量的玩一些,不多玩,朋友们面子上过得去就行了。

在群吸情境中,"语言挤兑"最容易使青少年产生被团体排除的心理,从而成为导致吸毒行为发生的具有最后作用的危险杠杆。[①] 一些朋友的过激言语如"你是不是男人,这个都不敢?""这种东西都没碰过,真是白活了",这些尤其会刺激年青人采取冒险行为,即使知道毒品的危害,也会为了面子、为了男子气概去尝试。

作为一种舞会毒品、娱乐毒品,新型毒品能通过非正常的精神和体力消耗产生一定的效用,暂时满足年轻人在特定环境中的娱乐享受和追求时尚的需要。因此,在学校、工作、家庭等不同领域,新型毒品都可能找到进入的缺口,通过为不同年龄、不同职业的人群提供服务的方式,潜移默化地进入主流文化的生活和观念中。

由于新型毒品对个人身体的危害性是滞后的,其首用效应被享乐文化的时髦所掩盖,因此,即使它是一种违法药品,越轨使用是一种违法行为,但是仍然有人以身试法,愿意冒险去尝试。

默顿认为,从社会学角度将反常行为看成是文化规定了的追求与社会结构

---

① 夏国美:《社会学视野下的禁毒研究——青少年吸毒问题调查》,《社会科学》2003年第10期。

化了的实现途径之间脱节的征兆。^① 但默顿注重的是追求成功金钱的目标与途径的不吻合,容易产生越轨行为。而阿格纽(Agnew)认为,失范理论仅仅关注默顿提出的一种类型压力:获得积极有价值目标的失败。然而,除此以外,社会结构也创造了行动中不同类型的压力,这些不同类型的压力也会随着时间的累积,最后成为越轨产生的复杂影响。^② 我们的研究就恰恰对于默顿所认为的越轨行为产生作用的领域作了拓展,同时验证了阿格纽的压力多元的观点。

研究发现,新型毒品使用行为及其亚文化的形成并不仅仅局限在工作领域,也不只体现在功利性的目的上,还涉及各个领域中那些无法通过正规途径得到满足的需要上。而且,发生吸毒行为的群体并不只是穷人或底层人士,也有经济条件很好的人群。这与加尼翁(Simon Gagnon)提出的失范理论观点正相吻合。他认为,默顿1930年形成的理论,是在持续经济萧条期间,而20世纪70年代经济的富裕显然对越轨产生了大量不同的影响。虽然失范理论可以解释那些最不可能达到成功目标的底层群体因感到最大压力而越轨,也可以解释生活富裕想要更多的资源的人的越轨。因此,失范不仅来自经济上的绝对位置,也来自相对位置。^③我们的研究也表明,吸毒者不仅包括经济地位和社会地位低下的社会闲杂人群,也包括那些经济水平不低、工作压力较大的人群。因此,只有充分理解新型毒品在各个领域、各种人群中所起的非正规作用,才能真正理解毒品亚文化的产生何以成为可能。

第三节　禁毒教育的悖论

如前所述,新型毒品涉及生活的各个领域,对各个年龄段的人群,特别是青少年群体的危害很大。因此,重视在青少年群体中开展认识新型毒品、抵制新型毒品的教育至关重要。

一、教育的盲区

(一)关注教育方式的探讨,忽视了教育干预的有效性

一般来说,青少年越轨行为的产生是一个连续的过程。在当前学历霸权的高压下,学校中学习之余的娱乐活动很有限,很多家长、老师都鼓励孩子多学习、

---

① 默顿:《社会理论和社会结构》,译林出版社2006年版,第264页。
②③ Marshall B. Clinard, Robert F. Meier. *sociology of deviant behavior*. Thomson.2001: 116.

少参加活动,以免耽误了学业。而有限的课余活动并不能满足青春期学生的娱乐需要。特别是读书成绩不好或压力过大的学生,容易对学习产生厌倦感。面对学习压力,他们会选择远离学习、追求快乐的事,而课堂外的娱乐活动则成为他们首要的选择。为了增加课外活动的时间,他们经常会把众多课外的时间投入其中,甚至也把课内的时间利用起来,逃课出去玩乐。也有一些玩心重的青少年,会把许多学习之余的时间投入玩乐中。

青少年时期的娱乐需求日益增加,尤其当出现厌学情绪时,在校外的娱乐活动明显增多。而校外娱乐过量的结果,就是经常接触一些"志同道合"的同学,接触混迹社会的朋友,容易引发逃避学业责任、沾染社会不良习气等越轨的想法和行为。他们在外玩耍时间过长,也很容易产生打架滋事等现象。调查发现,有40.5%受访者在16岁以后在公共场所与人打过架。

> 打架经常性。具体几次,不知道,发生了不开心的事,就上去打了。基本上每周都有。什么原因都有,那个时候傻乎乎的,觉得帮人家很雕(有本事)。朋友说你帮我叫点人,我就叫一帮人一起去了。

在面对学生这一时期的成长变化时,许多家长老师的教育出现了盲区,并没有清醒准确的认识,也没有及时有效地干预,产生了这些学生最终走上违法道路的结果。这其中的原因,并非是简单地对个体的教育方式的探讨问题。我们在研究中发现,吸毒者的父母教育方式中,唠叨型占29.2%,谈心型占27.0%,溺爱型占15.0%,放任型占13.5%,打骂型占10.2%,其他占5.2%。显然各种教育方式之间差异不明显,各种类型的教育方式都有。而且我们之前观念上普遍认为,谈心型的教育方式可能是比较好的一种,但显然在这里并没有看到太大的效果,很难说哪种教育方式最有效。说明简单的教育方式与吸毒并未有直接关系。实际上适应青少年从事越轨行为,走上吸毒道路的教育问题,主要涉及两块:一块是教育投入问题,另一块是教育能力问题。

1. 教育投入不足

青少年时期的教育投入并不仅仅体现在对教育的经济投入,如买辅导书、请家教等,更主要的是家长老师对学生教育时间的投入。调查中发现,父亲从事最长的职业中,工人47.8%,专业技术人员12.6%,农民9.9%,个体工商户9.2%,办事人员7.3%,处级及以上干部4.2%,私营企业主1.9%;母亲从事最长的职业,工人53.1%,农民13.2%,专业技术人员11.0%,个体工商户6.3%,办事人员4.1%,私营企业主1.1%。这其中有相当一部分比例的父母处于较高收入岗位,工作比较繁忙。如个体工商户、高干、私营企业主等。他们经常无暇顾及孩子的学习与教育,对孩子没有投入足够的精力和时间,对子女的学习和表现关注不够,没有及早意识到子女从事越轨的前兆,比如对子女娱乐活动增多花销增多、子女逃课、成绩下降或不想念书等没有及时发现,没有进行及时有效的干预。许多父母因为没有过多时间给孩子,就用增加零花钱来弥补自己的愧疚,这反而助长了一些孩子高消费、过度娱乐的可能。

> 受访者:大一那个时候像我这样一个月最起码要花掉七八千。一开始还没这么厉害,比方一个星期去娱乐场所一两次,后来去两三次,后来觉得很好玩了,就慢慢地天天去。然后家也不回了。
>
> 访问员:那你父母亲一个月会给你七八千?
>
> 受访者:我母亲会给我的。我说钱花光了嘛。要就给嘛,我父亲反正那个时候开口,就给我一两千最起码。开一次口就一两千。那个时候也没有固定什么时候去,就是没有了就跟我妈妈讲一下,跟我爸爸讲一下,后来就变成不敢向我爸要了。就问我妈妈要钱,我妈妈比较宠我。
>
> 访问员:那你这样出去玩,他们没找你谈?
>
> 受访者:主要他们还是工作忙,星期六星期天经常不在家。以前基本上都不在家,回家也只有我一个人。没时间找我谈,怎么可能有时间找我谈这个。

还有一部分当工人的父母,工作时间也比较长,有的甚至还外出打工,没在子女身边。他们更多的是把孩子推给学校,自己对孩子的教育时间投入少,容易忽视孩子出现的各种问题。

> 当一天和尚,撞一天钟。那个时候根本无所谓,那个时候父母亲忙,刚开厂,忙得不得了。
>
> 我不想上学没跟父母亲沟通。他们知道也没办法,那么远的地方(父母在朝鲜打工)。电话也说过这事,都依着我,他们劝不动我。以前接他们电话,他们这么说,后来我就不接他们电话,他们也不提了,在那么远的地方。

而在学校教育中,老师本应该对每一位学生都一视同仁,尤其对学习成绩差、表现不好的学生,应该多投入、多帮助,才能鼓励他们共同进步,避免走上歧途。然而,在当今"分数第一"、"升学率第一"的指挥棒下,对老师的评判和要求也越来越倾向于看其学生的成绩线以及升学率、课堂纪律等简单的硬性标准。这就不可避免地会造成老师对学习成绩好、表现好的学生有所偏爱，对不同学生的时间投入出现差别。学习成绩好的学生获得了老师的重点关注和保护，而对学习差的或一般的学生，则关注极少，只要不影响其他学生，不违背学校纪律，便听之任之。这种教育投入的不同形成了强者愈强，弱者愈弱的马太效应。学校和老师对于学生出现学业压力或学习厌倦情况，对于学生逃课或在外玩乐时间过长等现象，难以及时发现和引导。

2. 教育能力缺乏

对于教育时间的投入涉及教育干预的及时性问题，而有效与否则主要取决于教育的能力。在需要适当干预的时候，如何进行有效的干预，这就是教育能力的问题。调查发现，父母亲文化程度在初中及以下的，父亲占62.8%，母亲占69%。可见许多家长文化程度不高，教育孩子的能力尚需加强。这表现在下面几个方面：

一是许多家长对子女教育缺乏方法，教育方法单一。有些教育方法粗暴，有些比较溺爱，有些则放任自流。调查发现，父母教育方式溺爱型占15.0%，放任型占13.5%，打骂型占10.2%。样本人群在涉足毒品前对父母教育的反应是，愿意接受者仅占34.3%，勉强接受者占16.6%，其余为厌烦、对抗、阳奉阴违或者不理睬，占49.1%。对于经常出现越轨行为、学习成绩不好的子女，许多家长到后来管不住，也就不管了。也有些家长给子女设了底线，只要不出事，其他就随便孩子了。

我爸就是打我，打得特别狠。在外面惹事了，回来我爸就拿皮带抽我，抽的身上全是红印子。我就反抗！坚决反抗！他打我，我就跑，跑了就不回家，在外面跟朋友混。最长的一次半年没回家，短的也要好几个礼拜。

基本上是在中学时候，上学不上学无所谓，报报到就可以，又没心思听老师上课。到初三分了差班就开始这样了。之前也不认真。像我们这种，混个文凭就可以，自己知道读书行还是不行的。父母亲不说，说什么。他们说反正你自己看，读不读随便你，要读我们也供你。

访问员：你是2000年被开除的，然后你游荡了一两年，你不跟他们做，他们有没有叫你做工作？

受访者：他们没有叫我去做，反正你不要惹事就可以了。当时工作呢，去上什么班，最主要是父母亲蛮溺爱的。

访问员：你后来工作了也这样，你父母亲不说你吗？

受访者：只要不出事。他们其实管也是管的，没有一个父母不管自己小孩的，因为管了，管不好，他们已经失去信心了。中学的时候对我失去信心。

二是家长与子女沟通不畅，对子女监管不力。单一的教育方式，让很多家长与子女沟通不顺畅，或者对子女的行为并没有得到有效的认知，对子女在家庭外的事情比如逃课、滋事、交友、闲暇时间安排等，知晓不多。因此对孩子的越轨前兆也未能及时发现。

受访者：我父母就是平常关心关心我，在外面干什么？他们现在不知道我在外面干什么，我也没跟他们说，他们知道我没在干什么，所以他们经常就叫我去上班。有时候他们问我，你的钱哪里来的，我也没有正面回答。我觉得你们不要去管这些东西了，有了就有了，你们不要去管。还有第一次因吸毒被抓关15天，能瞒过去就瞒过去了。到后来他们知道我是拘留，但是他们不知道我是为什么拘留。他们问我怎么会拘留的，我说跟人家打架，他们就相信了。

访问员：他们没找你谈心吗？

受访者：没有。我也知道他们很想和我谈，我也想和他们谈，但是有的时候刚刚想谈的时候，谈不下去。我也不知道。说不上那个点。从小就不谈。

很多父母对子女的教育专注于学业成绩，而对于子女交友情况却有所忽视。有学者对家长提出忠告，要认识到你对孩子结交什么朋友有一定的影响，特别是在幼年和青春期。尽量减少使孩子易于与有越轨行为倾向的同伴凑在一起的可能性。[①] 许多父母对子女的交友情况并不知情，尤其是对子女期望不高的父母，并没有过于关注子女的交友，或者对子女与朋友交往的情况不太清楚。

访问员：那你经常出去，你父母亲会说什么吗？

受访者：不干涉我的私生活。不干涉我交友。

访问员：那父母没有教你，比如这个朋友不太好呀，之类的？

① O. 瑞、C. 科塞：《毒品、社会与人的行为》（第8版），中国人民大学出版社2001年版，第17页。

　　　　受访者：但是他们在我爸妈眼里都蛮好的。

　　　　访问员：你爸妈觉得他们好在哪?

　　　　受访者：反正跟她们在一起没什么事情，也不会整天出去了，不回家那种。就是出去玩归玩，回家还是回家。

　　三是没有根据子女的不同情况进行有针对性的行为干预。一些子女越轨行为没有得到处罚，反而被子女钻了空子，强化了子女的这些越轨行为。还有的家长对子女期望低，这也会助长子女厌学、外出玩乐的机会。

　　　　他们先知道我抽烟，我在家里抽烟，被他们看到了，然后逃夜给他们知道了。我在想他们好像也不是很生气，他们就说了我几句，没怎么骂我。在我印象当中，这种事情要是被他们知道了，他们会骂我的，会发脾气，他们脾气没发，好声好气跟我说。他们发脾气，那个时候我还听点，大概他们觉得发脾气没用，好声好气总比骂好。他们说现在你还小，不能晚上出去不回家，烟嘛，最好不要抽。我这人大概那里不好，你好声好气跟我说，我大概就会越来越贱，你骂我我就会收敛一点。最多就是给他们说两句，然后大概骨头越来越轻了。到后来有一次在学校里打架，老师打电话给我妈妈，我爸妈过去，受了个处分，他们很生气，什么话都没有跟我说，把我接回家之后，什么都没说。那个时候我也大概不服气，小孩子肯定劝不住的，你不说话我也没什么改变。你不说话我改变什么，改变态度什么，都没有改变，就这样是对的，打人也是对的。

　　而在学校中，有些老师的教育能力也有待提高。他们在升学率的高压下，对学习不理想的学生缺乏关心。甚至对于成绩不理想的学生，反而压制其学习的热情。对于闹事的成绩不好的学生，老师一般不喜欢，教育教育，管不了，也就不管了。

　　　　从初一就开始这样。有时也会逃课去玩。看有的课，一个礼拜不多，一两节。老师也管过的，找我们谈话过，比如旷课，反正教育的话，那个时候已经听不进去了。那个时候老师管不好，不管了。

　　　　老师说你考中专嘛，无所谓。高中，不一定考得上，你就白考了，过去考了，你有可能也会去职校的。我觉得我老师他有问题，他对某些人很好的，对家境方面比较好一点宽松一点的家庭比较好。大致上整个班级以上的人都会这样想的。

从某种程度上说,老师和父母对越轨青少年的放任态度也是一种越轨行为的表现。默顿提出的越轨行为,形式之一就是形式主义,即在人们接受了正统手段但由于所受的社会化教育或由于缺少社会接触的机会从而没有接受正统目标的场合,形式主义就会发生。那些在学校制度的种种压力下放弃教育孩子这一目标但依然是"教师",并在形式上遵守各项准则的教师;那些形式上顶着父母头衔却同样放弃了教导子女职责的父母,都可以作为形式主义越轨行为的例子。①他们对孩子的越轨行为认为管不好,管不住,任其发展,就是一种形式主义,没有尽到为人师表为人父母的教育责任,而这又为孩子接受越轨亚文化,做出违法行为提供机会。

(二)差生的污名化

在当前社会,好成绩成为好学生的标准,高学历成为好前途的象征,因此这类学生群体备受关注;而成绩差、学历低的学生则被贴上了标签,成为坏学生和没有前途的代名词。教育对于这些学生并没有达到提升理想的目的,反而污名化了他们,阻碍了他们的发展。

1. 差生标签:学校把差生推向社会

对差生的标签造成了这些学生对读书的认识偏激,仇视或忽视读书行为。对读书的看法,44.97%的受访者认为,学校里教的东西没用,55.22%的受访者同意,只要会混读书不好照样可以赚大钱。许多人认为读书没用,能赚到钱的才有用。现代社会,即使会读书,也需要有后台才能找到不错的工作,因此文凭可有可无。

> 现在社会,读书,后面自己有台的,有后路的,人家帮你介绍工作。你没有后台,读书读得再好等于是空。现在社会现实得不得了。全都是关系。没关系再大的文凭也没用。文凭是可有可无。因为现实中见得多了。我姨父的儿子大专毕业还在家里,找不到工作,全都是新手,实习也不要。我姨父没有后台。我老婆姑姑家是法院的,她侄子当兵回来,分得好得不得了。

这种差生、坏学生的标签,也使许多学习成绩平平尤其是对学习不好的学生热衷于好学生不一样行径的行为,更容易采取一定的越轨行为表示自己的与众不同,如逃课、退学、打架、长时期待在网吧或其他娱乐场所等行为。实际上,学

---

① 〔美〕杰克·D.道格拉斯、弗兰西斯·C.瓦克斯勒著,张宁、朱欣民译:《越轨社会学概论》,河北人民出版社1987年版,第58页。

校对这类学生的处分并不能起到有效的威慑作用。犯罪学古典学派相信自由意志对违法行为的影响,而且使用处罚来阻止违法,只有处罚大于违法所带来的好处时才起作用。① 这些学生在面对学业压力时,产生痛苦和压力,而在应付学业、逃课、过度玩耍的过程中,却获得了快乐,成为他们生活中最有意思最为关注的事。而学校,是耗费时间,占用时间的某种"东西"。② 在学校上课反而剥夺了他们娱乐的时间。对他们来说,在当时情况下,尽快脱离学校,摆脱学校的各种限制是件快乐的事情,可以降低学业带来的压力、脱离学校的管制以及父母的责难。因此拿处分或开除来实施处罚并没有起到应有的约束行为的效果,相反的,反而增加了他们的娱乐时间,提高了他们生活的乐趣,鼓励他们变本加厉地采取逃课或退学等越轨方式增加玩乐生活。而许多学校和老师实际上对成绩差、爱闹事的学生也是厌恶的,认为拖了学校高升学率的后腿,他们对这类学生经常态度粗暴,要么听之任之,应付学生毕业了事。对于过分闹事的学生,则直接让其退学或开除回家。可见学校和老师对差生的态度最终就是把差生推向社会,任其发展。

> 我是因为打架被开除。他过来找我麻烦,然后就打起来,然后他一个牙给我打掉了。打掉一颗牙,学校老师肯定知道的,然后叫我把爸爸妈妈叫来,校长和我爸爸妈妈说,要么让你儿子退学,要么就开除他。我爸妈去了以后求校长再给我一次机会。那个时候我不懂事,就跟爸妈说不读了,不读了,也不想读。

> 我是中专第三年被开除的。我打架。偶尔打架。读书的时候学校有这个处分,吃了大概五六个处分。打架,旷课,还有晚上不住宿舍住朋友家。

2. 低学历标签:社会就业机会少

默顿认为,大规模的越轨行为只有在下述情况下才会发生,一个文化价值系统将某些人人都有的共同成功目标实际上完全置于其他一切目标之上,而对其中相当一部分来说,社会结构却严格限制了或完全堵死了这些目标的达到和得到认可的途径。③ 当前社会片面强调学习成绩,强调高学历好成绩对个体进入社会、获取成功的有用性,这对于成绩一般或较差的学生来说,从初中甚至小学

---

① Donald J. Shoemarker. *Theories of delinquency: an examination of explanations of delinquency behavior.* Oxford university press.2005:pp.12—13.

② G.罗斯:《当代社会学研究解析》,宁夏人民出版社 1988 年版,第 293 页。

③ 默顿:《社会理论和社会结构》,译林出版社 2006 年版,第 281 页。

就已经被僵化的教育结构决定了命运,他们似乎已经失去了通过正常途径获取成功的途径。一些年轻人因为学历低、没有好的家庭背景,社会提供给他们的岗位非常有限。在正规劳动力市场中,他们要找到比较理想哪怕只是一般的正式工作都相当困难。因此,他们很容易认同非主流的亚文化,在非主流人群中寻找偶像,力求实现自我价值。

> 对我来说,读书现在没什么用,最重要的是你赚得到钱,就像厦门的赖昌星一样,只有小学三年级文凭,但是他能搞到几百亿。现在很多大学生,出来没找到工作的多得是。我宁愿做赖昌星也不做大学生,哪怕是有点违法的行为,只要能赚得到钱。我自己赚钱靠自己,都是歪门邪道,比如打桌球,有时候帮人家出去打架都给钱。中学那时候不叫打架,就是闹着玩,到了社会上有时候就帮人打架,都给钱的。我们在镇上有一定的名气,就是不怎么好,在一般人眼里都是像小流氓似的。有什么事出钱、打架。还有的时候故意一个唱黑脸一个唱白脸,故意闹事,找他们要钱,等于绕个弯子,敲诈勒索。这也是生活所逼没办法,又不可能再向爸妈要钱。没办法,身不由己。

现代教育制度的不合理对青少年人生的成功与失败的影响巨大。许多研究表明,青年药物滥用问题的突出性,其实是社会不协调发展带来的恶果。比如失业问题,往往是造成青年人滥吸毒物和越轨行为的重要因素。[1] 同时,学历霸权对高学历、好成绩的要求,使得学校教育对于成绩差的学生来说,变得毫无意义;特别是现实中教育对就业的无助,出现众多教育与职业脱节的现象,更增强了某些很现实的学生的看法,他们认为读书对自己以后想做的事没有帮助,教育的内容与他们的前途不能直接联系起来。[2] O.瑞和C.科塞认为,鼓励和增强孩子对学校、学习成绩和长期生活目标的价值的认识,当孩子日常活动和行为与实现长期目标相抵触时,要及时指出来。这有助于预防青少年吸毒行为的发生。[3] 然而,许多老师与家长对有越轨行为的孩子的教育并没有培养起长远的生活目标,

---

[1] O'Higgins, N.(2001). *Youth Unemployment and Employment Policy: A Global Perspective*. Geneva: International Labour Office; Kieselbach, T. (2003). "Long-Term Unemployment Among Young People: The Risk of Social Exclusion." *American Journal of Community Psychology*. Vol. 32. Nos. 1/ 2. pp.69—76.

[2] 迈克尔·布雷克著,岳西宽、张谦、刘淑敏译:《越轨青年文化比较》,北京理工大学出版社 1989 年版,第 30 页。

[3] O.瑞、C.科塞:《毒品、社会与人的行为》(第 8 版),中国人民大学出版社 2001 年版,第 17 页。

学校对未来职业的作用也缺乏正确的评估与规划,没有及时纠正和引导孩子们的越轨观念与行为。于是,一些家庭背景不好又遭教育制度淘汰的青少年开始尝试吸毒,希冀从中寻求解脱;而家庭背景好的青年虽然受教育制度淘汰的影响小些,也不需要过早工作,但因为没有经济压力,行为自由而不受约束,同样也会因为生活空虚的心理和迷恋娱乐而尝试吸毒。

二、教育的悖论

随着禁毒宣传力度的加大,不少青少年已经接受了毒品危害的教育,对毒品有了一定的认识。但是我们的调查发现,有 67.6％的受访者在当时就知道新型毒品是违禁药,54.7％的受访者知道使用新型毒品是违法的。为什么会出现这么多明知故犯的吸毒行为呢? 这值得引起社会反思。禁毒教育对预防吸毒行为的发生会起到至关重要的作用。但是目前在教育的形式和内容上还存在着一些问题。

(一) 禁毒教育的两难

目前的禁毒教育大部分是针对青少年的,主要强调吸毒的危害。20 世纪 80 年代中期,美国社会曾定期在电视和报纸广告中刊登一则广告:手握一颗鸡蛋,OK,主持人说,再来一次,这是你的大脑。然后鸡蛋放进平底锅里煎。这是你吸毒的大脑。① 这些信息确实会传递给目标观众,但因为它的过于夸张和不真实性,也会导致与教育目的完全相反的结果。而中国各地多年来针对青少年的禁毒教育展,通常展示的不是缴获的毒品,就是照片上骨瘦如柴的吸毒者、吸毒死亡的尸体和骷髅的形象。尽管禁毒宣传的口号多种多样,但大多还是恐吓式宣传,如:死亡是吸毒者的朋友;"摇头丸"——要头丸,吸毒—欠债—偷盗—抢劫—监狱;闻一闻,要你的命……2005 年,网上票选出十条最佳禁毒宣传口号:一次吸毒终生悔,莫拿生命赌明天;远离白色粉末,拥抱七彩生活;毒莫沾,沾必悔等。其实这些口号并没有将毒品的真实信息告诉人们,很难产生教育的效果。

有研究者认为,这种恐吓式、说教式的做法往往会引发青少年的好奇心,激起他们的逆反心理。一些年轻人认为,自己可以对毒品作出自己的判断,不需要媒体的教育,"媒体关注不是好主意。它对教导青年、孩子远离毒品是好的,它确实是不好的东西。但随着你年龄增长,你可以作出自己的判断。我大到足够自己作决定,不需要任何人来告诉我应该怎么做"。② 西方一些学者的研究结果也表明,20 世纪以来采用恐吓式的毒品危害教育方式不是很理想。社会学家戴

①②　　Marshall B. Clinard, Robert F. Meier. *Sociology of Deviant Behavior*. Thomson. 2001: p.306.

维·汉森对 130 项毒品教育的效果进行了调查研究。他发现青少年在接受教育后对毒品的态度只有很小的变化，有时甚至会增加吸毒。由兰德公司进行的另一项对毒品教育计划的研究也得出了相似的结论。另一项研究发现，这样的宣传教育其实质性效果无法被确定，却发现有时会刺激好奇心。① 还有研究显示网络有关毒品的信息如"摇头丸"会增加吸毒的潜在危险，对初学者而言，寻找毒品知识，会正常化解风险行为，使网络信息搜索者对这些毒品的使用表现出更能接受的态度。②

可见，在禁毒教育方面，全世界都陷入了两难的境地。宣传怕引起青少年的好奇心，不宣传却担心青少年因无知而受骗。不过，在全球一体化的社会背景下，一个总趋势已经形成，即：对于任何一个社会问题，都只能开放对待，不可能藏着掖着，不宣传是不可能的。所以，就禁毒教育而言，问题已经不在于宣传不宣传，而在于如何宣传，如何起到引导又不会起到误导的作用。当然，还需要加强探索和创新，力求禁毒教育模式的多元化、多样化。例如，郑渊洁、敖幼祥等知名漫画家为少年儿童专门创作了首部以禁毒为题材的漫画读物《逃离恐怖岛》，一经推出便得到了良好的市场反馈，相比较枯燥乏味的宣传手册，漫画读物的形式更能吸引青少年的目光。③

（二）信息的真实性和科学性

毒品信息缺乏正确、科学的内涵，有些内容出现错误或者夸大。如吸毒的宣传口号："预防吸毒从第一口开始"，结果吸毒者通过自己的亲身体验，发现吸了一口并没上瘾，就会认为这些教育都是在骗人。而实际上，吸毒成瘾有一个过程。即使是成瘾性最高的海洛因，成瘾也需要一个过程。

在禁毒教育中，欠准确的话语反而会误导青少年对吸毒的理解，对毒品的认识陷入误区。人们总是以成瘾性与否来评判毒品以及毒品的危害程度。访谈中发现，多数吸新型毒品者都认为新型毒品与海洛因不一样，又不上瘾，没有什么危害。而且他们也通过亲身体验验证了这一点，一位 18 岁的吸毒者说：

"实际上不会上瘾，根本没必要抓到强戒所强戒。我用了以后身体各方面都没有变化，连我妈都说我跟以前一样，没变。"

吃新型毒品不会上瘾的，又不是海洛因。我有一个朋友，小时候很要好

① 夏国美：《社会学视野下的禁毒研究——青少年吸毒问题调查》，《社会科学》2003 年第 10 期。
② NT Brewer. "The Relation of Internet Searching to Club Drug Knowledge and Attitudes." *Psychology and Health*, 18(3): p.387, p.401, 2003.
③ 李文君、聂鹏：《毒品文化辐射研究》，《中国人民公安大学学报》(社会科学版)2008 年第 1 期。

的朋友，用了海洛因，自己给自己打（注射）的时候，死掉了。那个东西我是绝对不会碰的，碰了就完了。人家有一句话说得太对了，"一日吸毒，终身戒毒"，那种东西（传统毒品）一沾上就出不来了，骗钱什么事都能做出来。我知道这些的。我玩的这个（新型毒品）不一样的，我完全可以控制，这个我分得清，绝不会犯糊涂。

新型毒品与海洛因等传统毒品在成瘾性和危害性方面的表现并不一致。新型毒品最主要的危害在于它的精神依赖，而且长期使用会导致大脑和神经系统不可逆的损害。但是对于这一重要区分，现有的禁毒教育资料呈现了知识结构老化和信息失实的问题。不少毒品宣传资料实际上混淆了新型与传统毒品的区别，对于有关新型毒品的知识和危害的宣传很少。导致一些使用者认为宣传中有关毒品的信息是夸大的、不准确的，因为它与使用者的体验正好相反。体验与宣传不一致，会造成宣传可信度的下降。毒品宣传内容的不准确不到位，让许多人不信任媒体报道和医生对毒品危害的解释，认为对毒品的立法和管制没有道理。这就需要宣传上不夸大，不虚构，对于各项毒品的利害关系说明清楚，以加大准确信息、有效信息的宣传力度。

（三）不深入的宣传方法，形式单一难以普及

对新型毒品的宣传教育面不深入不广泛，宣传面小，宣传内容不到位，许多人对此认识不清。不像海洛因等传统毒品，宣传教育面广，人们认识深刻。海洛因毒品不能碰，对人体有危害，在人们脑中观念根深蒂固。调查数据显示接受过新型毒品这方面教育的受访者只有 25.4%。

目前对新型毒品的宣传力度不够，我们对相关的这些法律规定都不了解。你看，我为什么知道血液接触、性交、母婴传播、共用针筒这些会传播艾滋病，为什么知道海洛因不能碰，这都是宣传力度大的结果啊。现在只讲是"软性毒品"，可讲得不具体，比如包括哪些种类？对人体有哪些危害？都没讲清楚。

对中国现有的这种禁毒做法我是有看法的：拘留的效果，其无非是15天没吸；以后还是照样吸，而且吸得更厉害。禁毒不是靠墙上贴几条标语口号，人们就会远离毒品的。要把毒品的毒性分解给人看，毒品对人体的危害到底在哪些地方详细解释给大家听。宣传的途径很多，如网络、媒体、教科书等都可以。尤其是对中学生的教育是很重要的。

　　新型毒品作为一种比较新兴的事物,宣传面上不普及,不仅广大公众认识不清,就连许多禁毒执法人员对此的知识也甚少。全国各地都面临同样的问题,禁毒专业人才少,整体素质不够高。如 2005 年福建省禁毒队伍中,禁毒民警 473 名,其中 42.5% 从非侦查单位调入,29.2% 为 46 岁以上老同志,46.5% 从未参加过禁毒培训。[①] 加强宣传教育活动,不仅要向人民群众普及,对于与毒品有关的执法人员要首先加以培训宣传。

　　所以,在大力向公众宣传毒情形势,宣传毒品的社会危害的过程中,既要让公众了解鸦片、海洛因等传统毒品的危害,更要加大新型毒品社会危害的宣传力度,通过充分利用公共媒体、传播媒介,做到电视有画面,报刊有文章、广播有声音、网络有报道,同时也要充分利用橱窗、墙报、文艺演出、手机短信、公益广告等载体开展禁毒宣传工作。[②] 特别是发挥网络的作用,网络信息宣传的作用已得到研究肯定。[③]

　　不过也要看到,进行毒品宣传教育的目的在于预防吸毒,针对的目标群体主要是未接触过毒品的青少年群体。对于已使用新型毒品的人而言,这些信息并不会引起他们的注意。西方一些研究表明,锐舞和俱乐部亚文化中的年轻成人不会对戒除、预防毒品信息作出反应,相反,他们更偏向减少危害的信息,如精确测量如何获得毒品的愉快影响而避免危害影响的信息。[④] 对于他们而言,鼓励负责任的俱乐部毒品使用是公共卫生关注的首要方面。[⑤] 中国对于使用新型毒品者的教化目的在于减少毒品对他们的危害,最终达到戒除。那么,能否借用国外的研究成果,从公共健康的角度考虑,对已经接触新型毒品的年轻人的戒毒过程,首先从宣传最小化危害的信息开始,逐步扩展到戒除的信息传播,这是值得我们进一步探讨的问题。

---

　　① 傅是杰、游文杰、李伟强:《福建省新型毒品违法犯罪现状及打击对策》,《福建公安高等专科学校学报》,2005 年第 6 期。

　　② 公安部:《禁毒宣传教育应注重"六性"》,http://www.mps.gov.cn/n16/n1252/n1897/n2872/798833.html2008-04-01。

　　③ P. Jenkins. *Synthetic Panics: The Symbolic Politics of Designer Drugs*. New York University Press,1999;E. Southgate and M. Hopwood. "The role of folk pharmacology and lay experts in harm reduction: Sydney gay drug using networks." *International Journal of Drug Policy*,12(4):pp.321—335,2001.

　　④ B.C. Kelly. "Club Drug Use and Risk Management Among 'Bridge and Tunnel' Youth." *Journal Of Drug Issues*,37(2):p.425,2007.

　　⑤ B. Sanders. *Drugs,Clubs and Young People: Sociological and Public Health Perspectives*. Ashgate Publishing,Ltd.,2006:p.49.

第六章 中国的禁毒之路

在经济全球化到来之前，在中国还是落后的封建国家和半封建、半殖民地国家的时候，毒品曾经是西方列强打开中国大门、进行经济入侵的罪恶魁首。禁毒，不仅是中国对抗外国侵略的外交手段，更是保卫国家主权独立和民族健康的政治行动。中国的禁毒之路，既有成功的经验，也有失败的教训。在回顾这些经验教训的时候，我们已经有了很多政治经济方面的原因探索和理论解释，这些解释的结论一般都将禁毒的失败归咎于旧中国政治的腐败和经济的落后，而将禁毒的成功归功于新中国国力的强盛和政治的昌明。但是，当今日中国在政治、经济和科学技术等方面都有了巨大的进步，国际地位空前提高的背景下，毒品反而卷土重来时，传统的理论解释本身就需要重新认识并转换新的视角。

在第一章里，我们已经充分展现了毒品是如何通过复杂的社会机制与生活方式和人性联系在一起的情形。事实上，在人类的历史长河中，毒品与人性勾结形成的魔性是贯穿历史罪恶底蕴的一条暗线。政治和经济、军事和外交只是这种魔性利用的手段或特定时期的历史表现，它们构成了历史原因的表象。而真正的根源，或者说历史罪恶底蕴的暗线本身，却要通过文化变迁的内涵才可能寻找得到。由此我们将可以看到，禁毒，在中国这块特殊的文化土壤上也同样带有中国特色。

第一节 中国禁毒历史的文化透视

翻开自清朝以来的近代史的扉页，禁毒，可以说是中国政治和对外经济交往中一条非常抢眼的主线。自 1729 年清政府发布第一个禁烟法令起，在前后两百多年的禁毒历史中，中国人在禁毒问题上表现的智慧之丰富和困惑之烦冗、威力之可歌和软弱之可泣，同样都是值得今天的人们深思和探究的。历史不是一条直线——曾经与未来永远相隔；历史也不是平面上的圆——昨天与今天周而复始；历史有它奇特的周期——没有简单的重复但有内在的相似。当历史的周期还没有展现的时候，人们对历史的评价往往会带有片面性和局限性，甚至因为充当了历史展开过程中的对抗角色而带有极端性,然而,要把握历史的真谛,却只有深入了解其周期性运行的内在规律。

中国禁毒史的研究文献可谓汗牛充栋,具体历史事件的描绘也是难尽其详。本节所要关注的只是一个非常简单的历史周期现象:经历了两千年封闭式发展的封建中国,在刚刚进入西方资本主义扩张式时代的对外开放局面时,便遇到了一种超越自身控制能力的毒品泛滥;而今日中国在经历了独立自主、自力更生新时代特色的封闭式发展后,重新进入全球经济一体化时代的开放社会,同样遇到了超越一国控制能力的毒品泛滥之灾。在前一个周期中,中国是以极端的悲剧告终,但悲剧本身也是一种财富,只要善于提炼其中的智慧,对于后一周期的展开就会是一种福音、一面明镜。

一、中国早期禁毒的智慧和困惑

以鸦片为主的毒品进入中国有一千多年的历史。但是,长期以来,在中国,鸦片除了作为药用的物质,在很有限的范围和很少的人中间出现过食用鸦片寻求刺激的事件外,总的来说并没有形成毒品泛滥现象。直到近代,随着西方资本主义的发展和以对外扩张为目的的经济贸易交往出现,由吸食鸦片导致的危害才开始显现。但是,在当时,对还处在封建统治下的中国来说,鸦片的危害之烈还鲜有人能够真正预见。正因为如此,清康熙年间,政府自以为国力强大而开了海禁,无意中为鸦片的大量流入打开了缺口。

当然,清朝时期对鸦片的危害并不是毫无认识,由于明朝末年就有鸦片的危害,康熙在开放海禁的时候就已经有了一定的警惕,对鸦片的进入提高了关税。但是,当时的康熙并没想到后来鸦片的泛滥会比想象的结果严重得多。因此,到了雍正七年(1729 年),清政府已经深受鸦片的危害而不得不出台第一部禁毒法令,主要打击鸦片贩售行为。

从禁毒法令的构思上看,要禁毒首先要消灭毒源,因此打击贩售是完全可行的禁毒思路。而且中国历来崇尚皇权,通过王法号令百姓,只要皇权稳固,百姓莫敢不从。当然,中国社会历来存在的官僚腐败作风是阻碍王法贯彻的一大障碍,但是,只要这一障碍不激起民变,国家权力就不会失控。

然而,让清政府感到出乎意外的是,当封建官僚的腐败被外国资本扩张性的经济交易所利用后,这种失控的局面就成为无法逆转的趋势。开始人们看到的是鸦片对人性的生理控制,以为控制毒源就可以控制吸毒,却不料毒品交易的巨大经济效益更加剧了官商合谋,激发了官僚的贪欲,迅速刺激了腐败的盛行。毒品在通过化学成分控制人的机体的同时,更通过金钱成分控制了国家的机构。

法令是要通过人去执行的,当执行法令的人及其机构本身腐败失控,执法的特权本身成为更大犯法的途径时,这种禁毒的失控局面便成了势如破竹、不可逆转的趋势。在这期间,清政府可谓动足了脑筋,想尽了对策。就政策法令的针对性而言,这些对策也不乏智慧的闪光和对后人的启示。但是,由于无法超越时代局限的文化认识和现实基础,中国近代的一系列禁毒政策法令全部归于失败,所有的努力不可避免地导致灾难,令当时的政府陷入深深的困惑中。

由于雍正年间的第一个禁烟法令在乾隆年间没有得到执行,英国的鸦片入侵阴谋日益加剧,导致中国鸦片泛滥的空前灾难。1796 年嘉庆帝即位后,不得不再次发布了禁止鸦片进口的禁令。但禁令执行的结果并没有达到目的,相反将公开的鸦片交易逼入了地下,使鸦片交易成了官员腐败的催化剂,禁毒非但没有效果,毒品使用反而大幅上升。1813 年,嘉庆皇帝不得不改变禁毒的策略,根据市场需求会增加供应的规律,认识到仅仅打击鸦片进口而放任毒品消费是不足以抵挡地下交易和官商勾结的,于是又颁布了严厉的禁吸禁食鸦片的法令,企图从两头阻止鸦片的泛滥。

这一双管齐下的禁毒法令显然是充满合理性的,体现了清政府决策者的智慧和理性。然而,合理的政策是需要健全的机构去执行的。由于长期禁烟的失效,整个社会已经形成了根深蒂固的毒品流通和消费网络。尽管决策和法令是正确的,但执行却是软弱乏力的。其结果是鸦片的泛滥之势仍然没有消退,大量的白银又流到鸦片销售国,清政府开始出现银荒。1821 年道光皇帝即位后,开始加强对白银的控制。

据历史记载,道光皇帝曾经是一位"瘾君子",深受鸦片之害,后痛下决心戒掉鸦片,故对禁毒非常重视。在其即位的 15 年中,分别从严格查禁银两外流、加重吸烟罪名和惩罚、加强对各国货船的检查、严禁商船分销走私鸦片、严惩失察官员等方面采取了一系列禁烟措施。这些措施针对鸦片进口、走私和官商勾结等不法手段而言不能说不是对症下药、思考周密的良策。

但是,鸦片在精神麻醉和金钱诱惑层面对人性腐败及政体腐败两方面所具有的威力,已经大大超过了一个已经没有活力的古老封建帝国的抵御能力。道高一尺,魔高一丈,上有政策,下有对策,瞒上欺下等现象的盛行,让皇帝的法令成为一纸空文。当时,鸦片的泛滥不仅年年增加,而且为逃避进口的打击和关卡的检查,将鸦片引进本土种植的风气也开始出现。1831 年,道光皇帝再次掀起禁毒高潮,将禁令转向内地种植鸦片的势头。然而,落后的交通信息和复杂难管的地区特点,加上各级官员的欺瞒,决定了这一禁令再次失败的必然命运。因为,即使在交通、信息高度发达的今天,对边远山区禁种罂粟之难,非到当地也难以想见。在信息交通落后的封建时代,清朝这一禁令的失败就不足为奇了。

二、封闭的文化自大与局域性软弱

在对外禁止鸦片交易和对内禁止罂粟耕种这两个方面都付出巨大代价但仍无法取得实效后,继续原来的禁烟对策非但丧失了实际意义,而且也让国家的经济和政治陷入日益困窘的两难局面中。于是,属于无奈情景中的另一种对策思路出台了。1836年,清朝官员许乃济提出了弛禁鸦片的三条理由:(1)与其闭关控制白银流失也不能阻断鸦片的地下交易,反而影响了国家正常贸易的收入和大量人口依靠通商的生计,不如按照原先当做药材进口的方式开放鸦片贸易。(2)丢卒保车,重点控制官员、士兵和上层人物的鸦片滥用,弛禁其他社会闲杂的鸦片吸食。(3)因为鸦片种植与水稻种植不相冲突,加上农民种植鸦片会根据市场需要自行调节,政府不要强加管束。这样可以提高农民收入减轻国家负担。

这一政策提出后,得到了禁烟第一线的两广总督和广州巡抚等禁毒第一线官员的支持,他们提出了更具体的实施意见,但却遭到了朝廷上层官员的强烈反对。由于这一政策最后没有实施,历史没有提供实际效果的证明,因此争论只能是想象的和推断的。但是历史巧妙的周期性变化,却向我们提供了当代欧洲的荷兰范例为印证。在西方国际普遍采用的强制性禁毒政策难以取得实效的情况下,荷兰采用了开放低毒(毒性较低的大麻类毒品)、遏制高毒(毒性较高的海洛因等毒品)的毒品应对策略。(详见第二章)尽管这一策略不能从根本上解决毒品问题,但其实施的后果却也不像人们预先担忧的那样糟糕。不过,由此引起的国际社会的争论始终不断,多数国家至今不能接受这一策略。许乃济的主张与当代荷兰的毒品策略有点类似,因此在当时的社会中遭到激烈的反对应是必然的。翻开这段历史,我们可以看到反对的理由非常雄辩,符合传统的民族尊严和文化观念,如江南道监察御史袁玉麟的"三非六害"论指出:违祖制而背谕旨、坏政体而伤风化、见小利而伤大体为三非;撤藩篱而饵虎狼、夺农工而耗本计、绝民命而关国脉、虚捍卫而启窥视、济奸民而通洋匪、狃目前而贻后患为六害。这是非常义正词严的批判。从理论上说,这种批判即使在今天仍然具有绝对的真理性和正义性。

但全部问题的关键并不于在理论的正义性,而在于实践的可行性。当时,许乃济主张的反对者在正义的理论后得出的实践观点只有简单的一个结论,那就是:原来"执法不力",需要"加强执法力度"。如袁玉麟在奏折中写道:若"执法不移,于事即有大济。诚得海疆大吏,洁己奉公,忠诚国体,必能雷厉风行,立清弊源。"然而,如何让庞大的官僚体系"执法不移"呢? 腐败和执法不力这一封建社会长期的积弊,本身就是不亚于毒品泛滥的更大的一个难题。不正视这一现实,仅仅将决策的希望建立在"官吏们执法不移"的假设上,那么这种正义理论显然并没有兼顾国情的事实,完全是建立在一个空幻的理想前提之上。

但当时的政府并不会有这种意识。因为长期以来,封建社会"皇帝意志就是法令"的文化,养成了一种权力意志的盲目自大,以至于从上到下都认为,只要皇上下定决心,就没有办不到的事情。尽管在禁毒问题上一再显示了"权力意志如果不把握社会规律就不能显现威力"的事实,但是长期延续的封建文化却继续将原因归于权力意志的软弱,以为只要强化权力意志就能扭转局面。1838 年,鸿胪寺卿黄爵滋的系统禁毒理论更全面地提升了人们对这种权力意志的迷信,而道光皇帝在这种权力意志的崇拜下也被激起了盲目的信心。于是,在皇帝的推崇下,掀起了全国性的禁毒大讨论,形成了鸦片战争前夕全国禁毒舆论的空前高潮。最后,代表皇帝权力意志、实施强硬禁毒法令的历史使命便落在了林则徐的身上。林则徐禁毒的行动,维护了国家的主权和尊严,表现了中华民族的禁毒决心,谱写了中国历史上可歌可泣的英雄诗史。但从禁毒全局的战略上看,仅仅依靠皇帝意志支撑的禁毒,并无强大的实力去抵抗毒品交易后面的帝国主义侵略野心。

如果中国足够强大,林则徐的禁毒史实将成为推进中国在近代大发展的动力。任何敌人胆敢侵犯,就坚决将它消灭。但悲哀的是,清政府并不了解自己,更不了解正在因科技进步而发生巨大变化的世界各国。长期封闭的文化培养了一种大国的自尊和自大,而固步自封的文化却造成了中国在西方科技力量面前的极度软弱。盲目的自大只能表现语言上的义正词严,内在的软弱却实实在在地令中国在军事上不堪一击。1840 年,当英国借销毁鸦片事件发动战争后,清政府从战争前的禁烟巨人一下子转为抗战小人,道光皇帝首先将责任推给林则徐等禁烟官员,将他们革职流放以向英帝国示软,殊不知在强盗面前暴露软弱,原本就是最大的愚蠢。结果,在连续多次抗击行动失败后,清政府便大开国门,签订了丧权辱国的条约。清政府激进的禁毒行动以猥琐的屈膝投降告终,最后非但没有达到禁毒的目标,相反整个国门被洋炮打开,不仅毒品大肆泛滥,更悲哀的是,从此陷入殖民地半殖民地的灾难深渊。

直到 20 世纪初,因为国际和英国国内的政治倾向发生了变化,毒品的泛滥不仅危害了殖民地国家,也开始入侵西方发达国家,整个世界开始呼吁禁毒。同时,鸦片大量进入中国本土种植的局面也大大削弱了英国鸦片进口的贸易经济,从中难以继续得利的英国便不再反对中国禁毒,并在各方正义舆论的压力下与清政府签订了《中英禁烟条约》。同时也因为中国社会经历了鸦片彻底开放的混乱时代，曾经沧海难为水，对禁毒政策不再盲目求严，空唱高调，而是注重实际效果。如同中国古代采用疏导而不硬堵的治水策略一样，这时的禁毒也采用了疏导为主，禁止为辅的策略，从而出现了晚清政府卓有成效的禁毒局面。例如光绪三十二年（1906 年）颁布的禁烟章程中对鸦片种植的限制是发给凭照，逐年减少，限九年内禁绝。对吸烟者的限制是规定地方登记详情，旧人领牌照，新人不准入。60 岁以上者不究，以下者逐年减少用量。严禁官吏、学校和军队吸烟，有烟瘾者一律六个月内戒绝，否则休致、斥革。这一缓进求禁、先劝后罚的办法，因为切合实际，符合国情，因此取得了禁烟的良好效果。

以后的中国经历了新民主革命、军阀割据混战、国民政府、抗日战争和解放战争等复杂的时期，但在政权相对稳定，政府能够主宰全局的时代，禁毒的政策基本上没有放松，因而毒品的泛滥相对处于低潮；而在军阀混战，依靠毒品获取军费，以及日寇侵华并用毒品削弱中华实力的混乱年代，毒品便大肆泛滥，不可遏制。

从中国的这段禁毒历史中可以发现，毒品在近代社会已经展现了与两个复杂系统根深蒂固的牵连关系。其一是国际系统。毒品与国际政治、经济和文化的关系非常密切，如果没有国际大环境的配合，要想凭借一国的政策是很难取得成效的；其二是国内系统。毒品总是与民生、政治体制和社会秩序密切相关，如果没有这些关系的合理调整，单纯依靠命令法规是无法取得禁毒效果的。今日毒品世界出现的问题，在 20 世纪的中国大都已经出现，而今日禁毒曾经采用的措施，20 世纪的中国也不同程度地采用过。长达两百年以上的禁烟历史，在世界上最早也是最多颁布禁毒法令的中国，经验和教训同样深刻。

但是，旧中国禁毒的经验和教训，对于新中国而言，都成为了糟粕和弃履。因为旧中国始终没有根除毒品的危害，所谓的禁毒成效和泛滥成灾无非是五十步与一百步的差异。新中国在短期内将全国毒品扫除干净，创造了世界上独一无二的奇迹。这种奇迹重新恢复了中国人的政治自信和文化自尊，并在后来的很长时期中，这种自信和自尊主宰着我们的政策和立法企图抛弃一切旧有的痕迹，创造全新的基础。

社会是可以变更的，制度是可以创新的，但历史却是无法割断的，而连续的历史总有某种内在的联系和潜伏的影响，如同遗传基因的潜在效应究竟在何时会发生作用，并不以人的主观意志为转移，它受生命发展的固有规律所支配。历史的规律也是同样，因此弄清奇迹产生阶段的历史特征，将这一历史阶段放入整个历史的过程中去考察，是必不可少的科目。

三、经济地域性和政治权威性对称的奇迹

旧中国留给新中国的是一个烂摊子,毒品的泛滥已经渗透到各个领域,要全面清除毒品无疑是异常艰巨的任务。然而,不管局面怎样复杂,禁毒的规律无非阻断毒源和阻断吸食双管齐下。

由于旧中国在政治经济上与帝国主义有割不断的牵连,帝国主义为达到经济掠夺的罪恶目的而推行的鸦片入侵战略已成为旧中国无法割断的毒品来源,这是禁毒无法成功的首要原因。

当毒品种植成为广大贫困农民的生存来源时,贩毒活动就成为整个经济命脉的组成,它的解决必须与整个毒品交易系统的解决互为前提,这对无力根除毒品交易的腐败落后的旧中国政府来说又是一个束手无策的难题。而毒源不除,一切禁毒便都不能最后生效。也就是说,没有一场彻底的群众运动并配合有力的禁毒政策,是不可能铲除毒品、肃清吸毒者的,但是在旧中国,显然没有一个政府是具有彻底动员群众的权威和能力的。

然而,在共产党领导下的新中国,恰恰具备了这样的能力和条件。

首先,经过漫长国内革命战争考验、抗日战争磨炼和解放战争锻炼的中国共产党,领导中国人民打倒了帝国主义,在与最凶残的日本帝国主义和最强大的美国帝国主义较量中展现了不可战胜的威力。因此抵御外国入侵,保卫新中国的独立自主已经成为自清朝嘉庆年以来的旧中国从来没有能够实现的重大前提。与此同时,国际帝国主义为扼杀共产主义运动对新中国实行全面的政治、经济、军事和文化封锁,也给新中国创造了一个暂时与外界隔绝的封闭社会环境,境外的毒品交易因此无法渗透到中国,无形中为中国隔绝外来毒品创造了良好的条件。

其次,经历了 21 年残酷战争陶冶的中国共产党领导的政权,具有非常严格的纪律以及雷厉风行的作风,具有将上级精神贯彻到底的革命传统。新中国成立以后,毛泽东领导的党中央对保持党和革命队伍的纯洁,拒腐蚀、防演变的问题非常重视,甚至不惜对腐败变质的党内高级干部如刘青山、张子善动以极刑,以此警告全党。因此,只要最高领导发布号令,全党就能贯彻到底,这种精神保证了新中国肃毒工作的顺利进展。

一个非常具有对照意义的事实是:中国共产党的革命是在当时国民党政府统治最薄弱的山村和行政管辖边缘地带的根据地发展起来的,国民党多年清剿无果,共产党反而成燎原之势。新中国成立后,被打败的国民党残余也利用山村和落后的边远地区进行掩护,依靠贩毒所得作为匪特武装的活动经费。然而,中国共产党仅用了三年时间,就将总人数约 240 万的几千股匪特武装彻底消灭,从

内部肃清了毒品贩运的主要危害。由此足见中国共产党的权威和力量。

第三，当被解放的劳苦大众翻身当家成为国家的主人时，人民群众的热情之高涨以及党在民众心目中的威望都得到了空前的提升。共产党本来就是依靠人民群众的支持取得政权的，当然对动员群众的工作驾轻就熟，因此查禁毒品，创造历史上从来没有过的大规模禁毒运动，成为彻底肃清毒品的基础。

大规模的禁毒必然会将毒品交易逼进地下，暗中勾结欺上瞒下的交易在任何时代都是最难以根除的社会祸害。但是，一旦发动群众运动，犹如神话中的翻江倒海，一切深藏的隐秘地方都再难藏污纳垢。1952 年，中央发布《关于肃清毒品流行的指示》号令开展群众运动后，全国就召开各种宣传发动会议 76 万多次，动员群众 7 000 多万人次，收到群众检举毒犯材料 130 多万件，检举毒犯 22 万多人。在严查宽办的政策感召下，妻子揭发丈夫、子女劝导父母、弟妹动员兄弟的事例不胜枚举，保证了全国禁毒的规模效应和彻底效应。[①] 据中共中央转发公安部长罗瑞卿《关于全国禁毒运动的总结报告》称，运动于 1952 年 11 月底结束，共查出毒犯 369 705 名，逮捕 82 056 名，处理 51 627 名，其中判处各种徒刑（包括死刑、无期徒刑）33 786 名，劳改的 2 138 名，管制的 6 843 名，释放 3 534 名，已处决 880 名；共缴获毒品 3 996 056 两，制毒机 235 部又 15 716 套，贩运藏毒工具 263 459 件。迫击炮 2 门，机枪 5 挺，长短枪 877 支，子弹 80 296 粒，手榴弹 167 颗，炸弹 16 个，发报机 6 部。[②]

由于以上三大保证，在新中国，具体的禁毒法令和政策得以真正贯彻，毒品失去了市场需求，农民种植罂粟没有了销售市场，便自然改种粮食等有用的经济作物，原本最难以处理的与生存相联系的种植问题就这样迎刃而解了。

因此可以说，新中国在禁毒问题上所创造的世界奇迹并不是禁毒的决策和法令具有独特的智慧和神秘，而是特定时期出现的经济地域性和政治权威性的对称保证了禁毒法令和决策的彻底贯彻。这在任何别的时代和国家都是不具备的条件。这种条件作为一个时代特殊的阶段性产物，也不会永远和长期存在。

第二节　当代中国的禁毒文化

当中国进入改革开放的新时期，中国所处的内外环境与条件也都发生了

---

① 《中国禁毒历史概况》中国人民公安大学出版社 2004 年版，第 224 页。
② 许亚洲：《秦淮大禁毒》，《文史精华》2006 年第 5 期。

变化。

首先,中国重新加入了世界的行列,但不是像旧中国时代被外国列强欺负的落后国家身份出现,而是以独立振兴和繁荣富强的发展中国家出现。很显然,这是一种历史的回归,但不是在原来水平上的重复,而是一种全新的提升。在这种情况下,我们必然会遇到一些类似的历史现象,但又是不同于旧现象的新历史,需要拓展一种全新的认识。

其次,历史的进程总是复杂而充满矛盾的。百花盛开的春天必然伴随毒蛇害虫的出现,宝贵生命的诞生总是伴着血污的包裹,开放社会在吸纳进步和文明的时候也难免会带进糟粕和腐朽。毒品伴随经济文化交流重新渗透进来,便是历史进入这一循环时需要我们面对的、类似旧现象的新问题。既然它重新出现在曾经消灭过它的土地上,就表明我们曾经消灭它的客观条件已经消失,或者如同病菌已经耐药,不再受制于原来的对策措施。如此,我们必须及时改变策略,研究新的对策。

一、全球化时代局域控制的有限性

20世纪中国改革开放的时代,也正是国际毒品走私泛滥的时代。由于各国政治、经济和文化发展的严重不平衡,毒品泛滥已经构成了世界性的规模。曾经在旧中国盘根错节的毒品产销供求关系,蔓延成了世界性的格局,并且借助地域的广大、语言的不同和文化的差异,组成了更难对付的系统。高科技的发展不仅服务于人类的健康发展,也同时服务于战争和罪恶。从单一的鸦片到多种类型的毒品以及4号海洛因的提炼,再到新型毒品的层出不穷和花样翻新,伴随现代社会追求享乐和刺激不断升级的需要,更具魔力地吸引着人们的欲望,扩展着毒品的市场。各国的贩毒集团在巨额利润的支撑下,其通讯、网络、运输和武装设备上大都优于政府缉毒机构的配备,给现代禁毒斗争造成了巨大困难。更为棘手的是贫富差异的普遍存在,给毒品的制作和贩运提供了大量可以利用的人力和环境,也增加了司法打击在人道主义方面的难度和限制。

从整个世界格局来看,毒品作为国家之间政治交易和经济侵入的一种手段,在当今时代仍然普遍存在。目前,世界上毒品生产的主要基地,大都不是单纯的生产地,而是与世界政治经济有着密切的联系,是政治矛盾、民族冲突、宗教战争和军事对抗的复杂产物。处于这些矛盾冲突风口浪尖的国家和地区,仍然充当着18世纪中国在世界鸦片交易中被动受制的悲惨角色。因此,就毒品世界的流行特点和性质来说,从17世纪鸦片成为经济入侵的主要手段起,到今天全球毒品交易的罪恶目的,其性质始终没有改变。今日世界的毒品泛滥是旧日世界毒品侵略的扩大和延续,本质都是一样的。但是从局部范围看,今日中国因为经历了战争的考验、政治的独立和经济的崛起,不再是世界格局中被入侵、被主宰、被瓜分的被动的受害国。对中国而言,作为国家之间政治、经济和军事手段入侵的毒品交易已经不复存在,只是因为中国改革开放后打开的市场成为世界上最具吸引力的市场,因此在吸引大量国际资本进入中国市场的同时,相应的毒品交易与其他各种非法贸易和走私犯罪一样,也成为经济大潮夹带进来的一种杂质。

中国是一个人口众多的国家,因此,就毒品交易和吸食者的绝对数量来说,是相当可观而惊人的,但是,与国计民生的主流相比,毒品的流入和使用人数在严格可控的状态下,相对所占的比重还是很小的。所以说,今日中国重新出现毒品的性质与鸦片战争前后的性质已经完全不同。前者是败坏国计民生、制造民族危亡的毒品侵害,国家失去了控制能力,整个国计民生的血脉被毒品交易占据。据 1950 年的一项统计,4 亿多中国人中,统计吸毒人员就有 2 000 多万,吸毒人数占全国总人口 4.4‰,[①]毒品泛滥处于失控状态。后者是国家振兴、社会发展中的常规污染。目前 13 亿人口,统计吸毒人口 100 万左右,仅占 0.078‰,在全世界属于有效控制的国家之一。对于这种区别的描述,可以打个简单的比方,即:一个是直接威胁生命的食物中毒,一个是正常饮食中需要经常进行的清热解毒。

一切开放系统的循环都不可能保持系统本身的纯洁性,植物要与外部的生态环境保持水分、空气和阳光的循环,就不可避免地会受到土壤、空气和热毒的污染;动物要与自然界发生生存循环,同样会受到食物、空气、水分和风寒、热毒的感染。因此,一切生命有机体都需要具有自我排毒的功能,才可能在开放的大自然循环系统中保持自身循环的健康发展。由于大自然生态的复杂性,绝对无毒的环境是不存在的,所谓"补药三分毒",即表明生物内在的微量毒性也是相对的,在某种程度上是补品,超过了一定程度就会成为毒品。对某些生物来说是补品,对另一些生物来说就是毒品。这种生态的复杂性决定了生命在保持健康状态中的不间断抗衡性。只要进入机体的毒素量在自我排解的能力范围内,就不会构成威胁生存的恶性中毒现象而属于正常的生态循环现象。

人世间没有一劳永逸的健康良方,健康是在不断的抵御毒害中锻炼成长的。这种规律同样存在于社会环境中,只要社会处于大系统的交往和循环中,就不可能避免毒素的混入。毒品犯罪只是贪污、腐败、强奸、盗窃等各种常见犯罪中的一种。无毒的时代,只能是与外界隔断交流和循环的封闭时代的暂时现象。这

---

① "西南区 1950 年禁烟禁毒工作总结",重庆《新华日报》1950 年 3 月 15 日。

种现象在生物循环中也可能出现。例如曾经带有神秘色彩的中国气功中的辟谷现象，就是一种与外界食物链暂时隔断循环的系统保守时期，在这个时期中，运用气息调和激发系统自我的排毒功能，清除体内毒素，从而暂时创造一个相对纯洁的无毒生命循环系统。因而，定期辟谷是中国气功中强身健体的一种方法。但是它的暂时性和相对性是显然的，超越辟谷的时间性和阶段性则会走向健康的反面，甚至会直接扼杀生命。

因此，中国在封闭系统时出现的无毒奇迹和开放系统时重新出现毒品是正常的系统循环特征。作为全球系统中一个局部存在的国家，在全球毒品泛滥的大环境中，既要介入开放和循环，又想保持绝对的纯洁，这是不合乎规律的幻想。问题在于控制毒品的流量并增强自我排毒的能力。

在鸦片战争前后，中国既没有控制毒品流入的能力，也没有自我排毒的能力，落后与腐败剥夺了中国对鸦片侵犯的全面抵御能力。今天，中国已经有了足够的力量抵御外来毒品的侵入。在全世界的缉毒斗争中，中国的缉毒成果和效率是最高的，中国以最少的经费缴获了最多的毒品，以最严密的系统抵御着毒品世界的全面渗透，以最严厉的法律打击毒品犯罪。因此在抵御控制毒品的方面，中国仍然保持了绝对的优势。这是自中国奇迹般地消灭毒品以来始终没有削弱的功能。那么毒品进入以后，中国内在的自我排毒功能怎样呢？恰恰在这个问题上，我们面临着新的困惑。

二、开放文化的人本趋向与刚性惩罚的无奈

禁毒的几百年历史，不管人们的智慧创造了怎样的复杂对策，本质上都是一个简单的法则，上堵源头，下灭需求。因为世界格局的矛盾和冲突，社会发展的差异和不平衡，源头的遏制目前还是一大难题。但从社会发展的趋势看，只要世界文明的进步在持续，这一难题的难度就必然会不断地浅化。但是，需求的遏制不仅是一大难题，而且伴随文明的进步，这一难题的难度在不断深化。这一趋势，在今天我们已经有了一定的认识，但是在 20 世纪 80 年代毒品重新进入中国的时候，我们的禁毒决策对这一点的认识是不足的。在很长的时间里，我们相信有能力在中国重新创造奇迹，彻底消灭毒品。我们沿用的法律和手段基本上是新中国成立初期禁毒的方法。然而，事实证明，历史是不会简单重复的，曾经有效的方法，在新的时间新的环境下就会失效。

解放初期新中国对吸毒者强制戒毒，一般只需一年，瘾大的加上医疗辅助也可在三年内全部成功，最后将他们改造成自食其力的劳动者。其首要的原因就是断绝了毒品的来源，其次就是当时的毒品在对生理的控制力上比今天的海洛

因要低，相对来说，比较容易在生理上脱毒。第三就是新中国百废待兴，劳动力的出路比较广泛，加上"不劳动者不得食"的政治氛围强烈，社会对劳动的监督驱使吸毒者不得不走上正道。

20 世纪 80 年代以来，中国对吸毒者的戒毒沿用了传统的劳教方法。应该说，从强制戒毒的效果看，劳教戒毒仍然是有效的，一般来说配合药物治疗，吸毒者不管毒瘾深浅怎样，在半年到三年的强制环境中基本上都可以在生理上脱离毒品的折磨。但是，这种手段的有效性，大都仅仅停留在强制戒毒的特定环境内，一旦走出劳教场所，开始几乎是百分之百地复吸，后来经过大量摸索和艰苦的工作，复吸的比例在一些典型的地区开始下降到 95％以下。目前，国际上戒毒复吸率平均达 91％，在科学比较发达、戒毒方法比较先进的美国等发达国家，复吸率一般在 90％左右。

从限制毒品泛滥的社会治安角度看，强制戒毒断绝了吸毒者的毒品消费，萎缩了市场需求和黑市交易，阻止了吸毒者行为的恶化。尤其在中国，毒品消费价格远远高于一般承受者的生活消费指数，大约 70％以上的吸毒者不是靠"以贩养吸"，就是靠违法侵财维持吸毒，因此，强制戒毒也就等于减少了违法犯罪，维持了社会的安定。这是该政策在中国存在的合理性。

然而，从戒毒的最终目标看，强制戒毒后如此高的复吸率，也是一个不可忽视的问题。究其原因：

其一，毒源没有根除。吸毒者在脱离了强制环境后，仍然能够从社会上寻觅到毒品。

中国目前处于境外毒品四面包围、南北夹击的态势。中国市场之大，吸引了毒品的多头入境，各种走私贩运的渗透压力非常之大。新型毒品的出现，因其化学合成方法容易，设备相对简单，地下生产制作大量出现，更加剧了毒品市场的活跃。根据国际上的经验数据，缴获的毒品数量一般都不到流通毒品数量的10％。按照国内吸毒人数（2005 年底登记数 116 万人）较低的平均数计算，中国每年需要消费毒品至少 500 吨以上，但 2005 年实际缴获的海洛因数量只有 6.9吨、鸦片 2.3 吨、冰毒 5.5 吨、"摇头丸"234 万粒、氯胺酮 2.6 吨、大麻 941 千克，几类毒品合计 18.241 吨，[①]仅 3.65％，差距很大。

其二，毒瘾难以根除。经过高度提纯后的毒品海洛因，对人的大脑中枢神经具有极深的破坏性和控制力，即使生理上脱毒后，心理上仍然会有依赖性。戒毒者只要在生活中遇到挫折或精神上受到打击，精神失落和空虚，就会引发强烈的

---

① 国家禁毒办：《2006 中国禁毒报告》，第 45 页。

毒品依赖心理。从医学角度看,毒品本身所具有的某种药理特性,无论人们从什么角度使用它都会形成不同程度的依赖性,而人的生理中的基因差异,会导致某些人对毒品容易产生依赖的倾向,神经生化反映和中枢兴奋区对毒品依赖的催化作用,会使人产生难以自控的强迫性觅毒和吸毒行为。心理学也从"人格个性缺陷"等微观领域探索吸毒成瘾者的病态根源。因此,现代科学的研究坚持认为,吸毒成瘾者的大脑会发生特定部位的器质性病变,这种病变所表现出来的毒品依赖,是一种疯狂和丧失理智状态,这种状态依靠个人自己的意志力量是很难逆转的。这种时候无法用正常人适用的理性和法律加以说服和约束,而应该把他们当做病人来看待与治疗。

第三,普遍的社会歧视。鉴于上述两个方面的原因,强制戒毒后要从心理和意志上彻底远离毒品,就需要有一个比原先更为强大的社会关怀氛围,能帮助戒断者从人际交往和精神寄托上与毒品亚文化隔离。但是,原本就缺乏社会关怀而陷入吸毒圈的人群,在经过劳动教养后,也就被贴上了社会不良分子的标签;社会、单位甚至家庭都会普遍表现出对这些人的歧视和排斥。最突出的是,这些人一般都难以找到工作,不但物质生活缺乏依靠,更主要的是精神上容易感觉失落,导致重新回归吸毒圈子,在自我麻醉中继续堕落。由此造成了吸毒—劳教—再吸毒—再劳教的恶性循环。

这样的戒毒模式展现了刚性惩罚对人本心理深层的无奈。从社会软性的教育机制中,我们可以更充分地发现由青少年吸毒所暴露出来的这种无奈。在中国目前吸毒人群中,青少年吸毒者要占七八成。[1] 20世纪末有不少相关研究将青少年吸毒的原因聚焦在离婚造成的家庭关系紧张因素上。但在我们20世纪初的相关研究[2]中发现,青少年涉足毒品前和父母关系很好和比较好的比例高达七成以上,关系一般的近两成,而关系不好的不到一成,说明家庭结构不全和父母与子女关系不影响构成青少年行为失范的重要分析指标。我们在2006—2008年开展的研究项目的统计数据则进一步证明了这一点。[3]

而另一项值得引起重视的是"低学历标签和亚文化接纳",已经成为青少年行为失范的重要分析指标。在被访的吸毒青少年中,中专及以下学历的占86%,涉足毒品前近半数无工作。由于当代教育机制的恶性竞争模式,青少年普

---

　　[1]　马云峰等在2008年第5期《医学与社会》上载文引述:据2004年3月1日国务院新闻办举行的新闻发布会提供的资料显示,全国登记在册的吸毒人数达105.3万。吸毒人群中35岁以下的青少年比例高达77%。胡江在2008年第1期《铁道警官高等专科学校学报》中载文引述:截至2005年底,广东省1995年登记在案的吸毒人员中70%系青少年;而海南省吸毒人员的90%系青少年。

　　[2]　参见夏国美:《社会学视野下的禁毒研究》,《社会科学》2003年第10期。

　　[3]　参见本书第四章,第127—131页。

遍陷于学历霸权的压迫下,中专及以下的毕业文凭早已被贬得一文不值。低学历的标签就意味着低价值甚至无价值,是被社会淘汰的人群,是没有前途的人群。这种主流社会的评价系统,让这些青少年还没有走上社会的时候,就早早地将他们推向了街角社会,甚至黑社会的圈子。在街角社会,由于亚文化对个人价值的解释与主流文化完全相反,能够重新赋予他们一种价值认同,因而对他们极具吸引力。在亚文化群体中,他们可以不遵循社会的常规,找到相同的伙伴,一起从事冒险而刺激的事情。

使用毒品的年轻人往往是越轨亚文化群的一部分。就吸毒行为来说,具体涉及"群体鼓动"、"心理诱惑"和"语言挤兑"三个过程。这三个过程充分表现了吸毒亚文化对年轻人的影响力。所谓"群体鼓动",就是在群吸氛围中鼓动缺乏自制力的青少年盲目跟从,在这种氛围中,初次吸毒的青少年特别容易被场景感染而打消顾虑,产生"勇敢"尝试的想法。所谓"心理诱惑",就是毒品亚文化迎合了青少年崇尚个性张扬、叛逆家庭与社会、追求人生享受的心理,用语言入彀的方法不断适应毒品种类的变化去对抗禁毒宣传。如"偶尔用一点没有关系","只要用一点就能止痛","它可以使人忘记一切烦恼和痛苦","少用是补药,多用才上瘾"……这些语言对青少年的心理极具诱惑性,可以让他们忘却危险冒险一试。所谓"语言挤兑",就是利用青少年的好胜心理或自尊心,用"这点勇气也没有,还是男人?""不尝试一下,人生还有什么意思?"等语言挤兑对方,如此一来,很少有人能够不入圈套的。

总之,硬性的强制戒毒模式只能在生理戒断上发生暂时的效应,而社会的软性教育和文化氛围却可以在长期的过程中不断发生作用,滋生出一批又一批新的吸毒人员。显然,对越轨青少年的行为矫治仅仅依靠刚性惩罚是不行的,而惩罚的结果对他们的成长所带来的负面作用更是不可忽视的。因此,改变不适宜的禁毒决策,重构符合人性的社会规范和文化导向,应该成为中国未来禁毒系统健康发展的方向。

第三节　中国禁毒模式的立法与文化演进

由于新中国在成立之初就采用果断措施一举消灭了毒品,因此,中国一直没有制定《禁毒法》的必要。20 世纪 80 年代毒品在中国重新出现以后,中国政府沿用了原来的打击措施并相信能够在短时期内再次消灭毒品,因此也没有及时制定《禁毒法》。经过十多年的实践,中国的立法者看到了新时期毒品斗争的长期性与艰巨性，因而到 1990 年 12 月 28 日，才第一次出台了全国人大常委会通过的《关于禁毒的决定》。然而，在实施的过程中，问题不断变得复杂起来。由毒品泛滥的供用关系引发的罪与非罪的界限争论；由滥用毒品导致身心依赖引发的惩罚与医治的伦理争论；由禁毒代价和毒品暴利引发的政治强控和市场导控的争论；由禁毒周期和高复吸率引发的戒毒体制封闭与开放的争论；由毒品暴利与腐败的勾结给刑事侦察带来的困难引发的侦破手段的争论；由贫富差异悬殊导致毒品犯罪目的和手段的不同给司法量刑带来的困难引发的罪罚如何平衡的争论；由毒品活动的发展变化给规范执法带来的困难引发的治安职责的争论；由新型毒品向主流文化娱乐领域的渗透给毒品预防教育带来的困难引发的文化导向的争论等等，对制定《禁毒法》提出了时代的要求，从而引出了 2007 年 12 月底《中华人民共和国禁毒法》正式出台前长达两年的不同观点的大讨论和大争论。

　　《禁毒法》的出台，暂时结束了不同观点的争论，但争论的结束不等于观点后面的问题也消失了。《禁毒法》虽然给系统解决禁毒过程中的问题提供了法律依据，但是执法过程中的大量矛盾和理论难点却并不因为《禁毒法》的出台而消失，如何解读国家禁毒法的合理性并保证法律施行的科学性，如何在实践中发现立法的不足，为促进法律的健全提供依据仍然是建构国家毒品防控体系的艰巨任务。

　　从前文我们已经看到，毒品——这一包含了鸦片、海洛因、冰毒、吗啡、大麻、可卡因以及数百种国家规定管制的其他能够使人形成瘾癖的麻醉药品和精神药品的物质，当它以一种经济上有暴利和行为上对滥用者有强控制力的地下商品出现时，它所构成的是一个渗透在主流世界系统内部的阴暗世界，这个世界同样具有严密的系统性以及任何系统都具有的对外抗衡性与对内自平衡性。因此，今日世界的毒品问题，挑战的已经不是单个的政策和法律，而是整个主流世界的系统自抑能力。在这种系统挑战面前，每一项科学的决策都必须防止超前与滞后，保持系统的抗衡力，否则就可能破坏系统的平衡，最后导致禁毒的被动或失效。

一、禁毒立法的争论焦点

　　如何给吸毒行为定性几乎成为所有禁毒法令争论的第一焦点。如果脱离了历史去看这一问题上的不同观点，可能都带有某种偶然的立场和片面的视角，但是放入历史中考察，我们就发现，对吸毒者定性的观点演示了历史进步和文明发展的一种趋势。将禁毒的强控制手段引向以人为本和尊重人性的社会长效感化模式，不仅仅是一种决策和法规的进步，更是人类社会整体进步的文化战略的具体体现。

下面我们先来看几种主要的观点：

将吸毒行为定性为犯罪的持论者，主要从吸毒的社会危害性超越了纯粹个人的范畴，成为破坏毒品管制制度，妨害社会管理秩序，为贩毒等上游犯罪提供条件等角度立论，主张加大打击力度以达到遏止毒品泛滥的目的。

反对将吸毒行为定性为犯罪的持论者认为，吸毒行为没有可以明确认定的侵犯客体，且吸毒者药物依赖的病态并不能依靠犯罪化的打击消灭，因此将吸毒行为犯罪化会扩大打击面，增加司法操作的困难与成本，不利于戒毒治疗，也不利于社会稳定，主张维持现有戒毒和劳教行政处罚手段，加强社会帮教和社区工作配合的模式。

将吸毒者当做病人的持论者，根据药物依赖者大脑受伤害导致行为失控的医学根据和对病人的人道主义原则，对现行缺乏司法监督，由公安机关独家执行的准刑罚性质的劳教方式的合法性提出疑义，主张以加大关心治疗和社会帮教投入为主的政策，并对国际上某些国家采取毒品合法化的监控手段有所青睐。

从以上三种观点持有者的大量论据来看，各自都有很充分的事实依据和理论逻辑，各自的最后目的也都是为了有效遏制吸毒。但问题是，从立法原则必须依据的定性前提看，似乎并不能同时按照这三种视角展开；而如果立法者只取其中一种视角，将不可避免地会导致立法的缺陷。那么，如何才能形成一种可以综合不同视角并加以重构的禁毒立法框架呢？

由于制造、贩卖毒品属于刑法明确规定的犯罪行为，对此不存在争议，因此，禁毒立法的讨论从一开始就围绕吸毒问题产生了分歧。上述三种观点的出发点都是从"吸毒"的概念开始的。"吸毒"作为一种行为，对其进行刑罚定性，表面上似乎与"盗窃"、"伤害"等行为概念并无区别。因为它们都是一个抽象的行为概念，具有清晰的内涵和外延规定性。在刑法的形式系统内，任何一种犯罪的行为，只有适用一个定义才能付诸实施，而不能同时适用两个以上内涵冲突的定义。但对于"吸毒"的行为，当立法者不是将其作为一个概念进行抽象地规定，而是将其视作现实的社会存在去加以规定时，它与刑罚规定的其他犯罪行为相比，在行为动机、意识控制和侵犯对象等方面都存在着模糊性。这种模糊性决定了对"吸毒"行为的司法定性不能仅仅停留在抽象的概念层面，而必须从社会生活中吸毒者的具体行为里寻找立论的依据。

在社会生活中，"吸毒者"不是一个抽象静止的符号，而是一个行为不断变化的个体。从开始吸毒到吸毒成瘾再到诱惑他人吸毒，吸毒者在不同的生活空间和时间中扮演着不同的行为角色：违法者、犯罪者、病人或受害者。何以上述三种观点都能充分立论？就是因为这三种视角都具有特定角度的观察正确性和社会真实性，并不存在形式判断上的正确与错误、真实与虚假的区别，因此，立法者便无法按照一般逻辑中去伪存真、坚持正确、修正错误的办法完成最后的定性选择；同时，根据形式逻辑的同一律，又无法将矛盾对立的内涵定义在一个概念中。于是，当立法的形式系统与实际存在的矛盾无法调和时，对吸毒的司法定性将无法回避这样的质疑：立法需要准确定性对象目标，是试图将立法奠基在科学的、准确的基础上，以获得最大的执法有效性，但是，如果司法定性仅仅采用一个静态的、不变的概念去定性一个其行为构成要素处于动态变化和不确定状态的行为，这样的定性能给立法提供科学的、准确的基础吗？

当然，法律承担着规范社会行为和打击犯罪的职责。法律虽然是社会生活的重要组成部分，却不是社会生活的全部，法律有自己的社会分工，不可能也不需要承担本来属于道德伦理或社会教育领域的事务。因此，当吸毒者的行为触犯其他法律时，法律必须给予惩罚，而超出法律惩罚范围的救助和治疗等事务则应该由社会其他职能部门去承担。所以，从刑法的角度给吸毒者作犯罪定性，专管其犯罪部分的刑法处罚，而将戒毒、帮教和社会监督等区分出去，看上去是一种非常清晰、没有矛盾的社会分工，是适宜社会管理的经典模式。然而，随着社会高科技、多元化、信息化和综合化的发展，经典的形式系统已经越来越不相适应，现行的法律框架也无法以最有效的方式体现理性的尺度。事实是，在遏制毒品的问题上，道德、健康、个人选择、社会秩序等都缠绕其中。因此，从毒品、社会与人的行为这一整体视角来看，禁毒工作恰恰不是要建立在一个静止不变的对象概念的司法定性的基础上，而是要建立在对性质不定的吸毒行为进行系统控制的决策基础上。这里，对"吸毒"的司法定性充其量只是禁毒决策系统的一个环节或开始。

不过，这个开始环节的合理性与科学性是非常重要的，它将决定后续系统建构的方向。既然"吸毒"的司法定性陷入了形式系统与实际矛盾的两难困境中，我们显然无法让现实的矛盾来适合人类意识的框架，只有改变认识的框架或方法去适应现实的规律。事实上，这种改变并不是今天的禁毒立法首先开始面临的，在科学活动的早期，人类已经面临这样的难题，为此科学哲学家库恩提出了科学范式的概念①。这一概念启示我们在禁毒问题上可以建构一种社会范式，这种范式作为与吸毒行为相关的社会活动有特定关系的整体抽象，包含着吸毒

---

① 库恩在《科学革命的结构》一书中提出了范式概念，范式论揭示了科学理论与社会历史因素的紧密关系。库恩将包含各种因素的范式作为实际科学工作的基础，这种不立足单一因素而将相关因素动态结合起来的范式基础，很好表达了我们在禁毒立法过程中遇到的类似问题。

行为在不同时空条件下的多重性质及其它们之间的演变关系。如此,一种性质的、静止的禁毒立法基础将被由多重性质组成的动态的范式结构所取代。正如蚕为适合不同的环境和气候会有蛹、虫、蛾三种变化形态,因此对蚕的管理不能建立在一个不变的形态性质上,而必须建立在由不同形态变化组成的规则系统上;又由于这三种形态性质是在不同时间段表现出来的,因此在具体的做法上也不能简单地将这三种性质混合在一起,而是要根据具体情况选择一个最佳的、便于向另外两种性质有效过渡的出发点。针对吸毒行为特点的禁毒立法,显然也要兼顾行为对象的多种性质才能达到立法的目标,这就需要我们寻找一种定性作为执法的出发点。如此,需要立法者进一步思考的就是:选择何种出发点才能达到有效管控毒品的目标。

二、禁毒模式的范式理论

追求单一本质的哲学思考与将多种本质包含在统一整体内的范式思考是不同的。形而上学就是在追求单一本质(如"原子"、"以太"、"物质"等)的过程中形成的。这种思考以分析解剖事物的本质为优势,促进了分类研究的科学的发展,但另一方面,它也暴露了破坏自然和谐与缺乏平衡方法的缺点。与追求单一本质的哲学思考不同,范式思考表现了对自身形而上学弱点的克服,其在思维方式的基础上更接近中国文化的整体思维方式,即将天地阴阳、万物变化的各种因素包含在(如"道"、"气"、"太极"等)混沌的整体中进行思考的努力。从这一点上看,运用范式思考,对于我们应该不是一件困难的事。它的思考特点,不是在肯定一种性质后去否定其他性质的合理性。而是在多种性质的比较中选择一个比较合理的出发点,然后将其他性质有机地结合起来。

(一) 从犯罪性质出发

有观点认为:在犯罪构成的侵犯对象上,吸毒行为是对国家毒品管理制度的直接对抗和破坏;在犯罪构成的行为性质上,吸毒者非法购买国家严禁的毒品,其行为与销赃雷同,构成犯罪;在犯罪构成的主观要件上,因为禁毒宣传的普遍化,除了少数青少年有可能被欺骗吸毒以外,大多数吸毒者都属于明知毒品是违禁品而冒险尝试,特别是经过强制戒毒处罚后的复吸人员,更具有明知故犯的行为意图,构成犯罪故意。

从上述犯罪构成的内容看,吸毒构成犯罪的性质理由似乎很充分。但深入分析则不难发现,这种犯罪构成的理由实际上扩大了惩罚面,其出发点有背离社会实际的倾向。刑法学界有"自然犯罪"(如杀人、放火、强奸、抢劫等)和"认定犯罪"(如容留卖淫、制贩毒品等)的说法,前者的侵犯客体为具体个人,后者的侵犯客体为社会制度。吸毒行为显然没有具体的侵犯客体,不属于"自然犯罪"性质,如果规定为"认定犯罪",从法理上当然也可以成立,但就主张刑罚应该趋于轻缓的谦抑性原则来说,将吸毒行为提升为犯罪是显然反其道而行之的。因为"认定犯罪"的罪行虽然没有具体的侵犯客体,但对社会制度客体的侵犯比较明显和直接。而吸毒纯粹是个人的行为,既没有具体的侵犯客体,对社会制度的侵犯也是间接的,是通过很多"可能性"来支持的,因而具有相当的模糊性。作为一种复杂的社会现象,当吸毒行为与扩大个人自由和公民权利的要求相混淆,并且被一些人认为是获得更多能量、精力与竞争力的奢侈品、是消遣性的时尚生活表现时,吸毒行为所表现出来的对制度的侵犯性常常会被掩盖,或者变得很抽象、很模糊。一般说来,社会制度的制定,在其合理性上总是要按照理想化的目标去确立,而理想目标与实际执行之间又总是有距离的,任何制度在执行中被钻空子和打折扣的现象都可能经常发生。这里有人们故意违反制度的各种动机,也有客观上保障制度执行的条件不完善以及被假象蒙蔽等多种因素。在吸毒问题上,将制度作为被侵害的客体,就等于将可能包含多种社会因素构成的失范责任变成完全由个人来承担的犯罪责任,其结果是不言而明的,那就是造成犯罪的扩大化。相对于制毒、贩毒行为与制度的对抗,吸毒行为与制度的对抗显然因为具体侵害对象的不明确和不直接而存在性质的差别,因此不能不加区分地将之规定为同一性质的犯罪。

将吸毒行为上升到犯罪性质,说到底也就是希望通过加大惩处力度以达到管控毒品的目的。但已有的研究证明,现行的拘留、强制戒毒和劳动教养等惩罚措施,虽然在性质上不属于刑法范围的处罚,但实际效果却比刑法处罚更令吸毒者畏惧。根据法律,对50克以下的贩毒,通常是判刑半年,但对复吸被抓者,则通常要劳教两年。因此,一些吸毒者宁可承认少量贩毒而接受刑罚,也不愿接受劳教。另一个不应忽略的事实是,自20世纪80年代中国重新出现毒品泛滥后,尽管吸毒在法律上并不具有犯罪性质,但国家对吸毒的打击和管控从来没有放松过,而与此同时,吸毒人数也在不断上升。这表明,对吸毒行为采用单一的惩处手段并不能解决毒品的防范和治理问题。相反,对吸毒者的处罚越重,要解决吸毒者回归社会、防止复吸等后遗症的工作也越棘手。

值得关注的是,国内将吸毒上升为犯罪的理论阐述,通常是以滥用海洛因为基础的。而实际上,21世纪以来,随着冰毒、摇头丸等新型毒品的流行,在毒品鉴定的性质,毒品产生的反应、依赖性和危害性方面都发生了很大的变化。一个令人头疼的问题是,这类毒品的使用与现代人的生活方式及娱乐消费紧密联系,导致其滥用程度和流行势头更为迅猛,而另一方面,要在法律上认定滥用者的罪行则变得更加困难。在这种背景下,企图依靠法律的强制力来遏制毒品泛滥的努力将变得越来越难以奏效。且不说司法负担加重和监狱容量不能承受,就法的目的说,刑罚作为国家管理的最高惩罚,只有压缩到最低限度,严厉惩处非惩处不可的极少数人,国家的安全和稳定才能够得到保障。为此,历来的治国之道都强调法不责众的原则。正如边沁所说:"所有惩罚都是损害,所有惩罚本身都是恶。根据功利原理,如果它应当被允许,那只是因为它有可能排除某种更大的恶。"①事实证明,仅仅依靠严厉的司法打击和惩罚并不能有效遏制毒品的泛滥,相反,它可能和法律为了增长社会幸福的最终目的背道而驰。

鉴于上述分析,将吸毒上升为犯罪性质,显然不是一个好的出发点。

（二）从病人性质出发

海洛因成瘾对人的中枢神经具有破坏性已经为许多医学研究所证实。② 有科学家认为,吸毒成瘾是一种反复发作的脑疾病,③而苯丙胺类兴奋剂(amphetaminetype stimulants,ATS)的滥用会造成行为异常和心理依赖。所以,从医学上看,吸毒成瘾者是病人这一性质并无疑义。从生命伦理学的基本原则出发,不管一个人患病的原因是什么,作为病人都有获得医治的平等权利,正如战场上红十字的人道主义就是要排除敌对双方的立场,对所有的伤员都实施人道的救援。同样,当一个人吸毒成瘾后,也不能因为吸毒行为的违法性而不予治疗。由于海洛因的复吸率一直居高不下,因此,医学界主张对海洛因成瘾者提供一种人体危害相对较小、在医学上相对安全一些的药物,抑制对海洛因的渴求感,其中首选的就是美沙酮(Methadone)替代法。但美沙酮是合成的麻醉药,采用美沙酮替代法,就是所谓的"以低毒换高毒"的典型运用,因此它从一开始就导致了大量的伦理和法律争议,其中在西方争论已久的"毒品合法化"的观点也开始引起国内学者的关注。有学者提出,对毒品实行有限度的宽容模式,在一定条件下允许成瘾者合法地使用毒品(如设立"安全注射屋"),以退为进,或许不失为渐次减少毒品消费并且抑制黑市交易的一种手段。④ 一些专家甚至建议,在毒品销售上应采用许可证制度,并且只对那些将毒品作为犯罪工具的使用人员加以严惩。⑤

---

① 边沁著,时殷弘译:《道德与立法原理导论》,商务印书馆 2000 年版,第 216 页。
② 梁春雨、肖壮伟:《药物依赖与帕金森病的相关性研究》,《中国药物依赖性杂志》2007 年第 5 期。全东明、叶敏吉等:《海洛因依赖者医学应对方式及相关因素》,《中国药物依赖性杂志》2005 年第 4 期。
③ 汤宜朗、李锦:《海洛因成瘾的防治及神经机理研究——香山科学会议第 105 次学术讨论会纪要》,《中国药物依赖性杂志》1999 年第 2 期。
④ 参见吴丹红:《毒品"合法化"的乌托邦》,北大法律信息网,http://article.chinalawinfo.com。
⑤ 张金:《奇谈怪论——毒品"合法化"》,《国际金融报》2001 年 8 月 10 日。

　　在西方，赞成毒品合法化的主要有两种类型：一种坚持使毒品完全市场化，认为只要管理得当，让毒品成为合法商品，像香烟那样在市场上出售，会自然消除黑市。如诺贝尔奖获得者加里·贝克尔（Gary S. Becker）就提出，把毒品合法化，让毒品价格由市场供求原则来决定，毒品增加，贩毒无利可图，这种非法活动和犯罪就会减少。① 另一种可称之为受控合法化，主张国家对毒品进行严格的专卖制度，取缔黑市，设立专业毒品中心，购买者要经过检查，例如有无犯罪记录等。这样既便于管理又能使毒品通过合法途径销售，同时又避免毒品泛滥以及有关的犯罪活动。在受控合法化模式成功范例的分析比较上，荷兰的经验经常被学者们引证。荷兰采取的是分级管控的方法，把毒品分为硬毒品（海洛因等）和软毒品（大麻等），对硬毒品的种、制、贩、吸实行严打重罚，并以广告形式宣传绝对禁止吸毒或售出毒品、出售给未成年人毒品、在公共场所吸毒或交易等；对软毒品进入市场允许咖啡馆每日每人定量销售。荷兰政府认为，吸毒人员能够通过正常渠道买到软性毒品，就减少了接触硬性毒品所形成的犯罪亚文化环境的机会，也降低了尝试硬性毒品的概率。根据荷兰卫生部的数据，在受控合法化后，荷兰经常使用大麻的人上升，开始使用的年龄逐渐下降，这与其他没有合法化的国家一样。但在青春期第一次尝试之后，荷兰长期的吸食大麻者开始稳步下降。② 荷兰的毒品政策的显著成效，吸引着其他国家开始效仿。德国于2000年通过《麻醉品法》修正案，公开允许成立麻醉品注射室；澳大利亚在2001年成立了合法的海洛因注射中心；而葡萄牙和瑞士已在一定程度上使得大麻的交易市场化。2002年，英国警方高层也制定了一个免费向吸毒者提供海洛因的计划，希望借此减少毒品交易和毒品犯罪。③

　　但是，在西方，为毒品政策"松绑"的做法也招致了许多批评，许多人担心，摒弃反毒品法是一个可怕而危险的政策，在道德上无异于给目前禁忌的行为以社会认可。如果这种法律符号没有了，更多守法的公民可能就会受到诱惑，尝试吸毒。而且，那些极其有害的物质就会变得更便宜、更纯、更易得，由此上瘾者的数量和医院的费用会剧增，吸毒过量致死、家庭和社会暴力、毁坏财产的案件也将剧增。哈佛大学精神分析家科勒斯指出，承认毒品合法化，是一种道德上的投降，它会放纵无节制的享乐主义。他说，"我无论作为一名家长，还是作为一名医

---

① 贝克尔：《我喜欢"经济学帝国主义"》，《经济观察报》2005年6月11日。
② 《荷兰禁毒：以毒治毒》，中国新闻网，www.chinanews.com.cn。
③ 《英国：免费发放毒品，指望减少犯罪》，新华网2001年12月18日，http：//news.xinhuanet.com。

生或者公民，都没有精神准备去接受合法化者的观点"。①

在中国，"毒品合法化"的想法目前也远远超出了公众所能接受的程度。19世纪的鸦片战争曾经给中国留下了深深的耻辱，而 20 世纪五六十年代"无毒国"的荣誉则提升了中国民众的道德自豪与政治威信。今天，尽管这一切都已成为过去，但其深刻的历史记忆却依然积淀在中国人的道德情感中，并在深层影响着国家的政治和立法。因此，尽管作为现代法治秩序基石的古典自由主义提出的天赋人权说和功利主义的个人选择权益说都支持无侵害对象的个人行为自主权，倡导"以法治国"的理论似乎也支持这种主权，但是，国家的立法却不能不尊重民众普遍的道德情感和生活理念。而另一方面，由于国情不同，荷兰模式确实也不能获得足够的让别国仿效的理由。荷兰的国民收入分配比较公平，贫富差异不大，人均生活水平和受教育程度都很高。按照萨特"匮乏造成异化"②的解释，这样的国民生存基础，决定了人们不必为异化的社会压力去扭曲个人意志，并可以从容选择个人的生活和行为方式，从而保证了国家政策的理想设计。但是同样的模式一旦运用到其他国家，特别是处于发展中的中国，它将会造成什么影响？至少到目前为止，还没有任何研究能够肯定它的潜在效应。特别在中国医疗卫生体制改革刚刚开始，医疗服务的公平性尚未确立，卫生投入的宏观效率低下的情况下，仅仅将吸毒者当做病人而给予医疗平等的自主权利，很可能导致决策的冲突，激起民众的不满和反对，从而在根本上损害社会稳定。

鉴于上述分析，从病人性质出发定义吸毒行为，显然也不是一个好的出发点。

（三）从非罪性质出发

非罪性质是中国一直在采用的出发点，但因为劳教制度的存在，其惩罚性常常大于刑罚。从上述犯罪构成的三要件分析，我们发现，吸毒者的行为，严格来说应该属于犯罪边缘的性质。而法律并不仅仅是刑法，大量违法但并非犯罪的行为，也属于法律制约和矫正的范围。但这种制约和矫正，在原则上应是侧重于教育而非惩罚，让人性高于律令，达到法律最终为了挽救人的至善的理性目的。另一方面，由于目前中国吸毒的人数众多，且青少年占绝大多数，因此非罪的定性对于挽救青少年更为有利。目前国内持该论点的文献已有很多，国家禁毒法的制定也是基于这个出发点。

新的禁毒法在回顾总结以往戒毒工作经验教训的基础上，设置了社区戒毒

---

① 《禁毒工作是一个涉及全人类的系统工程》（二），北京禁毒在线，http：//www.bjjdzx.org。
② 参见萨特：《辩证理性批判》，商务印书馆 1963 年版。

的新模式。这一模式赋予了自愿戒毒的合法地位,并将强制戒毒和劳教戒毒合并为强制隔离戒毒,形成了社区戒毒、自愿戒毒和强制隔离戒毒三大措施为主体,以戒毒康复、社区帮教、戒毒药物维持治疗为辅助的戒毒体系。这种以社区戒毒为主导,不轻易使用强制戒毒的模式,消除了传统劳教不合法律、负面性大的缺点。但同时,也给戒毒工作的全社会动员和文明提升提出了新的要求。以往我们在禁毒问题上也提出综合治理的目标,但因为结构机制的内在矛盾而不能保证,强制戒毒的公安机构与社会系统的衔接无法落实,因而所谓的综合治理大都只能停留在口号和形式上。新的禁毒法以社区戒毒为主导的模式,实际上是与现代吸毒网形成的复杂特点相适应的系统模式。当然,要完成这个系统的转换,在实际操作上会有很多具体问题,它的完善受到社会各种不成熟因素的牵制,所以其执行中的问题和瑕疵也是不可避免的,需要不断修正。但从发展的趋势看,这一系统模式的合理性是肯定的,可以用范式结构的科学性来解释。

那么,从范式结构的视角看,选择这个出发点究竟有什么好处呢?

已有的研究发现,吸毒者开始涉足吸毒的现象是比较复杂的。在 20 世纪八九十年代的中国,吸食海洛因是毒品亚文化圈内流行的时尚,不少青少年因为好奇或寻求群体认同而涉足毒品,主观上并无违法故意;而 21 世纪以来,冰毒和"摇头丸"等新型毒品的出现,更成为年轻人追求刺激和疯狂的另一种时尚,并时而夹杂着影视、体育明星的轶闻。"存在而不是拥有"、"追求过程而不是结果",成为年轻一代人生哲学的基本组成部分。"要像宝瓶座运水人那样给予他人,但首先要了解自我、形成自我、体验自我,如果有必要,就通过毒品来达到这些目的。"①在这种文化的掩护下,一种毒品的被使用在有些年轻人看来可能不是反常的,只有在吸毒成瘾、不能自拔后,才会陷入深深的悔恨。面对这样复杂的吸毒起因,如果不重视对吸毒者的教育引导的方法而采取简单的犯罪定性,在他们有可能放弃吸毒的情况下抓他们,监禁他们,将给社会带来更多的问题。

当然,对吸毒者中有以贩养吸、偷盗抢劫等其他犯罪行为者的惩处可以适用已经定性的刑法条款,这与一般吸毒者的非罪性质并不发生冲突。同样,对吸毒者中渴望摆脱毒瘾但自己无能为力者,对其给予病人性质的对待进行治疗和帮助,在社会伦理观念中也不会存在难以逾越的障碍,关于这一点,目前已经被越来越多的美沙酮维持门诊的成功实践所证明。因此,从非罪性质出发显然是一个比较好的出发点,在执法系统中也有利于三种性质的兼顾。

---

① 〔美〕O.瑞、C.科塞著,夏建中等译:《毒品、社会与人的行为》,中国人民大学出版社 2001 年版。

三、禁毒范式的社会系统

禁毒范式最重要的不是出发点,而是它的社会系统性。它与其说是一种理论,不如说更是一种经验事实的描述。《西方哲学史》在叙述库恩"范式"理论时指出:"库恩的范式论首先把科学看作是人类的一种社会活动,因此它是一种可以加以历史地描述的经验事实。"①在中国,禁毒工作无论在最初的设计中怎样参照以往的科学模式,但是大量特殊的国情和禁毒斗争的情况变化,迫使我们要从实践的经验中不断摸索变革,寻找合理的模式重建科学系统。这一过程,实际上就是"范式"建立的核心价值。"库恩认为,科学是一定社会集团按照一套公认的信念所进行的专业活动。作为活动,科学的结构不再是各种知识成分之间的逻辑关系,而是组成这种活动的各种要素之间的相互作用。"②也就是说,科学范式需要重点考虑的不是既成的信念和抽象的逻辑,而是系统要素的关系和现实的相互作用。当我们考虑禁毒范式的实际社会运作时确实可以发现:要建立科学的禁毒范式,迫切需要社会各因素的系统调整。

立法,当它在实际社会中发生作用时,是需要通过执法机构来完成的。由于执法机构是按照严格的职能分工来组建的,因而司法定性中的任何一个细微的差异,都可能造成实际执法中的职能分家和衔接障碍。在以往的禁毒法规实施中,吸毒行为中违法与犯罪的事件常常被混淆在一起,难以截然分割。例如:因为打击毒品犯罪的缉毒刑警和处罚吸毒违法的公安民警在各自执法的体制中按照分割的条线运作,结果因缺乏信息共享和衔接程序的设置,导致资源浪费和大量漏洞;强制戒毒或劳教与释放后的防止复吸工作,虽然已经明确由公安、司法和社区组织及志愿者分工合作,但由于缺乏有效的信息沟通和工作权益的不匹配、职能的不协调,导致强戒或劳教者一旦回归社会就重蹈覆辙。从整体的社会效果来看,国家在前期为吸毒者戒毒而投入的大量资金与人力,往往由于缺乏后续的有力保障而前功尽弃。

深入分析可以发现,以往对吸毒行为的司法定位虽然是从非罪性质出发,但其基础并没有建立在社会范式的科学构架上。为此,国家禁毒法在"戒毒措施"中已经充分考虑了这种关系,并以法律的形式为这种关系的系统建构奠定了科学基础。但是,任何单个的法律都只能为自觉的实践提供合法的保障,却不能代替系统的建立。从书面法律到实施细则之间还存在着一个依靠执法者理解的能动空间。禁毒立法内涵中的系统性与科学性,只有通过执法者理解的系统性和

①② 全增嘏:《西方哲学史》下册,上海人民出版社 1985 年版,第 703—704 页。

科学性才能展现并实施。没有执法者的能动展现，再系统的法律也可能遭遇这样的尴尬：其合理性只能停留在文本中而无法付诸现实行动。

从社会范式的视角思考禁毒，是禁毒工作中系统理解禁毒法的一种参照。它不是要提供一种教条，而是要提供一种方法或一种原则，那就是从局部到整体，从隔阂到联系，从消极到能动。在法律已经规定成立专门的禁毒机构以后，这个机构的首要任务就是要将现在分属不同条块、不同系统和不同领域的分散的禁毒力量有机整合起来。这个机构要能将毒品犯罪、禁毒教育、戒毒治疗、复吸控制和社会帮教等多层次功能综合起来，并设法让各层次承担和发挥相应的功能，在整体上建构起系统整合的协调功能和应对能力。这样，无论禁毒领域出现什么新的问题或变化，都可以保证相应的工作对策及时适应。国家禁毒法目前已经规定自上而下建立禁毒委员会（第五条），这种设立专职机构的体制改革，实际上体现了禁毒社会范式内在规律的需要。专职机构要将过去分散在各系统和机构中靠"综合治理"口号来维系的"软性"（松散、无机制保障的）合作，推进到"硬性"（法定、结构性互助）合作的实质性阶段。

社会范式理念是禁毒工作系统贯彻立法精神的最佳跳板。社会范式既是一种理念和法则，又不是完全的理念和法则，因为它同时还是一种行动和经验。它是一种将理念和法则转化为社会结构的行动过程。这里，理念和法则的科学性是必须转化到实际中去的，但实际的发展和变化也必然改变理念和法则的不合理性。因此，调整新机构的政策针对性，使之准确适应不断变化的禁毒需要是禁毒实践的灵魂。如果说，禁毒统一机构的设立是一个硬件保障，那么内在政策的适应性调整就是一种软件创新。特别在对待吸毒者的问题上，要把握好禁毒法对一般"吸毒人员"和"吸毒成瘾人员"区别对待、不同处理的精神。

1. 管理体制

现行的准监狱性质的劳教管理模式，应该向更人性化的方向转变，减少惩罚性控制和限制人身权利的管制，提高戒毒治疗和心理教育的功能。目前不少劳教机构的工作性质正在向这方面转化，但是强制戒毒机构的严格管理和解教后的管教缺失，还是一种必须正视的巨大反差。为此，有些劳教机构开展了回访工作，但这种非制度性的、仅仅依靠司法人员的社会责任心或者课题研究支持所开展的工作，很难延续进行，根据新的戒毒法，强制戒毒作为社区戒毒和自愿戒毒无效后不得不采用的最后手段，其功能应该是前面两个阶段的补充，在完成这个补充功能后，应该在体制上仍然与社区康复相衔接。

2. 社会职能

以社区为单位的街道、居委是吸纳戒毒解教人员的主要地区，禁毒法也明确规定了"戒毒人员在现居住地接受社区戒毒"（第三十三条），并赋予地区机构落实戒毒措施、提供就业援助、执行戒毒协议等功能（第三十四、三十五条）。但是，要让法律规定付诸实际，必然涉及现有机构功能变革的大量问题，需要通过系统协调才能成为禁毒社会范式的有机构成。而就目前的状况看，除了吸毒后尚在经营的个体、私营业主可以在解教后重拾老本行外，其他人很难再找到合适的岗位或为原来的单位与部门所接纳。面对解教人员的就业、低保、医疗和住房等一系列问题，社区往往勉为其难，而吸毒者"一朝吸毒，终生难戒"的标签，更让用人单位不寒而栗。在这种情况下，无聊、空虚、继续寻找旧日朋友，以娱乐消遣打发生活，迅速走上复吸之路，便成为他们必然的选择；而没有纳入禁毒社会范式的社区，因为缺乏范式系统的支撑，工作难以有效开展，也无法对他们进行有效管理和控制。因此加强和健全社区戒毒功能，是戒毒范式系统的基础。

3. 教育覆盖

由于吸毒成瘾者的家庭大都经历了教育无效的打击和伤害，因此对复吸者失去信心、抛弃拒绝的现象十分普遍。即使有些做父母的愿意承担管教责任，但苦于缺少能力、方法和社会支持，也很难获得成功。我们在研究中发现，有些家庭为了让子女在戒毒后脱离原来的生活环境，不惜耗尽财力和精力进行搬迁，但有的几移居所仍然无效，吸毒青少年依然无法离开吸毒的同伴，父母为此信心尽失。这些做父母的很希望获得社会支持，期待有社会机构可以承担持续的教育任务，改变吸毒者回归社会后无人管教、无所事事的现象。

近年来，社会各界已经普遍认识到这一问题所在，政府也出资向社会购买专项服务，建立了禁毒社工组织，这是适应中国国情的一种尝试。但是，由于体制上的障碍，禁毒社工的工作绩效还十分有限。如何让禁毒社工的机制进一步纳入禁毒社会范式，应当成为戒毒系统中的重要环节。

四、未来禁毒的文化趋势

新出台的戒毒法，其内容实际上大部分针对的还是传统海洛因的艰难戒毒过程。而新型毒品借助空气一般的文化软形态渗透到我们的生活中后，我们的法律一出台就又落后于现实的步伐了。因为新型毒品没有明显的生理依赖特征，形式上的戒毒机构和戒毒体制对新型毒品的制约意义不大。但同时新型毒品作为娱乐性的刺激物，又非常容易散布和蔓延，更多的属于文化和意识形态层面的问题。这就令我们的法律硬制度感到越来越难以对付。因此，深入毒品的文化软形态，分析问题的根源以建立相应的文化对策，已经成为新时代戒毒范式的需要。

然而，要进入文化领域探索问题的根源，首先要把握文化的本质特点。但是迄今为止，分歧众多，莫衷一是的上千种"文化"概念和定义同样给我们留下了分析的困难。不过，正如物种的发展在今天演化出亿万分支后，寻找它们起源的简单形式可以成为理清思路的捷径一样，我们可以寻找文化概念的起源。

中国最早的"文化"概念，是一种"文治""教化"，如《易周·贲卦》中有这样的句子："观乎天文，以察时变；观乎人文，以化成天下。"这里的"人文"、"化成"根据孔颖达在《周易正义》中的解释，就是指以礼乐典章为基本内容的文治教化。西汉的刘向在《说苑·指武》中更完整地使用了"文化"的概念，他说："圣人之治天下，先文德而后武务。凡武之兴，为不服也，文化不改，然后加诛。"这里的"文化"是相对"武力"而言的，强调治国之道，教化在先，武力在后的原则。当然，教化并不仅仅是一种文字的教育，其所指的"礼乐典章"包括了从物质生活到精神生活，从伦理秩序到法律规范的各项生活内容。这一生活基本特点就是在自觉自愿前提下的"软化"，它虽然区别于由武力或惩罚强制实行的"硬化"，但本质上还是一种动态的"化"的过程。近代中国，不少著名学者对文化的理解仍然保持了"化"的动态性，如梁漱溟在1920年出版的《东西文化及其哲学》一书中认为，文化乃是"人类生活的样法"。蔡元培1920年在湖南作《何谓文化?》的演讲时提出了"文化是人生发展的状况"。而在马克思主义和毛泽东思想中，文化主要被当做与经济基础相对应的上层建筑和意识形态来理解，其不是被经济基础的革命性变化所改变，就是依靠自身的能动性或反作用去改变经济基础，"文化"在这里所具有的动态性更加明显。

然而，随着近代西方科学的快速发展，文化在各个领域的迅速渗透和积淀显示了文化内涵的广泛性。尤其是引进了西方的文化概念（culture）以后，文化变成了一个概括各种科学成果的名词，人们更多地从最后结果的静态维度去解释文化。如英国文化人类学家泰勒的"复合整体"论，美国文化人类学家克鲁克洪的"可以共享"的"生存样式"论，英国文化人类学家马林诺夫斯基的"直接的或间接地满足人类需要"的"组织体系"论等，都是在文化作为一种静态的结果维度上定义文化概念。而在中国1980年出版的《辞海》中，也开始从静态的维度分别将文化定义为：广义上"指人类社会历史实践过程中所创造的物质财富和精神财富的总和"，狭义上"指社会的意识形态，以及与之相适应的制度和组织机构"。而将其动态维度的解释仅仅纳入阶级斗争的特点。在2000年出版的《辞海》中，"总和"的结论中虽然增加了"生产能力"的动态内涵，却保留了总和的结果性质；"与意识形态相适应的制度和组织机构"被"科、教、文、卫、体方面的知识与设施"所取代，丰富了组织机构的具体形式，同样保留了结构的性质。

简要考察文化概念的发展历史,我们发现,文化在开始的时候是一种带有教化性质的动词,表现了"化"的过程性;而在扩大内涵,包罗万象以后,以总和、结构的形式充当了名词,凸显了"在"的结果性。这种对文化概念的主要内涵从"动"到"静"的理解趋势,虽然扩大了"文化"概念的包容性,但也在不知不觉中改变了"文化"对人类作用的性质。

虽然积累了千年文明的社会总体,作为结果,本身也是由文化过程慢慢产生出来的,但是作为结果的文化与作为过程的文化在性质上发生了变化。因为过程是有方向性的,是主动的,文化在过程中主要表现人类智慧的创造性、对现存事物的改造性和对理想目标的建构性,因而具有积极向上的特点;而结果是无方向的,被动的。作为结果的文化,人类智慧的成分已经凝结在物化的形式中,在市场经济的前提下,不需要任何中介的过程就可以直接充当商品,而商品的最大特点就是提供使用价值,或者说具有享受价值。当今文化的功能越来越多地被理解为主要是提供人类享受,进而泛化为普遍的休闲和娱乐形式,其相应的文化产业,尤其是大众媒体,也主要从文化作为一种可以创造享受价值的商品的意义上去建构和扩大。美国作家尼尔·波兹曼1985年出版的《娱乐至死》深刻披露了文化在今日世界所表现的普遍的腐化和堕落,表面上与当今社会的文化之商业化趋势有着直接的关系,但在深层的逻辑起因上可以说与结果性的当代文化观念有着内在的密切联系。

当然,创造的成果总是为人类的发展服务的。文化创造的物质成果和精神成果在提供人们享受的时候也在提升人们的生活质量。然而,单纯的享受历来也是导致人退化腐败的重要途径。要促进人类的健康发展,我们在面对文化的成果时,不应该只是着眼其享受的有用性,更需要发掘其"教化"的创造力。中国共产党十七大报告指出:"当今时代,文化越来越成为民族凝聚力和创造力的重要源泉,越来越成为综合国力竞争的重要因素","要坚持社会主义先进文化前进方向,兴起社会主义建设新高潮,激发全民族文化创造活力","使人民精神风貌更加昂扬向上"。针对当代世界普遍出现的文化生产商业化和文化享受娱乐化的倾向,凸显文化的动态性和积极的创造性,应该成为我们社会今后时代的主旋律。

生命在于运动,社会的发展也需要文化的运动。但正如和谐的运动促进健康,对抗的运动破坏健康一样,运动也需要进行选择。要保证文化的运动促进人类和社会的健康发展而不是腐败堕落,文化的运动首先需要保持自身的和谐。

1. 文化享受的节制

饮食过量导致肥胖,是危害现代人健康的严重问题。其根源在于饮食享受缺乏节制。现代社会的发展不仅提供了人们饮食享受过量的经济条件，也提供了人们文化享受过度的时空条件。文化的商业化趋向，更是在激发人性欲望的不断膨胀中，推销各种刺激的文化享受，导致人们过度的文化消费和奢侈的文化娱乐。这种文化的过度享受之风，在表面的文化繁荣后面引发了大量精神腐败和道德堕落，已经成为影响社会和谐健康发展的严重障碍。因此在提倡饮食享受合理节制的今天，更应该提倡文化享受的合理和节制，建立文化消费的荣辱观，形成良好的社会文化消费氛围。

2. 文化创造的引领

虽然一切社会存在的形态都可以是文化的载体，但是最直接影响现代人们观念和生活的是传媒。现代传媒可以深入一切文化领域的特点，已经毫无争议地充当了引领文化走向的绝对权威。然而这个权威究竟受市场经济的金钱效益支配还是受社会和谐的理性意识支配，决定了文化引领的方向，特别是消费文化和娱乐文化是否有利于社会健康的走向。

人类生活不同于一般动物生活的意义在于人的生活不仅仅为了获得，更需要创造。饮食享受的目的不在于享受本身，而在于维持更健康的生命状态去从事创造，追求理想，实现价值。然而在金钱效益支配下的媒体引领，更多地集中在提升享受的豪华等级，刺激欲望的无限膨胀基础之上。对豪华奢侈的赞美和羡慕充斥字里行间的大量的刻意渲染，完全将享受本身作为生活目的的引领，是导致文化腐败的催化剂。因此改变媒体的引领走向，从金钱效益的享受引领转向健康效益的创造引领，是实现文化和谐的重要环节。

3. 文化信仰的培育

文化之所以对今日的人类愈益显得重要，便在于通过文化的积淀，人类可以在有限的时间和空间中把握无限的内容和形式。个人的体力和能力有限，可以借助因文化积淀而创造的现代工具系统征服自然；个人的认识和智慧有限，可以借助因文化积淀而提高的现代知识体系认识改造世界。同样文化的积淀功能，也为个人的享受提供了无限膨胀的时空条件。基本的生存满足可以是简单的一日三餐，五尺卧床，但注入文化的享受，则可以网罗世界烹饪手艺，极尽豪华建筑工艺。显然，享受是对创造的快速消耗，曾经是伟大的科学家毕生探究的难题，今天成为中学生课堂上几分钟就可以掌握的普通知识；无数千年的创造成果也可以在一日间游览享受完毕，创造的无限永远无法满足学习和享受的无限。而生命是需要永恒寄托的，享受的文化无法提供生命永恒的寄托，人的精神在这样的文化享受中便不可避免会走向虚无和堕落。

支撑人生积极向上的永恒力量是信仰。历史上人们常常将具体的理想目标充当信仰，但社会的进程总是会消灭具体的理想，从而令建立其上的信仰随之破灭。历来的宗教则创造出绝对虚无的神圣充当信徒的信仰。然而，随着"我心即佛""上帝在我心中"的现代认识出现，宗教信仰的虚无性也暴露无遗。现代人因教育缺失、竞争失败、理想落空而感觉的信仰失落，人生绝望，完全是建立在享受文化基础之上的错误认识。这种认识以功名、地位、职业等文化享受的等级为人生幸福、生命意义和存在价值的界限，其结果令失败者堕落，令成功者空虚，两种结果都成为新型毒品尝试的文化动因。

其实信仰真正的无限性，来源于人类永恒的文化创造力。这种创造力伴随一切有文化的生活形式而存在，并不局限在具体的范围和领域。只要社会在缩小贫富差异，保障相对公平的前提下提供人们基本的物质生活和文化生活需要，那么通过大力提倡文化创造性去培育以人为本的多元信仰，便不是一件困难的事情，这可能是从根本上抵御新型毒品泛滥并促进社会健康发展的有效途径。当然，文化信仰的培养需要时间，对于年轻的一代，从基础教育开始，贯穿整个社会实践，让他们在成长过程中始终沐浴在文化创造的多元信仰的阳光下，防止过度享乐文化的侵袭，将是未来社会文化创造力的基础和来源。

附录 1　新型毒品使用者个案访问篇

个案 1　男,21 岁,未婚,无业,上海人

法院把我判给我爸了。可是我爸老打我,他一打我,我就跑,跑了就不回家,待在外面和朋友一起混。书也没怎么读,小学都没好好上完

访问员:儿童到少年时期父母的感情状况怎么样?

受访者:我都没印象了,我八九岁的时候他们就离婚了。他们在一起就是吵、打,还不如离婚的好。

访问员:那么父母离异后你和谁一起生活?

受访者:我和外面的朋友一起。

访问员:他们离婚的时候你还那么小,就不和家人一起了?

受访者:法院把我判给我爸了。可是我爸老打我,他一打我,我就跑,跑了就不回家,待在外面和朋友一起混。书也没怎么读,小学都没好好上完。

访问员:你自己觉得你们家的经济状况在社会上处于什么水平?

受访者:爸爸妈妈都挺有钱的,他们都是做生意的,各有各的公司,家里不缺钱花。我现在就帮我爸做生意,一个月给我 3 万块钱。

我爸就是打我,打得特别狠

访问员:那爸爸妈妈教育你的时候,一般是用什么方式? 是唠叨、打骂、溺爱、谈心,还是放任不管?

受访者:我爸就是打我,打得特别狠。我在外面惹事了,回来我爸就拿皮带抽我,抽得身上全是红印子。

访问员:那么你对父母的管教接受吗? 还是很厌烦,根本不接受?

受访者:反抗! 坚决反抗! 他打我,我就跑,跑了就不回家,在外面跟朋友混。最长的一次半年没回家,短的也要好几个礼拜。

访问员:那父母知道你在吸毒吗?

受访者:以前我用海洛因,家里知道,现在用这个(冰毒)他们不知道。

从小跟家里人就没什么感情，自然和朋友走得近了

访问员：你的朋友多吗？他们知不知道你在玩（用）药？

受访者：我朋友多，从小跟家里人就没什么感情，自然和朋友走得近了。人都是要有个寄托的嘛，家里亏的（感情），在朋友那里就得补上。我原来就有几十个朋友，"溜冰"以后更多了，可能要上百了。我有什么麻烦事要人帮忙的都是找朋友，从来也不会找父母，从小就是这样。

访问员：那么玩这个有没有影响你和朋友的关系？就是有没有因为吃药（毒品）和以前的朋友或者不玩这个的朋友疏远？

受访者：现在的朋友大多数都是玩这个的。有那些不玩的，要不就被"大浪潮"（朋友圈子）卷进来一起玩了，少数坚决不玩的，谁也说服不了谁，和我们就慢慢疏远了。

肯定都是身边有朋友在玩，听了就有好奇心，想试一试

访问员：那你们之间有没有互相拉拢，邀请朋友吸毒？

受访者：这怎么会没有，玩这个的人哪个不是听朋友说的，哪有人平白无故地自己一个人去"溜"（吸食冰毒）的。肯定都是身边有朋友在玩，听了就有好奇心，想试一试。自己试了觉着好又跟别的朋友说，玩的人就越聚越多了。不是朋友的一起玩多了也是朋友了。

访问员：你们朋友之间的关系怎么样？

受访者：我这个人很讲哥儿们义气的，朋友有什么事我都要管，别看我年龄小，他们都很尊重我。你看我这些（指着胳膊上的疤痕），都是为朋友搞出来的。我也经常请他们出来玩，我钱够花，他们都尊重我的。

你不玩别人就会看不起你

访问员：刚才你说以前用过海洛因，是什么时候开始用的，为什么会用？

受访者：（思索）大概 13 岁开始吸海洛因的。那时候我爸不是老打我嘛，打了我，我跑出去就在外面混，和那些朋友在一起，不知不觉就吸上了。后来开始"溜冰"（吸冰毒），也是因为朋友们说这个（冰毒）可以戒掉海洛因，他们都说这个挺管用，吸了这个就可以代替海洛因了。

访问员：用冰是什么时候开始的？它帮助你戒掉海洛因了吗？

受访者：好像是 2004 年开始玩的，这个东西（冰毒）和海洛因不一样，没什么瘾。我"溜了冰"（吸冰毒）就不太想海洛因。现在几乎已经不玩海洛因了，就偶尔吸一两次。海洛因吸惯了如不吸会死人的，这个就不会。你看我进来一个

多月了,没吸冰,就是感觉有点胸闷,也没特别难受的感觉。

访问员:以后出去还会玩(药)吗?

受访者:(沉吟了一下)少量的玩,你说不玩是不可能的呀,朋友们都在一起,除非你不交朋友了,要不大家在一起肯定要玩这个,你不玩嘛别人会看不起你。总不能不交朋友了,那生活还有什么意思。不过我知道这个用多了对身体不好,我就少量的玩一些,不多玩,朋友们面子上过得去就行了。

用冰和麻果都有性冲动,冰特别强烈,不做就难受得不行

访问员:能不能给我介绍一下你平时都玩什么? 不同的药感觉一样吗?

受访者:我玩过冰,还有"麻果"(麻谷)。挺兴奋的,也有想发泄的感觉。有时候特别想发泄就会打架摔东西。还有,总觉得身边有人有东西晃来晃去的,再一看又没有,这就是你们说的幻觉吧? 性冲动也有,就是特别控制不住自己,想干什么就非要干成不可,想做爱就憋不住,非得做了,放(释放)出来了才舒服。

访问员:刚才你提到用完药会有性冲动?

受访者:是的,用冰和麻果都有性冲动,冰特别强烈,不做就难受得不行。

访问员:那遇到这样的情况怎么办呢?

受访者:我们都找小姐一起玩,一起"溜冰","溜"完以后就一起……(做爱)。一般都是很多人一起,两个人没意思。那些女的(小姐)吸完冰以后也特别强(欲望强烈),你不跟她(做爱)她都不行。也会交换(性伴侣),就是和这个玩(做爱)过了,再换一个人玩(做爱),她也会再找别人。吸了这个(冰),只玩(做爱)一次不够过瘾,要多次才能完全放出来,才会舒服。

戴着套做不成的,没感觉

访问员:你的性伴侣多吗?

受访者:挺多的。玩这个药以后经常找小姐,一起玩药的朋友不管熟悉的不熟悉的,好多都有过(性关系)。玩这个以后可能和三十多个朋友都做(爱)过,小姐更多,算也算不清了。

访问员:在这种时候你们使用安全套吗?

受访者:有时候戴,有时候不戴。有时候戴了套一点感觉都没有,到最后受不了,又拿下来了。你不知道,这个戴着套做不成的,没感觉。

访问员:那么你不怕传染病吗,艾滋病或者性病什么的?

受访者:不怕。我都挺注意的,(做爱)过后会仔细地洗,应该不会有事。而且我每过一两个月都会去检查的,检查艾滋。进来之前我刚做过一次(HIV 检测),没事。

(访问员:王　水)

个案 2　女,28 岁,未婚,中专学历,做生意,重庆人

家中就我一个女儿,想要什么,一般都不会亏(不给)我的

访问员:儿童到少年时期父母的感情状况怎么样?

受访者:小时候父母感情很好的,现在也很好啊。

访问员:能不能介绍一下父母的学历职业情况?

受访者:我爸爸是大专毕业,退休前在供电局做电工。妈妈是初中生,工人,现在也退休了。

访问员:你自己觉得你们家的经济状况在社会上处于什么水平?

受访者:我们家啊(语气迟缓,略微思考了一下),我们家应该是小康水平了,挺不错的,应该算中间,嗯,中间偏上吧。反正就我一个女儿,想要什么,一般都不会亏(不给)我的。

访问员:那爸爸妈妈教育你的时候,一般是用什么方式? 是唠叨、打骂、溺爱、谈心,还是放任不管?

受访者:怎么可能不管! 家里就我一个孩子。我看,唠叨、谈心,又打又骂,什么都用上了,就是不管用(笑得很开心)。爸爸妈妈在对付我的问题上非常一致,是铁打的同盟(笑)。但是我就是爱玩,坐不住呀,不玩不行的。小时候他们(父母)带我看过医生,医生说我有小儿多动症……(想了想又补充道)我看我现在还是有! 有一点儿吧。(笑)

访问员:那么你对父母的管教接受吗? 还是很厌烦,根本不接受?

受访者:就是应付呗,完全不理也不行,到底是自己的爸爸妈妈。他们就是观念太旧了,还是对我好的。

访问员:那父母知道你在吸毒吗?

受访者:父母不知道,怎么能让他们知道? 他们一知道就全玩完了,肯定生意也不让做了,"给我回重庆去!"(模仿父母的口气)有一次,还是在重庆的时候,我们跳舞的时候用联邦(联邦止咳露)兑可乐喝,喝完了正摇头呢,我妈找我来了,我也停不下来(摇头),我妈就打了我一耳光,问我是不是吃摇头丸了,我说没有。

关系非常要好的朋友都吃上这个（毒品）了

访问员：你的朋友多吗？他们知不知道你在玩（用）药（毒品）？

受访者：我爱交朋友，对朋友也好，所以朋友很多的，有四五十个吧。他们有的知道我玩这个，有的不知道。一起玩的小姐妹肯定都知道的，她们也玩的。生意上的朋友就不知道，我也不想让他们知道。

访问员：那么玩这个有没有影响你和朋友的关系？就是有没有因为吃药和以前的朋友或者不玩这个的朋友疏远了？

受访者：这个（思考了一下）……对我的朋友几乎没有影响的，关系非常好的朋友都吃上这个（毒品）了，也因为都吃这个（毒品），关系就更要好了。那种看起来就特正经的，人家不吃，我也不会强拉着人家吃。有时候打打电话，出来吃个饭，也能做朋友的。就是没有一起吃药的那么好（亲密）。

访问员：你刚才说到，关系好的都吸毒了。那你们是不是刚开始的时候，互相拉拢、邀请过朋友吸毒？

受访者：这个肯定有的啦，一个带一个，最后带了一大片，都开始玩（吃药）。刚开始的时候，也有姐妹跟我说这个（冰毒）特别能减肥。我那时候很胖的，就特别想试一试。后来真的减下来了，我也会跟别的姐妹介绍，又没有什么别的坏处，自己也能控制。我也没有骗她们。后来就大家一起玩（吃药）了。

（毒品）对我又没造成什么损害，后悔什么呀！

访问员：那你最开始吸毒的时候，就是为了减肥？

受访者：对啊，主要是减肥，也有一点点好奇吧。我高 162（厘米），体重 90 斤，你猜我以前（没吃药的时候）多重！（神情兴奋，眉飞色舞）110（斤）！吃药很减肥的，我刚开始吃就是为了减肥，她们（朋友）都跟我说减肥效果好。结果真的很好！

访问员：那你觉得除了减肥，对身体一点伤害都没有？

受访者：这个，其实多少总会有一点（危害的），要说一点没有也不可能。你看都有黑眼圈了，就是因为玩（吃药）的时间长了，皮肤也不好了，毛孔变大了。不过，也有可能是因为老了。（笑）

访问员：那你后不后悔吃这些药呢？

受访者：唉，我是后悔怎么没小心一点，被抓进来了。出去要被人（朋友）笑死的，经济和精神损失都很重。吃药没什么后悔的，你看到我了，我好好的，（毒品）对我又没造成什么损害，后悔什么呀。

访问员：那你出去以后还会吃（药）吗？

受访者:(神秘地看了看周围)这个……我只能说很难说吧。我会很小心,不再被抓住了。一年之内如果再被抓,要劳教的。

出去玩,吃一点药,才能放得开玩,释放一下压力

访问员:能不能给我介绍一下你们平时都玩什么? 不同的药感觉一样吗?

受访者:K粉、摇头(丸)、溜冰(冰毒)都玩过。不过摇头丸已经过时了,现在都是冰(毒)。K粉和摇头丸对人伤害不大,吃过了,疯(玩)过了,就可以好好睡觉。冰的伤害可能大一些,有时候(吃过以后)我会睡不着觉。

访问员:觉得有伤害,为什么还要吃呢?

受访者:在社会上,压力太大了,做生意的时候都要装着跟人家(生意合作者)关系很好,其实心里又不是那样的。就觉得很累,需要放松啊。出去玩,吃一点药,才能放得开玩,释放一下压力。而且,我时间长一不吃,体重就又上去了。但是我知道,不能多吃,有身边的朋友吃多了就心情抑郁,不正常的。

不会上瘾的,又不是海洛因

访问员:那你感觉吃药会不会上瘾?

受访者:不会上瘾的,又不是海洛因。我有一个朋友,小时候很要好的朋友,用了海洛因,自己给自己打(注射)的时候,死掉了。那个东西我是绝对不会碰的,碰了就完了。人家有一句话说得太对了,"一日吸毒,终身戒毒",那种东西(传统毒品)一沾上就出不来了,骗钱什么事都能做出来。我知道这些的。我玩的这个(新型毒品)不一样的,我完全可以自己控制,这个我分得清,绝不会犯糊涂。

访问员:不吸毒的话,心里也不会想吗?

受访者:(沉吟了一下)还是想的。尤其是看到别人吃,就会特别想吃。但是身体上不会难受,不会像海洛因那样死去活来的。(这时看到了附录卡片上的药物名称)呀,这个联邦止咳露我吃过的,用四罐兑两听可乐,喝上一两杯就开始摇头了。

吃了药以后,戴套做(爱),一点感觉都没有

访问员:听说有的药(毒品)会刺激性活动,吃完药(毒品)会有性反应。你知道吗?

受访者:这个听说过的。冰(毒)和麻果(麻谷)特别有这种刺激。摇头丸好像没有。

访问员：你自己用了冰(毒)有没有这种感受呢？

受访者：我自己没有，都是听他们男的说的。他们吃了冰(毒)以后，一晚上可以和三四个女人搞(做爱)的。有时候在酒店里，有时候在谁(某个朋友)家里。有好多人就是为了那个(做爱)才吃药的。

访问员：那么这些女的是一起吃药的人吗？

受访者：(赶紧说)没有、没有，他们都是找小姐，他们很尊重我们的。我也很保守，只和男朋友(做爱)的。

访问员：那他们和小姐做爱的时候，戴安全套吗？

受访者：肯定不戴的。他们说吃了药以后，戴套做(爱)，一点感觉都没有，八九个小时都出不来(不能射精)，戴了没法做(爱)的。

访问员：那种时候他们会交换性伴吗？就是这个小姐和这个做完了，又和那个做？

受访者：有时候有的吧，花钱找的，要充分利用嘛。(又赶紧补充到)我不清楚，我当时又不在场，也没看到。

(访问员：王　水)

个案3　男,36岁,已婚,大专,做生意,天津人

如果放着赚钱的机会不去抓住,在那里傻读书,读傻书,聪明人也变傻瓜了

访问员：我看你比较消瘦，是否与使用药物有关？

受访者：怎么说呢？我这个人是很会玩的，玩起来没日没夜，所以到底是玩瘦了还是药的作用，我也说不清楚。

访问员：能让我了解一下你的基本情况吗？

受访者：可以。我是天津人，大专毕业。其实我人不笨，没读大学是因为我从小贪玩，不肯用功。再说90年代初，正是全国上下赚钱的黄金时间，我能混个大专文凭，加上自己喜欢结交朋友和有一点小聪明，觉得自己肯定能在社会上赚钱。如果放着赚钱的机会不去抓住，在那里傻读书，读傻书，聪明人也变傻瓜了。

访问员：那你后来钱赚得怎样？

受访者：怎么说呢？我因为喜欢玩，1992年10月第一次开了一家歌舞厅，后又开过很多娱乐性的场所，做小老板，每月万把元净利的收入是没问题的。比起人家赚大钱的，这点当然算不了什么，但比起拿工资的来说，那要好多了，你算算，当时大学毕业生拿国家工资的有多少？一个月也就几百，能上千的已经不错了。

父母的话我是不听的,在家里是我要怎样就怎样

访问员:那你父母是否支持你呢?

受访者:从道理上说,他们是不支持我的,你想按照常规的思维,哪家父母不希望自己的孩子把书读上去?但是我走上了这条路,他们也没有办法,自己的儿子么,当然要支持了。我的父母现在还健在,他们的感情也很好,我父亲也是大专文凭,也长期当公司经理,母亲是演员,现在他们都退休了,但家里一直很有钱,他们又宠我,你说哪个年轻人不贪玩?许多家庭是没有条件,我有这个条件,也怪他们。所以父母的话我是不听的,在家里是我要怎样就怎样。

访问员:你说了算?

受访者:(笑,默认)

我平时想的也就是怎样玩得更刺激、更有趣

访问员:那你平时怎么个玩法?

受访者:你想我的工作就是娱乐,玩就是赚钱,喝酒、跳舞、唱歌,反正拉住客户玩得越久,钱也就赚得越多,所以么我常常 24 小时在玩。

访问员:没有玩厌烦的时候?

受访者:如果单单是消费性的玩,说不定会有厌烦。但我的玩就是赚钱,想烦也不舍得你说是不?还有谁见钱烦的?我平时想的也就是怎样玩得更刺激、更有趣。

我第一次接触"摇头丸"也是被人蒙的,人家在我的啤酒里下了药

访问员:所以你就主动找毒品来刺激生意?

受访者:这可不能这么说,这我不变奸商了?我这个人其实不坏,真正与我走近了就会知道。我第一次接触"摇头丸"也是被人蒙的,人家在我的啤酒里下了药,我不知道,喝了,结果玩得特别痛快,事后知道了真相,就特别想再用。后来我在玩的时候首先是我自己用,我不是那种自己不用,专门暗中给人下药的人。我们在一起玩时用药都是明的,说清楚了,就用,从不勉强别人。

用冰对性有很大的激发作用,比伟哥还有效

访问员:你还使用过别的药物(毒品)吗?

受访者:现在的新药我大都使用过。但我在第一次使用冰时,也是被动的,因为我的女朋友比我小很多,你知道,女人都是要宠的。我的女朋友要我陪她用冰,我没有办法拒绝,就和她两人在自己的房间里使用了。

访问员：为什么宠她就要陪她用毒品呢？难道没有其他健康的宠法？

受访者：不瞒你说，用冰对性有很大的激发作用，比伟哥还有效，不但时间长，还特别爽。因为用冰以后，全身的细胞变得特别敏感。有了这样的第一次，对于我这样爱玩的人来说，就变得不可遏止了。

访问员：那以后你还用过哪些药物呢？

受访者：市面上有什么，都用过，现在主要是 K 粉、冰、"摇头丸"还有大麻。大麻是用香烟卷起来吸，"摇头丸"有日产的开心果，是药片，含在嘴里，K 粉用鼻子吸，冰主要有烫吸和烟枪吸两种。我的感觉是"摇头丸"是激发人的精力，我有一次连续八天八夜没有睡觉地玩，你想没有药物刺激人怎么受得了？这样用药当然对身体会有影响。但冰的药性好像可以克制"摇头丸"的药性，吃了"摇头丸"后再吸冰，人就冷静了。

有时一想起那种用药后的刺激，浑身就会激动起来

访问员：你对这些药物有没有依赖？

受访者：怎么说呢？要说药物依赖，那是没有的。我自己完全可以控制，我试过两次，一次我一连几个星期没有碰药，在和大家玩的时候，就看着他们用药，心里想不用，完全能控制，一点也没有难受或控制不住的感觉。还有一次我一个多月没有碰，一点也没有什么。但我这个人喜欢玩，而玩的时候当然有刺激比没有刺激好，因此有时感觉生活缺少娱乐时，就会想到使用药物，从这方面说，又是有瘾的。有时一想起那种用药后的刺激，浑身就会激动起来。不过我新型毒品物使用了很多，但海洛因不碰的，我知道这个毒品不能碰，一碰就完了，控制不住了。

现在是消费和娱乐时代，不创造出点新的玩意怎么竞争赚钱？

访问员：你是否觉得这样使用药物有什么危害呢？

受访者：如果说官话，你不相信我也觉得没意思。如果说反话，你会说我有反社会情绪。说真的，什么事情都有个度，过度了总归是有害的，无论对身体、精神，还是对社会都是不好的。身体过度消耗肯定透支，不利于健康，过度玩乐不务正业肯定要变坏。特别是冰的使用容易促进人的性行为，在娱乐圈内性关系混乱，对社会道德和性病传播总归不好。但是如果适当使用，增加娱乐，我认为这是一种个人兴趣的选择，没什么不好。做生意么，谁不想用点新鲜的玩意增加营业额？社会哪一个行业不是要靠创造新产品来发展？现在是消费和娱乐时代，不创造出点新的玩意怎么竞争赚钱？再说，酒喝多了不也一样伤身体、发酒

疯？为什么不抓吃酒的，要抓吃这些药的？

访问员：使用这些药物的经济负担怎样？

受访者：一般像我们这样能够赚钱的都没有问题。当然有时候也会发生经济困难。比如当我做东，请客一场，一次可能要用掉万把元，这时就会有暂时的经济困难。

访问员：那你在用冰以后与多少女子发生过性关系？

受访者：主要的有三个，一个是配偶，两个是情人。其余就是娱乐场所出钱与那些女的有过。

访问员：你与她们发生关系时是否用避孕套？

受访者：除了与配偶不用之外，其他的都用。

访问员：你这些性关系女方都知道吗？

受访者：情人知道我有老婆，老婆不知道我有情人。

访问员：你知道艾滋病吗？

受访者：知道，经常听说。就是血液、性交、母婴、共用针具等途径都会传播。所以在外面发生性关系我一定用避孕套，不用套的绝对不干。

（访问员：夏国美）

个案 4　女，19 岁，未婚，初中，无业，上海人

14 岁那年，一个和堂兄一起在店里做事的女人就教我打海洛因

我很小的时候就在家中见过堂房兄长吸大烟（海洛因），14 岁那年，一个和堂兄一起在店里做事的女人就教我打海洛因。当时我有点怕，但她一再说没关系的，打了以后很舒服，结果我就让她打了一针。打完后的感觉就是头晕呕吐，路都不会走了，但吐完就舒服了。后来她又给了我一点大烟，我自己去买了一副针筒，可是怎么也不敢打。

我吃大烟的钱都是男友给的

不久，我认识了一个男友，我们相处了一阵，开始吵架，他就到这个女的那里，要了大烟，几个一起（打针），剩下的就拿了回来。他继续用的时候，因为我的心情也很不好，所以就和他一起用，尽管我知道用这个东西会上瘾，但第二次好像没第一次那么难受，所以这次用过后我又继续再用，大概一两个月后开始上瘾。当时我只有 14 岁，没有钱，我吃大烟的钱都是男友给的，男友已经 20 岁了，他哥哥开店，会给他一点小钱。

我有的时候会和别人共用针筒的,一般是针筒正好用完,去买的时候发现有人守候,怕被抓,所以就不买了。如果能买的话,一般一次会买 10 支。

平时大家都说我就是被抓起来也没关系,因为我是少年犯,不会处罚很重,所以就在我家里吃(吸毒)

2003 年,我 16 岁时第一次被警察抓进去。那次我们是几个人一起在家里吃。因为平时大家都说我就是被抓起来也没关系,因为我是少年犯,不会处罚很重,所以就在我家里吃。这样我就以吸毒和容留吸毒两项罪名被处拘留 10 个月,关在张江拘留所。我后来知道如果我仅仅是因为吸毒被抓,第一次最多只拘留 15 天。但因为这次是在我家吃的,所以我的罪名主要是容留吸毒,这样处罚就重了。

2003 年 10 月 25 日我被释放,但 10 月 30 日又开始复吸,当时是在川沙的一家宾馆。到 2006 年 5 月,有一次我到一个人的车上去拿粉(海洛因),结果又被抓了。后来知道是这个人为了保住自己的驾驶执照,所以把我给供出来了。这个人表面上是开车的,实际是和他同居的那个女的就是贩卖大烟的。因为她的孩子很小,警察就不会抓她。

我觉得海洛因是戒不了的,虽然在里面很苦,很怕再进来,但我不能保证这次出去以后就不用了。所以有一个吸毒者的妈妈说,只有一种办法可以戒海洛因,就是第一次发现的时候拘留或劳教,第二次发现就枪毙。就是服用美沙酮也是要反跳的,除非一直用。

我第一次用摇头丸也是在 14 岁,当时我吃海洛因还没有上瘾。记得第一次是一些小姐妹来叫我去舞厅,然后大家一起吃。这个东西吃了以后很兴奋,有幻觉,不停地摇头、唱歌、跳舞,不知道累。也有的时候我们是用大麻。用"摇头丸"都是聚会跳舞,摇一晚上,然后睡一天;用大麻一般是在 KTV 唱歌,就把大麻卷在香烟里吸上几口,感觉很酷。

我发现"溜冰"以后并没有效果,相反,海洛因的剂量用得更大了

从去年起我开始"溜冰",因为听说"溜冰"可以戒掉海洛因。那时候我刚结婚,彩礼收了三万元,全部给我吃大烟用掉了。我老公是开赌场的,他不吃大烟,但他和我婆婆都知道我在吃,所以总是劝我戒。这样,我就想用"冰"来试试看。但是我发现"溜冰"以后并没有效果,相反,海洛因的剂量用得更大了。因为"溜冰"以后心里感觉很害怕,浑身发冷、口干,眼睛看出去东西都是绿的,皮肤也非常干,这种时候一定要吃大烟才能缓过来。

"溜冰"后有心瘾,但用大烟的感觉更舒服,更飘。我原本吃大烟的时间久了,已经没有飘的感觉了,但"溜冰"后再吃大烟,这种感觉又回来了。不过,这时候海洛因的剂量越来越大,以前是一夜用4—5次,半只可以分2—3次打,但"溜冰"后再用海洛因,每次要用半扎到一扎。

我的一个小姐妹"溜冰"后和大家一起疯狂,有三个男的和她做那种事情(性交),但第二天我们问她,她说不记得了

现在市面上的"冰"有很多种,卖"冰"的人都会调配的。比如许多人吃"冰"以后口很干,他们就在调配时往"冰"里加点枇杷糖,这样就很清凉,喉咙很舒服。有的是"白冰",还有"黄冰"。现在"溜冰"用的冰壶都很好玩,是一种玻璃工艺品,有的上面还有一只猴子,自己会动,看着就好玩,很有想试一下的冲动。这些东西老城隍庙那里都有卖的。

女的用"黄冰"后性方面很兴奋的。我看到过我的一个小姐妹"溜冰"后和大家一起疯狂,有三个男的和她做那种事情(性交),但第二天我们问她,她说不记得了。当时她是糊里糊涂的,不过溜冰以后都是这样。

"溜冰"后大家都很兴奋,没有人会用避孕套的

避孕套?大家基本不用的。因为"溜冰"后大家都很兴奋,没有人会用避孕套的。我平时也不用避孕套,做过两次"人流"后就上环了。我一般就和两个人有固定性关系,一个是我老公,一个是我的男朋友,和我一起吃大烟的。自从"溜冰"以后,我还和另外三个男人有过性关系,但我们没有群交的。一般"溜冰"都是在KTV的包房里,但有的时候会在夜总会的大厅里,比如有个地方叫"金碧辉煌",以前我们就是在那个大厅"溜冰"的。

艾滋病我是听说过的。我不知道自己是否会得艾滋病。我们几个(吸毒同伴)平时在一起从来没有谈起过艾滋病,因为这个病好像和我们没有多大关系。

(访问员:夏国美)

个案5　男,32岁,未婚,初中肄业,无业,上海人

十几年时间我大多数时候是在"吃官司"

我1991年初中肄业,从来没有就业过,一直在社会上混。十几年时间我大多数时候是在"吃官司":1993年我因盗窃被判刑4年6个月,1997年9月刑满释放;1998年8月至11月被强制戒毒;1999年4月因吸海洛因被判劳教1年

半;2001 年初回家,同年 4 月又因吸毒被判劳教 2 年半;2003 年 10 月出去后,11 月又因盗窃被判 1 年 9 个月,到 2005 年 8 月回家;在外面生活了 1 年,2006 年 8 月因"溜冰"被抓进来劳教,这次是 2 年 6 个月。

我进进出出 6 次,对前面 5 次进来,我觉得自己是罪有应得,但是这次进来我觉得很冤枉,因为我不知道"溜冰"要被劳教的,而且社会上"溜冰"的人多得是,有的人抓到就放了,有的拘留几天也放了,我不明不白地被判劳教。

父母很宠爱我,对我的教育基本是放任型的,实际上是管不住我

我出生在一个普通工人家庭,父母都是小学文化程度,1991 年,我 16 岁那年父母离了婚,我随父亲生活,妹妹随母亲生活。我家是街面房子,父母离婚后街面房子一隔为二,母亲和妹妹住隔壁;现在妹妹已经出嫁,所以我一直与父母在一起。父母很宠爱我,对我的教育基本是放任型的,实际上是管不住我,我对他们的教育则采取应付的态度。

我从小至今与父母的关系一直较好。现在父母都已经退休了,退休工资比较低,所以我家的经济条件在社会上属于中下水平。我想家庭教育对我的成长肯定是有一定影响的,从小父母不大管我的学习。如果我生活在姨夫家,我读书也许会好一点。姨夫是知识分子,对小孩的学习抓得很紧,他们的孩子读书都很好。我如果书读得多一些也许生活状况会有些改变,当然我并不是怪父母,因为我父母对我是很好的。我只是说家庭教育对小孩的成长是有一定影响的。

如果没有钱买海洛因,我就去诈骗

我是一个比较任性而且我行我素的人,我不在乎别人怎么看我、评价我,我不太容易接受朋友的建议,也不会在言行举止上去模仿别人,更不会因为朋友的评价去改变自己的行为方式。我个性独立,尤其是吸毒后(海洛因),我有点自我封闭,对周围的人和事不十分关心,我常常感到我的兴趣爱好和一些想法与朋友的不同,所以如今与原来的一些朋友都不来往了,与周围人的共同语言也不多。

我基本上是一个人在家里吸毒。开始是口服,后来口服不过瘾,就打针,如果没有钱买海洛因,我就去诈骗。我觉得人与人之间的关系很复杂,虚假的东西比较多,我有困难和需要帮助时,我会上网从虚拟世界里去找人发泄和倾诉,所以我经常会觉得很孤独,因为所有的问题都要自己独立去解决。

我在没有吸食海洛因以前,有 6 个比较好的朋友,主要是同学,也有社会上认识的朋友,他们 50% 有工作,50% 没有工作。我们经常碰头聚会,一起吃饭、唱歌、跳舞、泡吧等。开始吸毒以后与这些朋友不来往了,因为他们当时都不吸

毒,我也怕影响他们。

海洛因不要吃了,"溜溜冰"吧,它不会成瘾,公安也不会抓的

我 2005 年开始"溜冰"。2005 年我从劳教所出来后,发现我原来的那批朋友中不少人在做生意,开洗脚房、小酒吧等。

有一次那个开洗脚房的朋友请我去洗脚,我去后,他对我说,海洛因不要吃了,"溜溜冰"吧,它不会成瘾,公安也不会抓的。我发现我以前的那些朋友,许多人在"溜冰"。于是我就开始"溜冰"了,与我原来的那些朋友恢复了来往。在"溜冰"过程中又结识了一批新朋友,经常一起"溜冰"的朋友中有 4 人是新朋友,都没有工作。

我与"溜冰"的朋友每个月的聚会超过 10 次,聚会就是"溜冰"。我们把"溜冰"叫作"开会",因为"溜冰"后人很兴奋,不想睡觉,而且话特别多,有一种很强烈的交谈欲,我们称为"口嗨"。

"溜冰"的人中有老板、白领,也有我们这种没有工作的人。老板"开会"是谈生意、白领"开会"是谈工作、我们"开会"是谈"山海经"(闲聊)。现在从网上结识的网友一起"溜冰"的也很多,我们叫"网溜"。

我除了"溜冰"外,还打过"K",吃过"摇头丸"和大麻

"溜冰"后人很兴奋,有幻觉,有时候会控制不住自己,把心里话说出来,清醒后却想不起来自己说过什么话,所以"溜冰"是有圈子的,不熟悉的人最好不要一起"溜冰",否则会坏事的。我以前与母亲的话很少,"溜冰"后我与母亲的话很多,什么话都会与她谈。

我除了"溜冰"外,还打过"K",吃过"摇头丸"和大麻。"溜冰"后我戒掉了海洛因,2005 年从劳教所出来到这次被关,我在外面生活了一年,没有碰过海洛因。

我在外面时,每隔 2 个月我们社区的戒毒社工要带我去化验一次小便,测试海洛因,我已经连续一年的测试结果呈阴性。这次我进来前两次测试海洛因,结果也呈阴性;过了一个星期,民警再一次要求我化验小便,说有人举报我吸毒,这次化验的是新型毒品,因为 4 天前我刚溜过"冰",这回化验结果呈阳性,就被拘留 10 天,可是拘留了一个星期我就被送劳教了,这次是 2 年 6 个月。

我不知道"溜冰"也要被劳教的,如果早知道的话,我也不会去"溜冰"了

我朋友都说"溜冰"公安是不抓的,而且与我一同进拘留所"溜冰"的人,他们

拘留几天都放走了，我却被劳教，想不通。2005年出去后，我内心是真正想改好，我"溜冰"戒掉了海洛因，而且我不知道"溜冰"也要被劳教的，如果早知道的话，我也不会去"溜冰"了。

海洛因会上瘾，"溜冰"不会上瘾，而且"溜冰"是自我娱乐，对社会没有什么危害。就我个人的感觉，我认为"溜冰"可以戒海洛因，吸海洛因瘾很大，没有钱也要想办法弄钱去吸，"溜冰"没有钱可以不溜。我这次回来后一年时间里没有做过一件坏事，也没有吸过海洛因。而且这次回家后我谈了女朋友，是安徽人，比我小11岁，原来商定2007年底准备结婚的，现在我又进来了，人家小姑娘肯等我两年半吗？我心里一点把握都没有。

"溜冰"后，我老是认为别人在说我的坏话

我认为"溜冰"有一点副作用，主要是有幻觉、疑心病比较重。比如："溜冰"后，我老是认为别人在说我的坏话。还有好多幻觉，如别人说"25"，我会听成是"爱我"；还有我经常会听见有人跟我说话，比如我想做坏事时，就会听见有人对我说，这事不好做的，那时我就会思考一下，然后就停手不做了。我现在经常会觉得有人在不断地提醒我，我真的怀疑，是不是老天在帮助我。

我虽然没有结婚，但是性伴还是蛮多的，大约有40个至50个

我们"溜冰"一般是五六个人一起玩，"溜冰"后有性冲动，想发泄，有时会去开房间，也不是每次都开的。我虽然没有结婚，但是性伴还是蛮多的，大约有40个至50个，其中有的曾谈过恋爱，有的是一夜情，也有的是网友，还有的是娱乐场所的小姐。我与性伴发生关系，有的用安全套，有的不用安全套，如果我对对方不放心的话，就用安全套，主要是怕传染到毛病；对熟悉的人比较放心，就不用安全套了。

我自己也说不准是否会再复吸

我出去以后会不会再吸毒或"溜冰"，从主观上来说，我不想再吸了，自己年纪也不小了，我想成个家，找一份工作，好好过日子。但是客观条件是否具备我不知道，也不知道能否找到工作，女朋友会不会等我也是个未知数，所以我自己也说不准是否会再复吸。

（访问员：王莉娟）

个案 6　女,27 岁,已婚,大专,曾做过护士,上海人

我觉得母亲话太多,反复唠叨,很烦人

我是大专学历,以前是学护理的,1998 年 9 月毕业后在一家大医院当护士。

我出生在一个知识分子家庭,父母都是大学本科毕业后从事教师工作,现在都已经退休了,所以我们家的经济条件是属于中上水平。我是独生女儿,父母对我疼爱有加,我父亲的教育方式是谈心型的,我母亲比较唠叨,我比较愿意接受父亲的教育,对母亲的教育比较抵制,并不是说我母亲讲的话不对我才抵制她的教育,而是我觉得母亲话太多,反复唠叨,很烦人,所以本能地抵制她,不愿意听她讲,有点故意与她作对的味道。平时我与父亲的关系比较好,与母亲的关系不太好。但是我父母的感情一直是很好的。

我老公吸海洛因戒不掉,溜完"冰"必须加一针海洛因

我与老公相差 10 岁,他大专毕业,做电脑软件生意,也算是个白领吧。我老公吸海洛因戒不掉,溜完"冰"必须加一针海洛因,他因吸毒进过好几次戒毒所,最长的一次是一年半时间。这次我们两人一起被抓,他现在关在男教所。我们两人同居了 3 年,今年 5 月结的婚,结婚是为了他们家房子要动迁,结婚后可以多分一套房子。现在我进来了也不知道房子是否已经动迁,反正动迁分到房子我们也要卖掉的,我们吸毒已经借了很多钱,要卖房子还债的。

我经常会产生与他人交往没有什么大意思,都是逢场作戏的感觉

我是一个比较任性而且我行我素的人,我不在乎别人怎么看我、评价我,我不太容易接受朋友的建议,也不会在言行举止上去模仿别人,也不会因为朋友的评价去改变自己的行为方式。我的个性很独立,我对周围的人和事不是十分关心,我常常感到我的兴趣爱好和一些想法与朋友不同,我与周围的人共同语言也不多,我觉得现在人与人之间的关系很复杂,虚假的东西比较多,我经常会觉得一些朋友表面上都很好,关系也很融洽,其实并没有与我一条心,在我有困难和需要时,他们也未必肯帮助我,所以我觉得没有人能够真正理解我,我也没有找到自己真正可以信赖和交心的知己和朋友。

我经常会产生与他人交往没有什么大意思,都是逢场作戏的感觉,有时会觉得不想交朋友了。我遇到困难和烦恼时,首先是上网去找不认识的人倾吐,其次是找关系比较密切的异性朋友,第三是找我父亲寻求帮助。我在没有吸毒以前,比较好的朋友有 5 人,有同学、同事,有网络上认识的朋友,他们都是有工作的。

我们经常碰头聚会,每个月大概有三四次,聚会的主要方式是吃饭、唱歌、跳舞、泡吧、旅游等。吸毒以后又结识了一批新朋友,一起吸海洛因的朋友有 5 人,经常一起"溜冰"的朋友有 8 人,"溜冰"的朋友中一半是有工作的,一半是没有工作的。海洛因是天天要吸的,"溜冰"大概每周三四次,所以"溜冰"的朋友每个月的聚会超过 10 次,聚会就是"溜冰"。我吸毒以后,以前的朋友基本上都不交往了。

当时我不相信海洛因戒不掉,我想先解决睡觉问题,再戒掉毒瘾

我是 2002 年开始吸食海洛因的,当时我还在医院当护士,因为护士要翻三班,所以我睡觉一直不好。有人说吸了海洛因睡觉会很好,所以想试试。当时也有人告诉我,吸了海洛因会成瘾,而且戒不掉瘾的。但当时我不相信海洛因戒不掉,我想先解决睡觉问题,再戒掉毒瘾。于是我决定尝试吸海洛因,我主要是静脉注射。

用了海洛因以后我才知道,海洛因的瘾很难戒,而且用量越来越大,我也想自己悄悄地戒毒,都无法成功,当时我在医院工作,单位同事和领导都不知道我吸毒,因为医务人员吸毒是要被开除的。大概吸了两年海洛因,我觉得自己无法戒掉毒瘾,而且随时可能被领导、同事知道,我决定在没有彻底败露前主动辞职,所以 2003 年下半年我辞职了。

"溜冰"的主要动机是想戒海洛因

2005 年初我开始"溜冰","溜冰"的主要动机是想戒海洛因。有一位吸毒的朋友偶尔碰到我,知道我还在吸食海洛因,她就说:"你怎么还在吸海洛因呀,现在已经不流行吸海洛因了,现在人家都流行'溜冰',而且'溜冰'可以戒海洛因,'溜冰'比吸海洛因开心多了。"听了她的话,我想"溜冰"能戒海洛因,那我肯定要试试看,而且社会上流行"溜冰",使我对"溜冰"产生了好奇心,所以我也开始"溜冰"。

溜冰后我看到地板上下有很多小虫在爬,为此我把家里的地板都撬开过

就我个人而言,我认为"溜冰"可以戒海洛因,我特别喜欢"溜冰"的感觉。

吸海洛因时,就想睡觉,没有力气,是抑制人的神经系统的;"溜冰"的感觉是兴奋型,人很开心,还有好多幻觉,我的幻觉大多数是美好的。比如:我会看到很多很好看的鸽子飞来飞去,我会看到一尊很大的菩萨朝我笑;还会看到很多鲜花、巧克力,都是我很喜欢的东西。也有一些不太好的幻觉,比如:溜冰后我看到地板上下有很多小虫在爬,为此我把家里的地板都撬开过;还有听见别人在说我的坏话,于是我就与别人吵架;有时还会看见房门后站着一个人看着我,等我走到门后一看，是一件挂着的衣服。反正好的幻觉多，所以我很喜欢"溜冰"。我开始"溜冰"以后，海洛因吸得很少，偶尔吸一点。但是我老公"溜冰"以后，一定要打一针海洛因，否则就像一件事情没有做完一样，心神不定。

我"溜冰"时一般与麻果一起用的，打 K 时与"摇头丸"一起用

用新型毒品一般都是混合用的。我"溜冰"时一般与麻果一起用的，打 K 时与"摇头丸"一起用，效果好。冰是烫吸的，用可乐瓶子，插两根吸管自己做一个吸壶，每次用一包，每包 350 元；摇头丸每次一粒，每粒 800 元；麻果每次一粒，每粒 120 元，摇头丸和麻果都是口服的；K 粉是鼻吸的，一次一条，每条 500 元；每次吸毒的价格平均 700 元左右。大多数时间是别人出钱的。我用新型毒品后，没有进行过药物戒断治疗，因为生理上不难受，不用治疗。

我辞职以后没有工作，用新型毒品有时也会造成经济困境，没有钱就去问父母要，他们不给，就与他们"作"，作到他们给钱为止。我认为新型毒品可以作为海洛因的替代品，减少对海洛因的依赖。

我们"溜冰"都是男女配对，约好后集体行动，溜完冰，就去开房间发生性关系，每次都如此

用新型毒品对性有较大的刺激作用，性兴奋，很疯狂，有时像发神经病一样。我们两三天溜一次冰，一周要溜三四次，我们"溜冰"都是男女配对，约好后集体行动，溜完冰，就去开房间发生性关系，每次都如此。一间标房 4 个人，分两对发生性关系，各做各的事，相互之间不交换，每次一个人，不发生群交事件。发生性关系的，有的是熟悉的朋友，有的是不太熟悉的朋友，男方一般都是做生意的老板，所以发生性关系后，他们有时也会给钱的，每次 3 000 元至 5 000 元不等，有的是很熟悉的朋友就不给钱了，大家玩玩而已。

有的时候一起"溜冰"男女不配比，男多女少，就打电话找小姐来作陪，价格是"套餐"（陪溜冰、陪发生性关系）每次 1 200 元。我除了老公是固定性伴外，临时性伴也有十多个，具体我也数不清了，反正超过 10 个，20 个不到，都是"溜冰"的朋友。溜完冰以后，肯定是与其他男人发生性关系，我老公与其他女人也发生性关系，我们相互不阻止对方与他人发生性关系。我与老公有一个君子协定，除了我们两人性生活不用安全套以外，与其他人发生性关系一定要用安全套。

我虽然性伴很多，但是我固定的性伴只有一个，就是我老公，其他都是临时性伴，我与临时性伴发生性关系，每次都用安全套的，所以我不会传染性病或艾滋病的。

"溜冰"等新型毒品生理上没有很大的瘾，心瘾肯定是有的

出去后，如果有人叫我去"开会"（指"溜冰"），我肯定还会去的。

吸毒对自己肯定是有危害的，我个人最明显的就是牙齿弄坏了，我吸海洛因掉了两颗牙齿，"溜冰"以后又掉了一颗牙齿；另外我还得过静脉炎，经常双腿肿等。

要说吸毒对社会的危害，我想大概是对社会治安有些影响吧。吸海洛因成瘾是很明显的，生理上、心理上都有瘾。"溜冰"等新型毒品生理上没有很大的瘾，心瘾肯定是有的。

我出去以后肯定还会去"溜冰"，我太喜欢"溜冰"了，感觉太好了，如果有人叫我去"开会"，我肯定会去的。所以我父亲说我这次出去后，要带我离开上海到外地去，否则我永远戒不了毒。

至于我以后有什么打算，我自己也不知道，感到很迷惘。

（访问员：王莉娟）

个案 7　男，46 岁，已婚，高中，无业，上海人

我父亲脾气很暴躁，教育孩子的方法简单粗暴，动不动就打人

我高中毕业后第一次就业是在上海物资局当驾驶员。1982 年我因斗殴被判 3 年劳教；1984 年因抢劫被判刑 5 年；1999 年因贩毒被判刑 6 年；2006 年因"溜冰"被判 1 年 9 个月劳教。

我出生在一个军人家庭，父母亲都是小学文化程度，父亲长期在部队工作，现已离休，母亲是工人，也已经退休，父母都 80 多岁了，我有两个姐姐，我是家里最小的儿子。我父亲脾气很暴躁，教育孩子的方法简单粗暴，动不动就打人，我的脾气像我父亲，也很急躁和粗暴。小时候父亲打我，我就与父亲对打。因为父亲在家的时间不多，所以我与父亲的关系一般，对父亲的教育采取应付的态度，与母亲的关系比较好。

为满足我老婆赌博的赌资，我冒险去贩毒

我 1992 年结婚，老婆比我小 6 岁。婚后发现女方有第三者，于 1994 年离婚，1998 年因女方怀孕而复婚，当年生了一个女儿，现在女儿已经 10 岁了。我老婆生了孩子没有工作，又学会了赌博，为满足我老婆赌博的赌资，我冒险去贩毒，后被抓住判了 6 年徒刑。我在吃官司，她在外面轧"姘头"，夫妻关系恶化。2005 年我出狱后，我们就分居，她与女儿睡一个房间，我一个人睡，我们没有性

生活。因为她乱搞男女关系。所以我在狱中发过誓,我出狱以后要睡 1 000 个女人,我要报复她。

我恨我的老婆⋯⋯形式上保持夫妻关系

我两个姐姐都自己开店或开公司,经济条件很好。父亲辈里我是三房合一子,所以姐姐对我都很好,我有什么困难和烦恼都会去找姐姐商量。2005 年我出狱后,姐姐说我身体不好(曾患过乙肝,胃开过好几刀)就不要出去工作了,她们每个月给我生活费。我要抚养女儿,所以我每个月给老婆 2 000 元生活费,其他我就不管了。

我老婆现在嗜赌如命,麻将、牌九样样来。劝她不要赌了,她根本不听,而且依然与第三者保持关系,如今我们夫妻关系越来越恶化了,我恨我的老婆。现在女儿还小,我母亲身体不好,还需要她带女儿,还让她住在我家里,房子是我买的,所以形式上保持夫妻关系,实际上根本没有夫妻生活。我这次被劳教后,劳改、劳教所规定家属接见的时间,我写信给我老婆,她从来没有来过,都是我姐姐来看我,所以我恨我老婆。

我根本不知道"摇头"、"溜冰"也要被劳教的

我以前贩毒时,自己也吸过海洛因。1999 年被判了 6 年,毒瘾已经戒掉了。2005 年出狱后在朋友的酒吧里看见大家都在"摇头"、"溜冰"。朋友对我说,"摇头"、"溜冰"都不会上瘾的,可以玩玩,我也是出于好奇心去"摇头"、"溜冰"的,我根本不知道"摇头"、"溜冰"也要被劳教的,如果我早知道的话,我就不会去弄这些东西了。我这次进来对我母亲打击很大,上次姐姐来看我时说,母亲已经躺在床上起不来了,我听了很难过(眼泪在眼眶内转),我对姐姐说,如果母亲走了,我也就死在这里了,我回去也没有什么意思了,女儿我也不管了。

一般我们六七个男人一起,玩一次要 6 000 元至 7 000 元

我第一次"溜冰"也是在朋友的酒吧里,一起"溜冰"的有十几个人,我也打过K,吃过"摇头丸"、麻谷、大麻、可卡因。纯"溜冰"是没有性激动的,打 K 是有性激动的,吃"摇头丸"男性没有性冲动,女性有性冲动的。空虚时"溜冰",兴奋时打 K,打了 K 再"溜冰",等于白打 K。一般我们六七个男人一起,玩一次要 6 000元至 7 000 元,如果要开房的话,就要上万元了。我们一般是轮流做东,做东的人负责付毒资、场子费和开房费。点菜费(请小姐陪玩)每人 800—1 000 元,上海小姐每人 1 200 元;套菜(小姐陪玩并发生性关系),外地小姐每人 1 000—

1 200 元,上海小姐每人 1 800—2 000 元。小姐费由各人自付。圈子里的人都说,自己如果不付小姐费的话要倒霉的。"开会"后开房的比例约占 50%,一般开标房 300 元/间,通常情况是两个人一间房,有时也会四个人合用一间标房。

我"溜冰"后会产生幻觉……疑心病特别重

我"溜冰"后会产生幻觉,我看出来的东西会和别人的不一样,疑心病特别重,另外还有骨头酸痛、体重下降等副作用。所以我认为"溜冰"等对身体有一些不良作用,但是对社会没有危害。"溜冰"也不像吸海洛因那样会上瘾,"溜冰"应该是没有瘾的,溜的时候开心,不溜的时候人也没有什么难过。"溜冰"后一定要"散冰",因为冰是冷性的,留在体内对身体有危害,"摇头"、开房请小姐、蒸桑拿等都是"散冰"的一种方式。

我曾发誓要睡 1 000 个女人以报复我老婆

因为夫妻关系不和,我们没有性生活,加上我老婆外面有第三者,我曾发誓要睡 1 000 个女人以报复我老婆。我现在有一个相对固定的性伴,是一个离婚的单身女人,我与她讲清楚的,我们之间只有性关系没有其他关系,发生性关系我也不付钱的,她自己愿意。其他的性伴都是娱乐场所的陪侍者。我现在自己也搞不清已经睡了多少女人,有时一周睡两三个,有时一个人睡几次。我与性伴发生性关系,每次都用安全套的,因为我不放心那些娱乐场所的小姐,怕她们有暗疾会传染给我。

我出去以后不会再"溜冰"、"摇头"了,因为我怕吃官司,我不想再到这种地方来了。新型毒品没有瘾的,不吃就不吃了。我年纪也不小了,身体也不太好,我家里有房子(我买下来的),经济上有困难,两个姐姐每个月也会贴钱给我,太太平平自己过过日子算了。

(访问员:王莉娟)

个案 8　男,43 岁,已婚,初中,无业,上海人

父亲过世后……同父异母的兄姐都不与我们来往了

我在 1983 年初中毕业后就到工厂当工人,1986 年结婚,生了一个儿子,现在 20 岁,已经工作了。

我虽然出生在一个普通的工人家庭,父母都是初中文化程度,但是我小时候我们家是一个封建式的大家庭。我父母不是原配夫妻,我们家里兄弟姐妹很多,

均是同父异母所生,我最小的姐姐与我是同父母所生,她比我大 11 岁,我是家里最小的儿子。

我父亲 1978 年去世了,当时我只有 14 岁。父亲在世时,我们家的家教是很严的,规矩很多,吃饭小孩是不上台面的,家里的一切都由父亲说了算。父亲过世后,家里发生了很大的变故,同父异母的兄姐都不与我们来往了,我与小姐姐和母亲一起生活。

买股票认购证我掘到了第一桶"金"

80 年代上海发行股票认购证时,我提出买一些认购证,当时妈妈和姐姐都不同意,后来我就瞒着她们自己筹钱买了 100 张认购证,我还送了 10 张给我姐姐。认购证抛掉我掘到了第一桶"金"后,我就开始做股票、债券,当时我上海、深圳两地跑做差价,到 1986 年我已经有 21 万资金了,这在当时已经是一个很大的数字了。

我从国外赚来的几百万元大部分花在毒品上了

1989 年我从单位辞职,花了 700 美元到俄罗斯去注册了一家公司(做劳务输出,实际上是帮福建一带的劳工搞出国,现在你们也叫"蛇头"吧),我是用公司招工的性质先把人招到我的公司,然后通过我朋友在南非的公司弄到第三国去,做成一个人,我们收 20 万至 25 万人民币。当时赚头蛮好的。

1991 年至 1992 年我在上海城隍庙的福佑路开了一家小饭店,算是电话局的三产,每个月缴给电话局 15 000 元。我主要为了谈生意吃饭方便,实际饭店没有赚钱。

在国外赚了几百万元,1994 年我关了国外的公司回到上海。当时因为经济条件好,结交的朋友也多,有不少朋友向我借钱,我这个人很讲义气,朋友有困难我一定会帮忙,我从来不把钱看得很重,到现在我手中还有 40 多万别人向我借钱的借条,钱也收不回来了。

我 1994 年回上海后最大的错误是吸食海洛因,我从国外赚来的几百万元大部分花在毒品上了。我还因为吸毒先后 4 次被抓判刑或劳教:1996 年我因吸毒被判 1 年劳教;1998 年被判刑 2 年;2002 年被判刑 3 年半;2006 年进来判 2 年半劳教。

我很愧对老婆和儿子……也牵累了母亲

我现在想想很对不起我老婆和儿子。我被抓后,我小姐姐就不大与我们家来往了,因为我们与母亲同住,所以她每年来我们家一次,陪母亲吃一顿年夜饭。我老婆是一个很内向的人,当时与我谈恋爱,她父母不同意,但是她发誓要跟着我。我在国外做生意,又几次"吃官司",在家里的时间少,与她有十多年不在一起了。她一个人要上班,又要照顾我母亲,还要带儿子,真的很辛苦。她把儿子也培养得很好,去年7月份儿子已经从技术学校毕业后参加工作了,他是学修理汽车空调的,现在在嘉定汽车城工作。我很愧对老婆和儿子,如果现在需要我为他们献身的话,我会毫不犹豫地豁出自己的命来。

我姐姐家庭条件很好,也有很体面的工作,她现在是干部,月薪近万元,她的女儿大学毕业后到英国剑桥大学读书,现在搞首饰设计,工资也很高,姐夫2004年已经去世了。2005年我刑满释放前,我姐姐叫我母亲带给我100元钱,还给了我一张剪报(招聘信息),让我出去后自己去找工作。我当时很生气,我想当初我送给她10张认购证也让她赚了不少钱,现在我落难了,你给我100元,把我当做乞丐呀!所以回家以后我把100元钱还给她了,现在我与她基本不来往了。

因为父亲死得早,我一直与母亲生活,我与母亲之间的感情一直很好,母亲对我的教育也是谈心式的,我也很听母亲的话,现在母亲身体不太好,由我老婆照顾她。我一直想让母亲过舒适的日子,但是因为我吸毒,也牵累了母亲。

圈子里的朋友都在吃,我也好奇试着吃

我吸海洛因当时是生意场上的朋友叫我吃的,开始是好奇试着吃,吃了以后就上瘾。吃新型毒品是2006年才开始的,圈子里朋友都在吃,我也好奇试着吃。我从"溜冰"开始,后来打K,"摇头",吃大麻,打度冷丁,每次用量不确定。我对新型毒品的反应一般,感觉不是特别舒服。我这次被抓,是因为债务问题被人绑架,对方在我的右耳边打进一根小钢针,右边的脸肿得很厉害,为了止痛,我吃了海洛因,正好被他们抓到,就进来了。

我与我老婆做爱从来不用安全套,与其他性伴也很少用安全套

关于性伴的问题,像我这种做生意的人,去过国外,有几百个性伴应该是不稀奇的事。但是2005年我回家以后,很少与其他人发生性关系,我"溜冰"后也不去开房间,最多摇摇头,洗洗桑拿。我与我老婆做爱从来不用安全套,与其他性伴也很少用安全套,我不喜欢用,不舒服。

这次期满出去,我不想再吸毒了,我不想再进来了,我不能再对不起母亲、妻子和儿子了。从内心讲我真的很感激我老婆,我三番五次地进来,给她带来很大的精神痛苦和伤害,她没有抛弃我,还帮我撑起了这个家,要是其他人,也许早就

妻离子散家破人亡了。我母亲现在身体很差,我回去也要好好尽孝,照顾母亲,让家人过过太平日子。

(访问员:王莉娟)

个案9　女,29岁,已婚,小学,无业,安徽人

父母对我的教育方式是放任型的

我是小学学历,1990年随父母到上海,1992年开始在我父母开的小饭店里工作。我的父母都是小学文化程度,1990年到上海开了一个小饭店,一直到现在。我们家的经济条件属于中等水平。我们家有3个小孩,我是老大,下面还有一个妹妹和一个弟弟,父母对我的教育方式是放任型的,我对父母的教育是勉强接受,我与父母的关系比较好,他们的感情也一直很好。

我觉得现在人与人之间的关系很复杂和虚假

我性格比较内向,与周围的朋友在兴趣爱好及一些想法上不太相同,也不大有共同语言,我经常会感到很孤独,觉得没有真正值得信赖和可以交心的朋友,我在乎别人对我的评价,我会接受朋友的建议,但是不会在言行举止上去模仿别人,也不会因为朋友的评价去改变自己的行为方式。

我的个性很独立,我对周围的人和事不是十分关心,我觉得现在人与人之间的关系很复杂和虚假,一些朋友表面上都很好,关系也很融洽,其实并没有与我一条心。在我有困难和需要时,他们也不肯帮助我,所以我经常会产生与他人交往没有什么大意思的感觉,有时会觉得不想交朋友了。

我遇到困难和烦恼时,首先是向我老公倾吐,其次是找我父母寻求帮助。我在没有吸毒以前,比较好的朋友有4人,都是同事,我们经常碰头聚会,每个月大概有3次到5次,聚会的主要方式是吃饭、唱歌、跳舞、泡吧、洗浴、打牌等。开始吸毒以后又结识了一批新朋友,比较接近的有6人,朋友中一半是有工作的,一半是没有工作的。与这些朋友的聚会比较少,一个月1次至2次。我吸毒以后,以前的朋友基本上不交往了。

我从影视中看到吃这些东西很刺激,觉得好奇,也开始尝试

1994年至1995年我在虹桥的一家夜总会里当坐台小姐,坐台陪客每次100元至200元;我也出台陪客,坐台连出台每个月大约有2万元收入。

1995年我的女朋友给我介绍了一个男朋友,他是一名建筑工人,比我大十

几岁,恋爱了一段时间就同居了。1998 年结婚后我自己开了一个小酒吧。开酒吧后接触了各种各样的人,开始认识了一些吸毒的人。我一个熟悉的女朋友介绍我去吃"摇头丸",我从影视中看到吃这些东西很刺激,觉得好奇,也开始尝试,所以从 1998 年开始先是吃摇头丸,以后又打 K、"溜冰"。

我吸了这些新型毒品后人很不舒服,于是朋友就介绍我去吸海洛因,我吸了海洛因后感觉人比较舒服,所以 1998 年又开始吸食海洛因。吸了海洛因后我新型毒品吸得少了。吸新型毒品是一群人一起吸,有刺激,所以聚会时会吸一点,只是逢场作戏吃吃,大多数时间是吸食海洛因,自己一个人在家里吸食。吸海洛因成瘾很大,而且很难戒掉,不吸人会很难受,睡不着觉,肚子痛,浑身像蚂蚁在爬,吸了海洛因后人很软,不想做事,路也走不动,只想睡觉。

如果毒瘾戒不掉,再与第二个老公离婚的话,我真的一无所有了

我老公不吸毒,也反对我吸毒,为了我吸毒我们一直吵架,我也想戒毒,但是戒不掉。为此我与第一个老公 2000 年离婚了。2000 年朋友又为我介绍了一个对象,对方是一个离过婚的男人,带着一个儿子(已经工作了),年龄比我大十多岁。当时他知道我吸毒,希望帮助我戒毒。我们相处了 3 年,这 3 年我没有工作,以前赚的钱也用完了,我自己也努力戒毒,2002 年下半年到 2003 年初,我曾经有半年时间戒了毒瘾,我的男朋友认为我不会再复吸了,为了奖励我戒毒成功,他与我结婚了。婚后我们夫妻感情很好,我对他的儿子也很好,他儿子也接受我了。

我的第二个老公是做个体生意的,经常要到江西去工作,我一个人在家里没有事做,慢慢地又开始复吸了,而且毒瘾越来越大,每天要用 1 克海洛因,整天吸了毒就睡觉,什么事情也不想做,我父母和老公都想帮我戒,但是就是戒不掉,老公不给钱,我没有钱了就去向父母借,父母没有办法就拿几百元钱给我。为了戒毒,第二个老公也经常与我吵架,他说戒不掉就离婚。我也想彻底戒掉毒瘾,过正常人的生活,我已经结过两次婚了,因为吸毒,不能生小孩,如果毒瘾戒不掉,再与第二个老公离婚的话,我真的一无所有了。2006 年 7 月 1 日我因吸食海洛因被送强戒所戒毒,2006 年 12 月 19 日被送进女劳教所。

只要有诱惑,我还会复吸的

吸毒对自己肯定是有危害的,最明显的就是我把牙齿弄坏了,牙齿又蛀又掉(一颗牙齿);人瘦脸色黄,皮肤干燥,脸上生斑,大脑迟钝,反应很慢。吸毒也影响家庭和婚姻关系,我的第一次婚姻就是因为吸毒而破碎了,现在第二次婚姻也因为吸毒而产生了危机。我老公上次来看我时说,这次戒毒成功的话,以后大家好好过日子,如果出去后再复吸的话,大家就分手了。吸毒对社会也有很大的危害,吸海洛因成瘾是很明显的,生理上、心理上都有瘾。这次进来能够帮助我戒掉毒瘾,确实是一件好事。我出去以后会不会复吸,我现在也很难保证,生理上的毒瘾是戒了,但是心瘾还没有解除,如果回到社会上,只要有诱惑,我还会复吸的。但是我很怕心瘾戒不掉,控制不住自己。

与临时性伴发生性关系,我都要求他们用套的

虽然我用新型毒品的时间比用海洛因要早一些,但是我进来以前是以海洛因为主,新型毒品用得比较少,因为我用海洛因比用新型毒品感觉更加舒服些。用新型毒品人头昏脑胀的,就是比较兴奋,用海洛因人比较安静,想睡觉。我用新型毒品后曾经与3个男性发生过性关系,其中两个是熟悉的异性朋友,一个是娱乐场所偶遇的陌生人。但是我固定的性伴只有一个,就是我老公,其他都是临时性伴,我与临时性伴发生性关系,我都要求他们用套的,对方也同意的,我怕会传染到性病或艾滋病。我做过艾滋病病毒检测,结果是阴性。

(访问员:王莉娟)

个案 10　男,39 岁,未婚,高中,无业,上海人

从来没有就业过,一直在社会上混

我是七八届高中毕业生,从来没有就业过,一直在社会上混。

1990 年,我因流氓罪被判刑 6 年,关了 5 年多,因表现好 1995 年提前释放。回来后一直找不到工作,街道也帮我介绍过工作,自己也去找过工作,一面试,人家知道我有犯罪记录,就不肯用我了,因此一直没有找到工作。为了生活在 1995 至 1997 年间自己做过小生意,主要做服装和水果生意,也没有赚到钱。1999 年因诈骗罪被判刑 1 年半;2001 年出来后,开始吸海洛因,2002 年因吸海洛因被判劳教 2 年半;2006 年 9 月又因吸毒被判 2 年 9 个月劳教。

我做出来的事情件件都是让父母伤心的,所以父母对我很失望

我出生在一个普通工人家庭,父母亲都是小学文化程度,父亲是建筑工人,母亲在街道大集体当工人,现都已退休,两个人的退休工资还不到 2 000 元。我有一个姐姐,已经结婚了,我与父母生活在一起,我们家的经济条件在社会上属于底层。父母之间的感情一直蛮好,现在两个老人相依为命。

我与父母的关系一般。我16岁就离开家了,与社会上的朋友一起混。父母从小对我比较溺爱,对父母的教育表面上是愿意接受的,因为我知道父母对我很疼爱,我也不想让他们太伤心,但是实际上是只听不做应付他们,实际上我做出来的事情件件都是让父母伤心的,所以父母对我很失望。

我对朋友很讲义气

我是一个比较任性而且我行我素的人,我不在乎别人怎么看我、评价我,我不太容易接受朋友的建议,也不会在言行举止上去模仿别人,更不会因为朋友的评价去改变自己的行为方式。我碰到什么困难和烦恼一般都是自己解决的。我不喜欢一个人待在家里,喜欢与朋友一起玩,我对朋友很讲义气,朋友对我也蛮好的。不过我不相信女人,我谈过女朋友,我对女人没有好感,与女人玩玩可以,但是我不会结婚,我不喜欢女人(插访问员:你是同性恋?受访者:我不喜欢女人不等于我是同性恋。插访问员:是否受过女人的骗或上过当?受访者沉默,不愿回答)。

没有钱买就去诈骗或去偷东西

我1995年开始吸食海洛因,当时因为有严重的胃病,经常胃痛得厉害。有人说海洛因可以治胃痛,我就想试一试,吸了海洛因,胃是不痛了,但是却上了瘾。第一次吸食海洛因时,有一种飘飘欲仙的感觉,很舒服,上了瘾以后,实际上已经没有什么感觉了,但是不吃海洛因人很难过,有千万只蚂蚁在骨头里爬,猫抓心般地难受。为了戒海洛因,我去扬州戒毒,吃"三唑仑",这是治神经(精神)病的药,结果也没有戒掉。开始吸海洛因时是吃药片,后来吃药不够了,就打针,再后来发展到一天要打三针。没有钱买药(毒品),就到公共汽车上去诈骗(卖中奖的易拉罐、假秘鲁币等),或到超市里去偷东西拿到外面去贩卖。

吸海洛因我喜欢自己一个人用,吸新型毒品我比较喜欢合群

我1999年开始摇头、打K、"溜冰"、吸大麻等。当时吃新型毒品是想戒大烟的,朋友对我说,溜冰、"摇头"可以戒海洛因,我想试试看,就开始"摇头"。试下来的结果是"溜冰"也戒不掉海洛因,所以我"溜冰"的同时,也吃海洛因。

吸海洛因我喜欢自己一个人用,吸新型毒品我比较喜欢合群,因为"摇头"要大家一起摇,吃新型毒品是集体行动,大家约好一起"开会"(吸食新型毒品的暗号),开一次会大概花销1000元。有时还要请陪同小姐,陪摇头每人200元;陪睡觉,外地小姐每次300—500元,上海小姐每次1000—1200元。吃大麻和冰、

K 粉都有性冲动,摇头是增加兴奋度,也是"散冰"的一种方式。

"溜冰"对自己的身体也是有伤害的,我现在身体五脏六腑都已经坏掉了

我吃新型毒品后有幻觉,也有过自伤行为,如拿刀片划破自己的手,觉得很开心,甚至还让别人打我,我也觉得很舒服、很开心,清醒后再也想不起来自己做过了什么事。

我认为新型毒品是没有瘾的,有钱就吃,没有钱不吃也无所谓;"溜冰"完全是自娱自乐,对社会没有危害。我们一般半个月开一次会,朋友大家一起玩玩。

"溜冰"对自己的身体也是有伤害的,我现在身体五脏六腑都已经坏掉了,肝、胆、肺、胃都有毛病,我从小就有胃病,吸海洛因后得了丙肝、戊肝、黄疸性肝炎等,这些都是大烟(海洛因)性肝炎,戒掉大烟,肝的指标会正常的。我前几天刚从医院里出来,活不长的,活到哪里算哪里,破罐子破摔了,我对自己不抱任何希望,而且很逆反。

我认为社会上不提供毒品了,也许我会戒掉毒瘾,否则的话,我主观上想戒毒,但是恐怕生理上、心理上的毒瘾戒不掉

我没有固定性伴,与几个熟悉的女人发生关系,从来不用安全套。我吸了大烟后性功能减退,所以经常是有想法无行动,有心无力,没有年轻人那么冲动有劲,即使与女人发生性关系,也经常是以口交的方式。

问我出去以后会不会再复吸? 我认为社会上不提供毒品了,也许我会戒掉毒瘾,否则的话,我主观上想戒毒,但是恐怕生理上、心理上的毒瘾戒不掉。平时大家都说我就是被抓起来也没关系,找不到工作,没有经济来源,我也不想结婚,我还能做什么呢?

(访问员:王莉娟)

个案 11　男,46 岁,已婚,高中,企业管理人员,上海人

从小父母对我的教育是很严格的

我 1960 年 8 月出生,从小到大一直生活在上海,目前在商店做中层管理人员,最近一个月的收入 6 000 元左右。我 1979 年 10 月参加工作,主要从事商业服务工作,没有在娱乐场所工作过。父亲大学文化程度,是一位长期从事义(假)眼研究的专业技术人员,现已退休。母亲也是大学文化程度,长期从事教师工作,现在也退休了。他们目前都健在,感情一直很好。我与父母的感情也很好,

我们家的经济状况在社会上处于中上层水平。从小父母对我的教育是很严格的,有时会比较唠叨,但是我还是愿意接受父母的教育。

我对有了点钱就自我陶醉的所谓白领很看不起

我自认为自己出生在知识分子家庭,家教比较好,自己也喜欢学习新的知识,经常看书、看报、上网,我从网络上也学习到很多新的知识(包括有关毒品的知识)。我对一般个体户,自由职业者,大字不认识几个,有了点钱就自我陶醉的所谓白领很看不起,我觉得他们层次太低,与他们交流自己没有什么收获,当然表面上我也会与他们说话、应酬。我喜欢与层次高一点的人交流,对自己有帮助,能学到新知识。我遇到困难和烦恼时,通常是找与我关系密切的同性或异性朋友倾吐或寻求帮助,不会去找父母,因为父母年纪大了,不要给他们增加思想负担。

我这个人可以说什么毒都用过

关于吸毒的问题,我很反对你们问第一次,我这个人可以说什么毒都用过,但是都是只有一次,不存在第一次和第二次之分。

我从小胃不好,经常胃疼,10 岁的时候我就开始抽香烟,是父母让我抽的,因为抽烟可以解除胃疼症状,我们家祖上三代没有一个人抽烟的,所以我从小就抽烟,到现在三十几年了,但是我抽烟不成瘾,不抽也不会想它。

我是北方人,我们东北人有一句俗话,治胃疼,去熬点鸦片膏吃吃。我 12 岁的时候因患胃黏膜脱落住医院,医生给我连续用了 10 天度冷丁(医生与我们家认识,胃黏膜脱落很疼的),10 天后,医生说不能再用了,否则要成瘾的,就给我换了一种药,我已经记不清它是什么名字了,但是作用应该与度冷丁差不多的。所以应该说是我被动吸毒吧。

我是一个很好奇的人,什么东西都想试一试,其实我什么毒都试过,但是只试一次,不用第二次。我是 2005 年开始吃药(指新型毒品)的,主要吃过大麻、白粉、K 粉、冰和摇头丸。我第一次用的是冰,冰的主要成分是麻黄素,麻黄素是治疗哮喘的。所有的药物中,吃"冰"应该是最不好的,因为冰是化学合成的,对人体的危害较大。我吃"冰"是在朋友家里吸的,这个朋友是在棋牌室认识的,冰也是朋友提供的,我吃的量很小,吸后也没有什么特别的感觉和反应。

我吸毒主要是朋友提供的,吸毒场所也是在朋友家

我吸毒主要是朋友提供的,吸毒场所也是在朋友家,娱乐场所我不大去的。这次是我朋友过生日,请我去,我开始已经找了借口不去了,后来他再三打电话

来请我,我不好意思推托,就去了。关于药的来源,据我所知,娱乐场所本身是不卖药的,但是他们是有一定渠道的,只要客人需要,会有人送进来的,有的是客人自己带到场所去的。有些场所门口就有卖药的,如某某夜总会,里面吃药的人多得是。药的最初来源地我也不太清楚,一般毒品的源头应该在金三角吧,"摇头丸"好像是从云南、广州过来的较多。

大麻、白粉、K粉、冰、摇头丸等都吃过,但我是为了满足好奇心

我没有药瘾,我2005年开始吃药,吃的量很少,1个月至2个月吃一次,摇头丸我吃四分之一片,吃后也没有什么明显的症状,没有什么不舒服,也没有感到特别舒服。大麻、白粉是会上瘾的,"摇头丸"、K粉和冰是不会上瘾的,我虽然大麻、白粉、K粉、冰、"摇头丸"等都吃过,但我是为了满足好奇心,去试一试,吃的量少,而且每种东西我只吃一次,我也没有上瘾。很多以前吃白粉的人现在不吃白粉,改吃冰了。吃白粉上了瘾,不吃不行,有些吃白粉上瘾的人,没有钱了又要吃,就去贩毒,贩毒赚了钱,再去吃毒,恶性循环。吃"冰"的话不会上瘾,有钱吃,没有钱不吃也没有关系。

如果每周吃两次冰,连续吃两到三个月后,男的变成神经病,女的变成花痴

我吃过多种药后,感觉"冰"是危害最大的,因为"冰"是化学物质,"冰"吃多了,人会变得精神混乱,疑心病越来越重,有的还会有受迫害妄想。这里有个人进来后,别人与他讲话或问他问题,他就用手放在脖子上拉一下,说有人要杀他。如果每周吃两次冰,连续吃两个月到三个月后,男的变成神经病,女的变成花痴。

长期吃"冰"的人外表就能看得出来,人瘦皮肤干,脸蜡蜡黄干乎乎的,明显是因为长期吃"冰"后,体内水分被吸干了。我是因为从小胃不好,一直很瘦的,但是我的脸色既没有发黄也没有发白,而且脸上皮肤是有水分的,对吧。长期吃白粉的人,面色是白廖廖(苍白)的,没有一点血色的苍白,像死人面孔。

冰对白粉有抑制作用的,就像美沙酮,有的用它来戒白粉,实际上美沙酮也是毒,对毒品我们国家没有明确的界定。"摇头丸"、冰在荷兰的药房里公开有卖的,对它的毒性也是写得明明白白的,吃与不吃由消费者自己选择的。要说毒,香烟也有毒啊,你把香烟中的尼古丁抽出来,注射到人体中去试试看,比摇头丸毒得多,香烟为什么不禁? 毒与不毒到底是什么标准呢?

在娱乐场所吃药,一般是"摇头丸"、K粉和冰的组合

在娱乐场所吃药,一般是"摇头丸"、K粉和冰的组合。如果3种药同时吃的

话,要有一定的次序的,不能颠倒次序的。

吃"冰"是增加力量的,"摇头丸"是使人兴奋的,K粉会使人产生幻觉。吃了药后会使人兴奋,力气大,想做爱,于是就要去散冰(性交)。吃K粉一定要鼻吸的,因为用鼻子吸,药往头部去,就会使人产生幻觉,如果用口服,吃到肚子里去,不但没有药效,还会呕吐。有人说,吃药同时喝酒,会增加药效的,其实,酒与"摇头丸"一起吃会有增效作用,酒与K粉或冰一起吃,反而会抑制药效的。

禁毒不是靠墙上贴几条标语口号,人们就会远离毒品的

禁毒不是靠墙上贴几条标语口号,人们就会远离毒品的。要把毒品的毒性分解给人看,毒品对人体的危害到底在哪些地方,详细解释给大家听。宣传的途径很多,如网络、媒体、教科书等都可以。尤其是对中学生的教育是很重要的。但是现在的宣传教育方式是没有效果的,中学生最好奇、逆反,你说不好做的,他偏要去试试看。我试过多种药,我觉得这些药多少对人体是有危害的,所以我是不会再去吃药了。

(访问员:王莉娟)

个案12　女,24岁,未婚,初中,KTV坐台小姐,上海人

我从小随奶奶生活,母亲根本不喜欢我

我1983年生,家中有两个孩子,姐姐和我。我8岁时父母离异。姐姐随母亲生活,而我却随了父亲生活。天下人都知道,孩子离不开娘,但我从小随奶奶生活,母亲根本不喜欢我。她是开理发店的个体户,姐姐从小被她严格管教,后来倒是读了大学,现在已经结婚成家,条件较好。

这次进来后,奶奶和爸爸来看过我。但我给妈妈和姐姐写信都石沉大海,她们都不理我,我姐姐跟我妈一样是个很自私的人,按理父母不管,姐妹情深,但她根本不跟我来往。我同父亲关系还可以,但父亲自从和我母亲离异后就未结婚,现在是与人在外借房子同居。父亲与人合伙做过化工原料等生意,后因诈骗罪被判4年刑,1999年2月刑满释放。现在也没正当工作。

小姐妹跟我说,不如去KTV坐台吧

我1998年初中毕业,刚开始熟人介绍去了一家私营的电子产品工厂当工人。做了三四个月我辞职了。失业后就开始在外面混,同朋友一起去歌厅、舞厅玩,认识了许多朋友。当时我一个月单娱乐就要花费800多元。由于花销大,又

没生活来源,靠问父亲和奶奶要钱又不够,我就到处向朋友借钱、骗钱,从家里偷偷地拿钱。后来小姐妹跟我说,不如去 KTV 坐台吧,这样既有小费,又可以玩,所以我 1998 年 8 月就去 KTV 当坐台小姐了。

去了 KTV 后,我认识了现在的男朋友,并在男方家开始了同居生活。他也是个无业游民,生活来源主要靠问家里要、赌博,有时借高利贷两三万元(1 万元月息 1 000 元),现在已经还掉了,是他家里人替还的。男朋友现年 32 岁,与她人生有一子今年 10 岁,随男方父母生活。我男朋友 2006 年 4 月因团伙偷盗被判 1 年零 4 个月的徒刑,现被关押于上海劳教所。男朋友对我以前出台、服食"摇头丸"、K 粉、冰毒是知道的,因为家里要消费、开销,他也睁一眼闭一眼,但对我吸海洛因是不知道的。

冰毒根本替代不了海洛因

我最初接触的是海洛因,大概从 1999 年开始,通过朋友介绍开始用"摇头丸"和 K 粉。当时听朋友说,这个东西吃了很刺激的,但不知道它是违法的。也从那时候起,我开始静脉注射海洛因,当时是一天一针。后来,随着打针剂量的不断加大,天天要用,费用实在太大了。

2004 年我开始吸食冰毒。当时我听人说,冰毒不会上瘾,我就尝试用冰毒来替代海洛因。我曾经减量了三四个月,结果不行,因为冰毒根本替代不了海洛因。现在,我"摇头丸"、K 粉和冰毒不是每天用,但海洛因必须天天用。

为毒资我会不择手段地骗嫖客的钱

我如果单单吸食摇头丸、K 粉和冰毒不会陷入经济困境,因为好多时候是客人提供的。但是吸海洛因使我常常陷入经济困境。我经常因为要买海洛因而入不敷出,就问爸爸和奶奶要。(插问:你奶奶很有钱吗?)我奶奶除了退休工资外,每年夏天还去我叔叔所在的金山游泳海滩当保洁工,收入可以补贴家用,她以前还种些蔬菜卖,现在征地后就不种了。

如果钱还不够用的话,我会去问亲戚朋友借、变卖家里的东西或者出台。为毒资我会不择手段地骗嫖客的钱。比如:我借出台的名义和嫖客谈好价钱到宾馆开房间,一般先让嫖客付几百块,然后就借口说,我去买"冰",就开溜了,实际上是拿了钱去买海洛因。嫖客好长时间见不到我人影就会打我电话,我会说,我现在没空很忙,以后来日方长。但一般这些都是些经常光顾 KTV 的老顾客,这些人都是生意人,有搞工程的、搞装潢设计的,他们也不在乎这几百元钱,不会追根问底的,所以我经常会想花样骗他们的钱。我最多一次出台拿了 5 000 元,当时我跟那个客人干完事后说,我想要买什么什么东西的,他就给我了。一般要看这些生意人出手是否大方,有的给多,有的给少,但一般都是固定的客人。

K 粉吸食后会有幻觉,我经常会梦见地狱,心里很慌

拿货(指新型毒品)都是从认识的朋友中购买的。一包冰毒大约 10 克拿货 500 元。刚吸冰时曾出现过头晕,甚至是昏倒的症状,一般我吸食后会出现口干、话多、心慌的生理和精神现象,吸冰后可以三天三夜不睡。

K 粉吸食后会有幻觉,我经常会梦见地狱,心里很慌。"打 K"(吸 K 粉的行话)后,15 分钟到半个小时就会出现这个现象,这种效果(指幻觉)可以维持 3 小时至 4 个小时。

"摇头丸"也分好多种,我知道的就有紫色的俗称叫"棺材板"的,红色(粉色)CC;还有就是橘色的俗称叫"小辣椒"的,它主要是给女性服用的,因为能引起性冲动而又无知觉。我就看到过同伴吃了"小辣椒"后,糊里糊涂地跟两三个男的同时做那事(发生性关系),而这些男的中有的也是吃过那个的(指新型毒品),有的没有吃过。我这些都吃过,但经常吃的是紫色的那种。当访问员问:等这个女的清醒后,她有什么表示时,该女说,她也没什么,无所谓。

我一个月平均"陪嗨"5 次

"陪嗨"就是陪异性吸食"摇头丸"和 K 粉。"陪嗨"一般是由同伴介绍的。由开场子的"窑家",即开赌场、放高利贷的人做东,包下一家 KTV 或酒吧,一般每场有百把人,也有 30 个人至 40 个人的,大部分是金山当地的和市区来的,但男女比例搭配,一对一,陪一次 300 元至 500 元不等,要吸食多少随便拿,自己不用花钱。我经常是钱拿到手就开溜,或坐上一会,就谎称有事先走,目的是为了骗钱买海洛因。

我一个月平均"陪嗨"5 次。有时"陪嗨"后,大家(指同龄人)心情好的话,会聚上 6 人至 8 人去宾馆开房间做那事。因为都是熟悉的异性朋友,他们不需要付钱,我们大家就在一个房间里干。但也有直接在 KTV 和酒吧的标房里干的。一般这种 KTV 和酒吧里都设有几间标房,专门用来干那事的,但有时人很多就群聚在里面一起干。

"散冰团"也是行话,就是陪异性溜"冰"后干那事(性交),一般一次 1 500 元至 2 000 元不等。我从 2004 年开始由同伴介绍参加"散冰团",一般一个月 2 次至 3 次。这种"赚头"最快也最好。

做东的人,一般是当地的"老大",俗称开场子的"窑家"。他们中有上海人,

也有四川人和安徽人。他们在我们金山当地开赌场、放高利贷等，如果其他人要开赌场或放高利贷或从事其他什么生意，这些开场子的"窑家"都要从中抽头，抽取"保护费"。所以他们个个都很有钱，在当地的势力很大。

干那事时(性交)，我从来不要求他们戴套

坐台中出台也不是每天有的，一般我在一个固定的 KTV 坐台，如果其他 KTV 有出台的，我也去的。一般一次至少 800 元。平均一个月 2 次。客人都是一些认识的人。干那事时(指发生性关系)，只要对方提出戴套就戴，如果对方不提我从来也不要求他们戴。但跟男朋友干那事从来也不戴的。在吸毒前我已经感染了尖锐湿疣，到现在还没好，一直要发。

我痛恨我的家庭，尤其是痛恨我的母亲

我痛恨我的家庭，尤其是痛恨我的母亲。因为他们(父母)想生男孩，违反国家计划生育规定生了我。就因为我不是他们想要的男孩，生了我就不管我，致使我想找一个能保护我、有依靠的栖息之地而找了这么个男友和从事这份职业。按理手足之情，姐妹情深，母亲不管我，但自己的姐姐不能见死不救吧。但我的姐姐也跟我母亲一样是个极其自私的人。这次我被强教后，曾写信给妈妈和姐姐，但信至今犹如石沉大海。

（访问员：刘　漪）

个案 13　男，38 岁，未婚，初中，自由职业者，上海人

我就是人称的"打桩码子"

我的父母均为高中毕业，父亲原在党校搞政工工作，母亲原为医生，现在均已退休。我 1986 年至 1988 年因打架被少教 2 年；2000 年至 2002 年 12 月因吸食海洛因被劳教 2 年半；2005 年 5 月至 2007 年因吸食冰毒被劳教；其中还因诈赌被判 1 年半徒刑；因扒窃被判 2 年徒刑。

我初中毕业后从来没正式工作过，最早是在马路上"飞牌"，也叫诈赌。就是用红、白、黑三种颜色的牌让人赌，一般赌的人 100％ 都是要输的。后来，我曾跟着一帮子朋友在出国人员免税商店买"配额"，就是人称的"打桩码子"。

他们说"冰"能替代海洛因

"配额"被取消后，我们就开始赌盘(赌球)了。赌球是下家发单，我们拿点数

（抽头），随后再发给上家。因为这个活都是在晚上干的，所以我们一般是白天睡觉，晚上工作，很少有休闲娱乐的时间的。在我结交的这些朋友圈子中的人没有一个有正式工作的。当时因为晚上干活要提精神，再加上他们说"冰"能替代海洛因，所以我就跟其他用海洛因的朋友一起用上"冰"了。

我从1992年起就开始吸食海洛因，原来每天口服1克300元，打针1.5克，400元。当时我钱不够用了，就去偷皮夹子，后来被抓，判了2年。

与临时性伴做也从来不用安全套的

我是2003年开始用冰的，后来还用过摇头丸、K粉。现在其他的都不用，主要用冰，几乎天天用。以往用的K粉是2条，现在每天用冰是1包1.2克，两个人溜，一个人平均一天0.6克，大约价值1000元吧。我们买的是比较好的那种，由朋友大家轮流买的，到娱乐场所去用的时候就向场所里兜售这些药物的商贩购买。"溜冰"后，人很兴奋，有性冲动，但没有这个能力。我们往往是用口交的形式。但性伴大多数时候都是固定的，不用安全套。即使每次与临时性伴做也从来不用安全套的。

经济拮据时，我会不择手段地去偷

以前我赌球钱很多，日子也很好过的。但有时经济拮据时，我会不择手段地去偷。我们一般偷的是名牌的服装，将偷来的服装再以8折或5折卖给别人。这次就是因为"跟赌"（诸如21点飞苍蝇）输了很多钱，一下子没了底。我们就四个人结帮去四川路上的大商厦里偷名牌服装，结果被预先埋伏在那里的公安给抓了。（自语：我们是撞在了枪口上的）本来他们（指公安）不是冲着我们来的，是冲着别的一帮子人来的。结果他们偷后走人了，却偏偏碰到我们这帮子人来偷了，正好瓮中捉鳖。

吃了冰后……人多虑、猜疑

一般外面我知道"溜冰"往往是与麻果一起用的，当然如果是叫"陪嗨妹"（指提供性服务的女性）的话，一次出台2000元，这是过夜的费用；还有的是配菜，有"公菜"和"私菜"；请客的主人叫"带班"。

吃了冰后，很多人记忆力会下降，体重会急剧减轻，人多虑、猜疑。所以我们一般要"散冰"，即驱除冰给人体带来的毒素。比如：人吸食冰多了，大便的颜色就像胃出血那样的发黑。现在台湾人有一种方法是吃冰后洗桑拿，在蒸汽中人熏蒸，将体内的毒素排出来；有的吃冰后就去踢球，让人出汗；还有的吃冰后就吃

"开心果",这是一种强力的安定剂,有胶囊、片状的,它有安神作用,因为人吃冰后,一般可以一个星期不睡觉。

我原来没吃冰之前的这帮子老朋友,现在没有一个不吃的。我们与新结识的朋友一起吃冰的机会较少,一般只是在娱乐场所玩的时候才用。但与这些老朋友,我们是天天用。我跟你讲,我出去后肯定还会用的。

(访问员:刘　漪)

个案 14　男,50 岁,已婚,高中,上海人

就是因为她们对我太好,使我走上了不归路

我 1957 年生。2002 年到 2004 年 7 月因吸食海洛因而在上海市第三劳教所劳教 2 年;2006 年 2 月到 2007 年 11 月因卖海洛因而被劳教 1 年 9 个月。

我生长在一个经济条件较好的家庭。父亲读的是私塾,是公司职员;母亲是在商业服务行业工作。现在他们都已去世了。父母生了哥姐和我,哥姐家里经济条件也很好,我哥是开公司的。

我结婚比较早,现在女儿也有 27 岁结婚成家了。她嫁给了香港人,没有孩子,经济状况比较好。女儿对我也很体贴,经常给我经济资助。我进来之前,基本上是上海、香港两头住。我的老婆比我大三岁,对我疼爱有加,样样事体(事情)很依我。就是因为她们对我太好,使我走上了不归路。

一个朋友让我尝尝味道,后来就弄上了

我原来在机械进出口公司当业务员,收入不菲,但 2002 年公司不景气倒闭了,我 7 万元不到就"买断"回家了。回家后,我就再也没工作过。本来想自己开个公司,想想都一把年纪了,没必要去拼搏了,所以,整天待在家里无所事事。吸食海洛因要追溯到当时我做公司业务员的时候,因为我是一个从来不抽烟、不喝酒的人。在一次贸易谈判桌上,一个朋友让我尝尝味道,后来就弄上了。

后来听人介绍说,新型毒品能替代海洛因解除戒断症状,1999 年,也是我第一次去香港探亲的时候,就开始抽大麻。当时这也是我女儿朋友的朋友(不太熟悉的朋友)介绍给我的。后来,我在香港认识的朋友中也有人玩这个东西,我想反正它能替代海洛因,成瘾性比海洛因小得多,就抽上了。

吸毒的钱除了自己的积蓄,还有女儿和老婆给我的资助

在这几年中,我陆续用过冰、K 粉、摇头丸、可卡因。我一般很少跟朋友一起

用,都是自己在家里独自用的,拿货都是从香港的朋友那里拿的。吸毒的钱除了自己的积蓄,还有女儿和老婆给我的资助。所以,我吃这些东西在经济上是没什么问题的。一般我吃大麻是 1 支、冰 0.2 克、摇头丸 0.5 粒、K 粉 1 条。但我不是同时用的,是轮着用,所以每次价值大约在 100 元人民币。

一想到……那种抽大麻的场景与氛围,我就控制不住自己的脚

我刚开始吃这些东西时,人感觉不是很舒服,经常感觉胆子很小,心里害怕,多疑,畏寒,怕光。到后来这些症状就没了,随之而来的是飘忽感、舒服感。比如,我原来用海洛因的时候,每次一想到过 6 个小时要打针,这针打了,想到下一针什么时候会打,有没有? 心里就觉得不踏实,然后是忧心忡忡。

我也曾经想戒海洛因,家里人也鼓励我戒,但是,我的意志实在是太薄弱。一旦不用这些东西,人就会发冷出汗、心脏马上就会出现不舒服,浑身没劲,呼吸局促。但是,一想到那种在昏暗的灯光下,幽幽地、静静地放着音乐时,那种抽大麻的场景与氛围,我就控制不住自己的脚,就想往外跑,直奔买毒品的地方。

我知道自己做这种事是见不得人的

我们兄弟姐妹关系很好,现在我哥每个星期都来看我,他求我,出去后千万不要重蹈覆辙了,他说,我如果想开公司,他可以把他的公司给我,只要我想干。我现在在里面(指劳教所)可以发誓,出去后,再也不吸毒了,但是我很难保证出去后一定能做得到。我跟你说,我以前的朋友我现在都不跟他们来往了,是我不想跟他们来往的。他们曾经千方百计地找过我,我知道自己做这种事是见不得人的,觉得自卑,不好意思,怎么有脸去见他们呢? 所以以前的老朋友现在可以说没有一个有来往的。他们也不知道我现在在什么地方,是死是活的。

(访问员:刘　漪)

个案 15　男,45 岁,未婚,无业,上海人

我们的生活、想法都一样的,物以类聚嘛

我的朋友都是在劳动改造的时候认识的。我最早进劳教所是在 1983 年,因为惯窃,之后出来又进去、进去又出来,就这样混到现在这个岁数。

我 1994 年开始吸海洛因,2000 年的时候被抓住强制戒毒。我觉得抽大烟的人在一起蛮好玩的,我们的生活、想法都一样的,物以类聚嘛! 我跟这些抽大烟的朋友在一起经常赌博,既作为生活的一种经济来源,又作为一种消遣和娱乐。

这些东西少用是宝，多用才是毒

我认为海洛因、大麻、冰等等这些东西少用是宝，多用才是毒。我吸海洛因后的第五年，牙齿开始松动、脱落，这是身体机能被损害的反映，于是我就有意识地加以控制，并逐渐开始使用冰、"摇头丸"和K粉等药物。

海洛因和冰是完全相反的：海洛因是麻醉品，冰是兴奋剂；海洛因是压抑，冰是开心、兴奋；用海洛因就想一个人，冰要很多人一起玩才有意思；用海洛因怕光，用冰则要光。吃完白粉后再吃冰是很危险的，弄不好会死人，有些人身体素质不好，又不懂，就会出事情。

用多了肯定对人体有损害，会烂心烂肺的

冰的化学名称是甲基苯丙胺，成分是麻黄素，对吧？其实只有海洛因是天然的，所有的新型毒品都是用工业原料制成的，用多了肯定对人体有损害，会烂心烂肺的。新型毒品嘛，我是"难得用用"，有时为了好玩一周用个两三次，这种适量的服用一般是不会有什么问题的。

我对毒品的认识太深了，不像其他那些吸毒的，他们是被毒品控制，我是控制毒品。比如说，如果我连续几周都在用冰，身体就会开始出现反应，这时我就会离开上海到外地去待一段时间。为什么要到外地？因为到外地去其他人要找你玩就找不到，或者知道你赶不回来就不再勉强，而如果一直待在上海，肯定会由于朋友的盛情难却而继续用（新型毒品），那就不好了。那些吸毒吸出问题的人，要么是长期服用造成的，要么就是一次性用量过大。

我吸毒的房子是动迁后的安置房

我从来不在娱乐场所用这些药，公安局在这些地方都有线人，抓得也紧，有吸毒史的人一旦再次被抓住就要吃官司，不像20多岁的年轻人，他们被抓到没有关系，就是拘留而已。我一般就是在自己或朋友租的房子里玩，我吸毒的房子是动迁后的安置房，位于郊区，从来不住的，社区民警不会来上门盘查。我觉得禁毒要堵源头，要捣毁贩毒市场，什么时候能让我们这些吸毒的人出去之后想买毒品也买不到，政府就成功了。

改造回来后社会就不接纳我了

我们这种群体，一旦出了这个门（指劳教释放）就身不由己，不可能不受到社会的歧视。现在两劳释放人员没有失业保险、没有医疗保险、没有养老保险，没有最低生活保障金，是社会最底层的人。我们没读书，没经验，企业不可能录用，

政府的 40、50 工程想去也轮不到我。没有工作,闲着肯定就没好事。

　　我 1983 年至 1991 年被送到新疆改造了几年,改造回来后社会就不接纳我了,我们就这样被社会抛弃了。我们就是没胆量报复社会,这辈子只能混混拉倒。我们在社会上不抢劫、不杀人、不放火,只是一起吸吸毒,又不影响其他人,却被这样 2 年、3 年、2 年地不断劳教。没办法,中国的国情就是这样。

　　我第一次被劳教,原因也就是打架、偷东西。1991 年从新疆回来以后做生意是赚了点钱,但后来也就花光了。我都 45 岁的人了,这辈子根本不会再有什么希望。我们在里面(劳教所)也看新闻、看电视,我们也知道外面的很多事情,比如造南北高架,比如 9·11 世贸大楼被炸,可是这些跟我们又有什么关系呢?一点关系也没有。

(访问员:李　骏)

个案 16　女,26 岁,未婚,无业,上海人

我平时喜好赌博

　　我父母都是会计,母亲大专学历,家庭条件应该算是工薪阶层吧。我从小就衣食无忧,而且父母对我比较溺爱。中专毕业后,先在一家超市工作,工资有 1 000 元左右。开始时,我还有刚刚进入社会、踏上工作岗位的新鲜感,可一两年下来就感觉没什么意思,一方面赚的钱比较少,一方面又做不来更高级的职业,真的是"高不成,低不就",于是就辞了工作闲在家里。我平时喜好赌博,一方面作为消遣,一方面也能赚点"外快",但我不是坐庄,而是经常靠"飞苍蝇"(即押宝)来赢钱,每个月一般能进账 3 万元。

新型毒品要人多玩起来才有劲

　　我玩得比较好的朋友有 3 个,都是在社会上认识之后慢慢好上的。我们几个人都吸海洛因,也都吸新型毒品。我吸新型毒品就是她们带的,是别人请她们去吸,然后她们来叫我一起去。因为吸新型毒品而结识的朋友虽然有二十几个,但这只能算是表面上的普通朋友,不像我们 3 个之间这样是真心好。之所以新交这些所谓的朋友,是因为新型毒品要人多玩起来才有劲。

有没有幻觉和幻听取决于吸毒量

　　记得很早的时候,从云南过来的海洛因包装里面就有一颗红色的小药丸,那个就是"摇头丸"。我们这个圈子用新型毒品一般有两个阶段:刚开始的时候还

没有冰，一般是先吃摇头丸，再打 K（吸食 K 粉），这样就会"上网"（产生幻觉）；现在，就是先"溜冰"（吸食冰毒），再打 K，接着就是要排汗，这叫"散冰"。

我觉得新型毒品用了之后的主要反应，就是出现幻觉和幻听，有些人说没有，是因为他的吸毒量太少。有没有幻觉和幻听取决于（一次）吸毒量。摇头丸用多了只会有幻觉，冰用多了既会有幻觉又会有幻听。比如说，有些人会觉得怎么扫地也扫不干净，有些人会觉得地板下面有金子，有些人会觉得总是有人在耳朵边说话。

药效过后恢复过来了却还要去用，因为心里有瘾

新型毒品确实对人身体是有害的，比如说连续好多天不吃东西不睡觉，还有呕吐什么的。我每次吸 K 粉就会吐，但这种吐很舒服，跟我们平常讲的那种让人难受的吐是两码事。摇头丸刚开始用也会使人吐，那种是想吐却吐不出来，比较难受。反应严重的人还会拿烟头烫自己，自己也不知道为什么。但我们是"好了伤疤忘了痛"，药效过后恢复过来了却还要去用，因为心里有瘾。我开始吸新型毒品是因为听人家说新型毒品不像海洛因那样严重，不会上瘾。

我觉得吸新型毒品对于减少海洛因依赖是有用的，因为它可以延长海洛因犯瘾的周期。比如说，海洛因 6 小时至 7 个小时就会犯瘾，但如果"溜冰"的话，可以延长到 8 小时至 9 个小时；这样，假如原来吸海洛因一天要打 4 针，10 天就是 40 针，而吸冰的话就差不多可以 10 天只打 30 针了。有些人认为新型毒品对减少海洛因依赖没有帮助，这是因为各人对药物的反应不一样。比如，吸毒之后，有的人心情很郁闷，有的人却很开心；有的人吃不下饭，有的人却吃饭很香。这个都是一样的道理。

（访问员：李　骏）

个案 17　男，30 岁，离异，大专，个体户，上海人

我这个人是"五毒俱全"

我在 90 年代初曾经是身价上百万的人。1993 年，我开始吸食海洛因，到 2000 年开始尝试"摇头丸"，2002 年开始使用冰毒。可以说，现在各种传统、新型毒品我都有接触，我这个人是"五毒俱全"。到现在我吸毒已经花费了 300 多万元人民币，其中将近 100 万元是借债。

海洛因、可卡因、大麻、冰、K 粉、"摇头丸"我都玩过，海洛因用完了是要躺在那里做美梦的，飘飘欲仙，脑子里会出现好多好事。新型的（毒品）用完了就是兴

奋,要跳啊,或者说话,做爱把兴奋劲发出来。一个静一个动,不一样。所以,海洛因一起玩的人越少越好,玩完了要安静的,最好一个人,吸完就可以躺在那里享受了。新型的(毒品)就要人多,越多越闹腾越好玩,吸完了就要大家在一起疯狂,哪怕是做爱也要人多多的,才尽兴。人少了就没意思,如果是一个人也不会去玩的,都是大家在一起才会想。

我刚开始"溜冰"是因为他们说能戒掉大烟(海洛因),我就试了。溜了冰,不依赖大烟的时间确实会增长,就是可以好几天不用海洛因(本来天天吸海洛因),但是下一次抽大烟会量更大,所以也没戒掉。海洛因嘛是主食,必须吃,冰是点心,就是玩玩的。朋友聚在一起,人一多,就会想"溜冰",和小姐玩(发生性关系),平时自己也不太想,有大烟就行了。

(群交)在这个圈子里太普遍了

不瞒你说,吸大烟以后我有五六年都没有性生活,可以说,抽大烟的人,生活里就没有"性"这个字眼了,女孩子看都不要看的,根本就没想法。结果,"溜冰"以后又有性欲了,而且还挺强的,有时候和一起玩药的女的一起(性交),有时候找小姐。

我们都是十几、二十个人一起,男男女女在一起,一次肯定不止一个人了(和一个人发生性关系),一个人满足不了的,这个(冰)吃了以后(性欲)会很强的(笑)。

到现在(使用新型毒品以后)和多少女的有过,我都说不上了,因为我玩了好几年了嘛,二三十个总是有的。你们不记名字吧,我知道这个是聚众淫乱罪,再吃官司不得了的。(确信是完全匿名的以后,继续讲述)

大家一起搞(群交)在这个圈子里(新型毒品使用者)太普遍了,我不说大家也知道。总是这样了,要不还有什么意思。我们不用套(安全套)的,都是认识的,又不是随便找的,就算小姐我们也是认识的,不可能不认识就和她们(发生关系)对吧。所以我们都知道的,不会有什么病。吃了药(冰毒)戴套没感觉(性快感),好像没人用吧。

(访问员：王　水)

个案 18　女,25 岁,未婚,初中,做生意,陕西人

我一个人在家特别空虚,就和别的朋友一起玩上这个东西(新型毒品)了

我很小的时候父亲就去世了,和妈妈一起生活,妈妈后来又找了人(再婚),

我和他们关系不好，很早就跑出来到社会上混了。后来认识了现在的男朋友，就和他住在一起，不回家了。

我来上海也是和我男朋友一起来做点小生意。我们开了一家小店，卖卖耳环、围巾什么的。平常我负责看店，我老公（男朋友）经常在外面，玩呀、谈生意呀，经常不回来。我一个人在家特别空虚，就和别的朋友一起玩上这个东西（新型毒品）了。

如果他们玩你不玩，会觉得你特别傻

没办法呀，我没爸爸，妈妈又有新的家了，我和她基本上没什么联系，主要是和我老公（男朋友）在一起。他又经常在外面，我一个人在家，什么事都没有，就交了一些朋友，男的女的都有。刚开始我和他们在一起就是唱唱歌跳跳舞，后来看到他们在"溜冰"（吸食冰毒），心里有点害怕的，但是后来看到他们玩了以后就是兴奋一点，好像也没什么大的影响。他们一直让我试一下，试一下，说很好玩的，又没害处。而且跟他们在一起，如果他们玩你不玩，（他们）会觉得你特别傻，而且我自己也没意思，后来也就开始玩了。

我现在觉得特别迷茫，不知道出去以后会是什么样子。不能说肯定还会"溜"（吸食冰毒），但也不敢说肯定不会。因为还是那些朋友，我一出（劳教所）去，他们肯定会给我开 Party（聚会）的，大家一起肯定还是去嗨，去溜冰。我不可能说，如果他们来找我，我不理他们。所以，我觉得以后的事情很难说，因为我也不知道会怎样（眼睛看着窗外，非常迷茫）。

冰不如海洛因那么厉害，但是幻觉挺可怕的

溜完（吸过冰毒）以后要去散冰的，就是要做什么事情，要剧烈的，让汗发出来才行，要不然很难受。每个人都要散冰的。有的人要不停动手，化妆，不停地化，洗掉再化一遍，要化六七遍，冰散掉才停，这叫作"手嗨"。还有要不停地说话的，我见过最长时间的，一个人一直不停地说，说了八九个小时，他平时是特别不爱说话的人，很变态的（笑）。说话的叫"口嗨"。还有的人要蒸桑拿，有的要做爱，反正都要干点什么才能散出来。

我觉得这个冰不如海洛因那么厉害，不上瘾，但是幻觉挺可怕的。有一次我可能是吸多了，老觉得我身上有虫子在爬，我觉得就在毛孔里，一直爬，我就拿针去挑，胳臂都挑烂了，血流出来，还是要挑，别人跟我说没有，我也不信，还是去挑。

（访问员：王　水）

个案 19　女,20 岁,未婚,初中,坐台小姐,安徽人

当了坐台小姐……那年我才 15 岁

我 2002 年初中毕业就来上海了。当时因为听朋友说在上海娱乐场所工作收入挺高的,所以一个人独自出来闯了。其实我胆子挺大,也很叛逆。比如说,2000 年因为和父母吵架,我就赌气离家出走,一个人来上海玩了几天,那是我第一次来上海。2002 年刚到上海时,我没认识的朋友,娱乐场所的工作也是自己通过招聘信息找的。到上海后我一开始是做服务员,后来就当了坐台小姐,但不出台,一个月收入也有 3 000 元左右,那年我才 15 岁。

我觉得它和海洛因不一样,应该不会上瘾

现在娱乐场所使用新型毒品的人很多,我曾经在三家娱乐场所工作过,情况都一样。一般这些东西都是客人自己带来的,娱乐场所不提供的。我刚开始用的时候也是在客人的劝说下,当时我看到他们在用,就好奇地问:这是什么? 客人也没告诉我,就说"你要不要来试试啊? 吃了可以很兴奋的!"就这样我试了第一次,吃了后确实感觉很兴奋,后来才知道这是"摇头丸"。其实我当时有点知道大概这是什么东西,不过我觉得它和海洛因不一样,应该不会上瘾,所以就尝试了。对海洛因的危害我有些了解,因为我以前安徽的朋友中就有好多人吸海洛因的,所以我一直坚决不碰海洛因。后来在陪客过程中,我就经常和客人一起用这些药物,品种也从"摇头丸"扩大到冰、K 粉和麻果,后来就基本以使用冰、K 粉和麻果为主。

我的男朋友也是安徽人,做生意的,经常来往于各个城市,他主要居住在安徽,但经常来上海看我,我就把这些药物介绍给他用了。所以,在后来的吸毒过程中,我有时和客人一起用,有时和男朋友在宾馆或自己的住房里使用。

当时就中毒了,昏迷了几分钟

我们所用的药都是客人给的,要不就是他们用剩的。一开始是因为好奇,基本上天天都用。但是,后来就减少了。我们用冰比较多点,冰刚用完时虽然比较舒服,但散冰时很难受,有时候不舒服的感觉会持续一两天。我也因为用冰中毒过,因为用的量大了点,用完后又吹了冷风,冰属于"冷东西",用完后全身会发冷,所以只能喝热水,吹热风,而不能再碰冷的。当时就中毒了,昏迷了几分钟。醒过来后想想挺可怕的,尽管后来慢慢不再那么怕了,但是我觉得这些东西(新

型毒品)对社会还是有危害的,政府还是需要管的。

新型毒品我还是会用的

后来我吸海洛因也是因为经常和男朋友吵架。本来我们说好要克制住不碰这个的。2003 年底,一次我们又吵架了,男朋友心里不痛快,在我不知道的情况下,他偷偷地吸起了海洛因。毕竟他安徽的朋友中吸这个东西的人太多,诱惑太大。我发现后帮他戒除(自己戒)过,但是没有成功。2006 年上半年,就是在我被抓前的两个月,我们又大吵了一架,在他的怂恿之下,我也开始抽起了海洛因,直到双双被抓,他当时因为身上带着刚买的 20 克海洛因被判了刑。

我们用的海洛因都是自己买的,一般在沪太路上有人会主动上来询问,买的次数多了就认识他们了。后来自己吸海洛因上瘾后也试图通过吸新型毒品来戒除,但是只有心理效果,实际上并没有用。我出去后,海洛因是绝对不会再碰了,但是如果环境允许的话,药(指新型毒品)我可能还是会用的。

不过这些药确实大多数都会增加性欲的,我用的冰、K 粉和麻果都有这种作用。我也和另外两个在上海认识的异性朋友在宾馆用完药后发生过性关系,可能和这些药的作用有关系,不过我也说不太清。

(访问员:陈国强)

个案 20　女,19 岁,未婚,初中,工厂操作员,江苏人

我 13 岁时离家出走了,并不是爸爸对我不好,只是我想自立

我爸爸是连云港人,妈妈是黑龙江人。虽然小的时候爸妈都很溺爱我,但是他俩感情不好,我 8 岁时,他们离婚了。我和爸爸一起生活。妈妈走了,也不知道她去了哪里。

我 13 岁时离家出走了,并不是爸爸对我不好,只是我想自立。先去了七台河,在饭店里当了一年多的服务员。然后又去了沈阳的一个咖啡厅当服务员,也做了一年左右吧。期间听说爸爸也找过我,只是没找到。随后,我又去了鸡西的一个歌吧,在那里调饮料,当时我只有 16 岁。那年的春节我回了一趟老家,给了爸爸一些钱(是我这几年赚的)就走了。他想留住我,可没留住。但是我留了电话给舅舅。妈妈就这样通过电话找到了我,并把我带到了图门(中朝边境)。我在那里和她一起经营一家烧烤店。不过两个月后,我又走了。到了苏州,在一家工厂上班直到现在(1 年左右)。

她们说"冰"可以减肥,所以我就试了

跑了那么多地方,也认识了很多人。因为常年一个人在外,交往最多的也只有朋友。所以,我经常和小姐妹们一起玩。后来接触"冰",也是因为一次小姐妹过生日,有一个小姐妹带来的。尽管我以前也听说过这东西,不过她们说"冰"可以减肥,所以我就试了。用完后不会感到饿的,体重确实减轻了。后来,问了那些在用的小姐妹(安徽人),知道在娱乐场所中有商贩在卖的。经她们介绍,以后都是我自己去买的。我男朋友当时都不知道的。

出去后我还是会用的

我们"溜冰"是为了减肥。而我用过后也确实没什么其他的感觉,除了话多一点,不想睡觉。我听说黑冰用了以后会上瘾的(生理上),我有赌场里的朋友就在用,因为他们有钱。黄冰又被称为"骚冰",因为用完后会很兴奋,特别是有性方面的反应。不过,我觉得溜冰"伤的是自己的身,花的是自己的钱,为什么要把我们抓起来呢?"对于我来说,出去后我还是会用的。

(访问员:陈国强)

个案 21　男,39 岁,已婚,个体户,上海人

有了钱就想寻找些乐趣

我以前是做水产生意的,当时工作比较辛苦,早出晚归,生意兴隆,收入也很可观。由于自己平时没有什么爱好,有了钱就想寻找些乐趣。其中一起玩的朋友中有吸食海洛因的,在他们的引诱下自己也吸食。那是 1991 年,起初吸食海洛因时还做生意,到后来有瘾时,生意也放弃了,渐渐变得不能自拔,很快被判刑 2 年。然后出来再吸,再判刑,重复 5 次。1997 年开始吸食"摇头丸"、K 粉,以此作为海洛因的替代品来缓解戒断症状,但都无济于事。

到这时候一点办法也没有

每当毒瘾发作时,自己会用香烟烫自己的手臂(撩起袖子露出了用香烟烫的疤痕)。到这时候一点办法也没有,也就是一点控制能力都没有了。只要能再吸一口,就舒服了。就这样把家底几乎用完,有时想想,那些和我一起做生意的朋友,当初还没有我兴旺,现在都开汽车、买房子、住别墅,我自己就这样完了。

老婆也沾染毒瘾被劳教

你问我有否邀请过其他人吸毒？有，我叫我老婆吸毒（很难过很伤心）。现在我老婆也沾染了毒瘾被劳教。

访问员：孩子多大？

受访者：14岁。

访问员：那孩子知道父母吸毒吗？

受访者：知道。

访问员：谁领养她呢？

受访者：祖父母。我现在最对不起的是孩子，我们虽然生养了她，但没有尽到做父母的责任（低着头眼泪汪汪）。

我有时想想吸食者到了无药救治的时候，任何事情都做得出来的。记得在一次娱乐场所，大家吸食"摇头丸"和冰毒后有个女的在极度疯狂情况下，自己把衣服脱掉，而且在大庭广众下随便小便，这时意识完全丧失。

（访问员：王宏敏）

个案 22　女, 44 岁, 离婚, 高中, 娱乐场所老板, 上海人

离婚十几年了, 一直单身

我是自己开舞厅的。在这以前我也开过火锅店、饭店等，属于高收入人群。离婚十几年了，一直单身，从来没有性生活。我有一个女儿，已工作。

我现在是海洛因与新型毒品都用

我吸食毒品已经 20 多年了，新型毒品是 1998 年开始使用的，就是拍（泼）糖，你问我这个"拍"怎么写，我也讲不出，反正就叫拍，就是吃"摇头丸"。我现在是海洛因与新型毒品都用。每天早上，我起来后先溜一条冰，打一针海洛因（用吸管剪一段弄一点，用纯水稀释后打针）。我们自己有止血带的，如在外面临时没有，就把手放在膝盖下面一夹，血管就暴出来了（边说边示范给访问员看），精神老好的。自己开车上班，要不用啊不行，开车没办法开了。下班后同样如此，先溜一条冰，打一针海洛因，然后再睡一会，大概半后小时后，再起来做家务，老惬意的。

吃了冰毒后, 经常会有幻觉

我因为没有性生活，吃了冰毒后要靠喝热茶来散冰。吃了冰毒后，经常会有

幻觉,走路走着走着总要回头看看,老是感觉后面有人跟着;睡在床上,总感觉有人敲门,哎,老怪的,老是疑神疑鬼的。你们表中(体征编码)所列的吸毒后的体征对我个人来说都是反念头的(毒瘾),就像吃的时候的症状,不像是吃了以后的症状。我在嘉兴曾用过昏迷疗法戒毒,也没啥效果。

我们圈内叫冰毒为"冷东西",称大烟(海洛因)为"热东西"

我们圈内叫冰毒为"冷东西",称大烟(海洛因)为"热东西",1克为1只,长袖子就是1克,短袖子就是半克,打鼻冲、修修鼻子、做做鼻子就是吸K粉的意思,我们打电话需要送货时就用这些话,以防别人听出来是在买毒品。还有就是"上网"、"上头",意思是吃毒品后感觉最舒服的时候,像开飞机一样的感觉。我肯定还会用的,我也用得起,不用不行,不用车都没办法自己开,一点都没精神,就像吃饭一样的,不可少的。而且我吃归吃,不影响工作的呀,天天要上班的。

(访问员:金慧琳)

个案23　男,44岁,离婚,初中,私营企业主,江苏人

我在上海、苏州、缅甸都有赌场

我最近一年一直在缅甸做娱乐行业,自己开公司、赌场。我在上海、苏州、缅甸都有赌场,每月有10多万元的收入。

我14岁就开始出来工作,在上海开娱乐场所也有10年了,黄浦区、虹口区都有自己的房子。另外,我在上海开过3年赌博公司,并上过"焦点访谈"(口气中充满自豪),后因赌博,到大丰农场劳教9个月。

(叹了口气继续说)我是有付出也有成功(自我感觉很好的样子)。我和老婆离婚13年了,有一个女儿在读大学本科。我每年给老婆10万元,给女儿5万元,给父母20万元,家里有5个兄弟,都是靠我一个人的。

追求欣快刺激、沟通和交流感情

我跟你说,缅甸是没有工厂的,主要是农田、种植地,种罂粟等。在缅甸,吸毒的人其实很少的。像这种合成的新型毒品,一般都是从大城市到乡下的,不太有从小地方到大地方的。有人说吸毒不误事,肯定不对,我一般有正经事的时候就从来不吃的,办好事再吃两口,感觉特别放松。

说到"溜冰"有没有瘾,其实就是把10天的力气,全部用在前5天了。反正不吃就觉得没精神,吃了感觉精神好,人家说有什么幻觉,我认为都是骗人的。

2006 年我开始吸食冰，吸毒原因是追求欣快刺激、沟通和交流感情。出去肯定不吃了，像我这种人吃毒品，太没面子。我只有一个情人，一天到晚跟着我，到哪她跟到哪，我叫她"盯、帮、跟"，我们做爱从来不用安全套，因为我从来不在外面乱来的。

（访问员：金慧琳）

个案 24　男，21 岁，未婚，中专，放高利贷，上海人

赌场里有一种工作叫"放水"，也就是放高利贷，我就是干这个的

我中专毕业后曾在工厂的流水线上工作，月工资 600 元。我做了 3 个月就不做了，因为一个月的工资还不够泡一次酒吧的。

我们城乡结合地有很多赌场，有的在家里聚众赌博，有的在山上搭个帐篷聚众赌博，参与赌博的人员都是各行业的老板，也有些是家中动迁有一笔财产者。赌场里有一种工作叫"放水"，也就是放高利贷，我就是干这个的。这也是专门的行当，有老板，他们就靠这些赌博者的输赢来营利。赌场里有的人分工专门到台上收钱，有的要检查台面上是否有人做手脚，有的就专门提供借款。这些人每天的工资大概是 300 元。老板选择人员也有一定的要求，要灵活，会随机应变，察言观色。我是被老板看中的，专门做"放水"已 2 年。

在这个行业里，借一万元的利息是 300 元一天。起初"放水"的资金由老板提供的，三七分成，老板拿大头。一天最大的"放水"量是 30 万元，有时一天最多能赚 6 000 元到 1 万元。在大资金的"放水"时，赌徒们根本无心思数钱，在其中抽取万元也无人晓得，日月积累，资金也有 30 多万。后来我们"放水"也不通过老板，直接自己操作，收入也就越来越多了。

由于老板出资量大，要保全自己，一般不随便出面，都是由我们这些人来操作，而且时间长了赌徒们对我们也比较熟悉，也愿意向我们借。借款方式嘛，写张收据，不怕钱款还不起，一般赌徒的家底都了解清楚的，不能随便借的。如果赌徒不还款，就到赌徒家里去要，一般家属都爱面子，不希望把事情扩大。特别现在都是独生子女，家长即使发现子女赌博欠款，也会帮着借款还钱，有的甚至用动迁分来的买房款还赌债。因此，我们是不会做亏本生意的。

这就像吸烟者一样，要戒要不吸也有点难度

我赚的钱起先是约朋友泡吧、喝酒，在娱乐场所唱唱歌。随着时间的推移，结识社会上的朋友也多了，其中有两个朋友是吸毒的。在他们的影响下，2005

年初,我自己也开始"溜冰"。因为我认为吸食这种毒品不会上瘾,而且也很刺激。不过渐渐地我对"冰"的要求和欲望也变得强烈了,隔几天就会约上一些朋友一起到宾馆使用,有时在外面租房使用,虽说没瘾,但总感到一天不用像有什么事没做一样,说白了,这就像吸烟者一样,要戒要不吸也有点难度。但现在关进来不吸也是可以的。

去医院检查为淋病

我以前还曾交替使用过"K粉",在这一年多,就这样泡吧、"溜冰"、住宾馆等消费用去20万,其中还包括吸毒后与小姐发生性关系支付的费用。给小姐的费用没有明确规定,看心情好多点,否则少点,最多给过5 000元,最少也要1 000元。使用"冰"后自己的性欲比较强烈,也很放纵,为此女朋友也告吹,越是心情不好,就更加去"溜冰"寻求刺激。去年下身因有不适症状,去医院检查为淋病。

(访问员:王宏敏)

个案 25　男,19 岁,未婚,初中,KTV 领班,安徽人

现在我已经是这家 KTV 的领班了

我的老家在安徽,是农村户口。我14岁就来上海了,前两年在普陀区的一家小饭店工作,后两年在闵行的一家餐厅当服务生,今年开始到长宁区的一家夜总会当KTV的服务生。现在我已经是这家KTV的领班了,一个月的收入在3 000元到4 000元左右。KTV工作的服务生没有基本工资,主要是靠小费收入。男服务生的小费上交10%给老板,剩余的为自己的收入,小姐的收入要上交20%,因为小姐的小费一般是每次200元,男服务生的小费是每次100元。

哥哥姐姐都是中途辍学跟着父母到上海打工还债

我父亲是中专文化程度,学过开车,虽然是农村户口,但是他长期从事司机工作,在家乡开小公交车有十多年。我母亲是文盲,农村户口,在家主要干农活。我们家的经济状况在当地处于中上层水平,比较富裕。

1998年,因为我父亲搞药酒传销,在广州被骗,不但没有赚钱还欠了一身债,父母没有办法,只能带着我哥哥姐姐到上海来打工。当时我哥哥姐姐都在读初中,我在读小学毕业班,所以哥哥姐姐都是中途辍学跟着父母到上海打工还债。因为我那时年纪小,不能打工,同时父母也希望我能够继续读书,所以把我留在安徽,由爷爷奶奶照顾我。初中还没毕业,我不愿意一个人留在安徽老家,

就来上海投靠父母。

我父母在上海主要是搞蔬菜批发,到产地去拉蔬菜,再到上海转批给小贩。我哥哥在厂里打工,我姐姐在餐厅打工。2001 年我到上海后就开始在饭店打工。通过几年努力地赚钱,父母把欠债都还清了,我们家的经济条件也好了很多。2005 年父母不再打工,回安徽去了,是我们子女坚决要父母回家休息,享受生活的。我们几个孩子打工赚钱已经能够供养父母了,所以我们坚决不让父母打工了。

现在我和姐姐每个月寄 1 000 元至 2 000 元钱回家,供养父母和爷爷奶奶,他们在家乡生活得很好。我哥哥现在已经结婚了,我们联系比较少,我也不太清楚他住在哪里,但是他也会寄钱给父母的。我和姐姐住在一起。以前我和姐姐在一个餐厅打工,现在我离开了餐厅,姐姐还在那里打工。姐姐目前的工资要比我高一些。

我父母的感情一直很好,我与父母的感情也很好,父母对我的教育是很严格的,虽然有时显得比较唠叨,但是我还是愿意接受父母的教育。姐姐比我大两岁,我们关系很好,我碰到困难和烦恼的事情都找姐姐商量或倾诉。

在老板的催促下,勉强吸了两口

我到 KTV 当服务生后,工作很努力,老板也蛮喜欢我的,所以做了半年就升领班了,现在我每个月有 1 000 元的底薪,不是所有的领班都有底薪的,因为我是管财务的,老板才给我 1 000 元底薪,所以我很看重这份工作。

这次因吸毒而进来(拘留所),我觉得很冤枉,也很后悔。那天晚上,有四五十人在我们那里聚会,当时他们包了两个 KTV 包房,在包房里“溜冰”,我被安排为他们服务。我们老板那天也在陪客人,后来客人要老板让我也去“溜冰”,老板就让我吸。我当时很害怕,不敢吸,不吸又不行,担心工作保不住,当时实在没有办法,所以在老板的催促下,勉强吸了两口,当时一起吸的还有我们 KTV 的两个小姐。吸了后,觉得脑子很冷静,精神很好,想与人聊天,眼睛睁得大大的,全身软软的,但是闭上眼睛就是睡不着。那天晚上我没有回家,我与另外一个领班就睡在隔壁的 KTV 包房里。第二天凌晨,公安来冲 KTV,看见我们睡在包房内,就把我们一起抓进来了,化验了小便后,另一个领班没有吸冰,放掉了,我吸过两口,小便里有药,就关在里面了。

到 KTV 来吸毒,有的是客人自己带来的,有的是客人打电话请人送进来的,也有请老板打电话请人送的

KTV 包房里经常有“溜冰”,吃 K 粉、“摇头丸”的情况。我在 KTV 当服务

生,也认识了三四个经常来吸毒的朋友,他们都是不工作的,家里经济条件很好,很有钱的。吸毒的花费是很大的,听说一次就要花去 1 000 元至 2 000 元,像我们这种打工者是根本没有条件吸毒的。

到 KTV 来吸毒,有的是客人自己带来的,有的是客人打电话请人送进来的,也有请老板打电话请人送的,一般这种情况不太多,因为不是熟人来的话,老板是不接触客人的。KTV 包房里是没有药的,关于这些药到底是从哪里弄来的,我不太清楚。

"溜冰"是要用冰壶的,我看见过的有进口的冰壶,像花瓶一样,很漂亮的,也有自己制作的冰壶,一般是用冰绿茶的瓶子,瓶子里放矿泉水,插上两根塑料管子就行了。冰在下面烧,通过一根管子将烟吸入冰壶,经过水的过滤,然后从另一根子中吸烟。

我这次出去后坚决不会再去碰这类东西了

我来上海后在饭店、餐厅打过工,现在在 KTV 打工。我感觉在餐厅打工时,人际关系比较简单、真实,虽然同事来自全国各地,但是比较好交往,我也结识了一些好朋友,每个月有一两次聚会,一起吃吃饭、唱唱歌,蛮开心的。到夜总会工作后,感觉同事间的关系比较虚,都太现实了,一切都是为了钱,有钱请他们吃饭就是朋友,没有钱请客,关系就疏远了,好像都是酒肉朋友。有的人表面待你好,背后给你来阴的,我很不习惯,也很害怕。我在夜总会上班,朋友很少,也没有什么聚会等活动。听别人说,吸冰会有心瘾,我这次出去后坚决不会再去碰这类东西了,原来的工作单位我也不会回去了,我不想再去夜总会工作了,我要重新找一份适合自己的工作。

我从没听说过艾滋病

我现在有一个女朋友,刚刚谈了不到 3 个月,我与她发生过两次性关系,其中一次用了安全套。我没有听说过艾滋病,这个病是怎么传播的? 我一点也不知道。

(访问员:王莉娟)

个案 26　女,23 岁,未婚,大学,KTV 服务生,吉林人

我 5 岁父母离异,和爷爷奶奶相依为命

我 5 岁时父母就离婚了,我随爷爷奶奶生活。我母亲离婚后一直独居,现

下岗失业在家。我父亲长期在外工作,我是靠爷爷奶奶的退休工资生活的。我上大学,是向叔叔和亲戚家借钱上的。12岁那年,我父亲因意外事故去世。在我的记忆中,从小就没有母亲的影子,和父亲的感情也很疏远。所以,我从小就没有受到过父母的关爱。父亲去世后,我开始与母亲有些来往,一般一个星期去她那里几天,其余在奶奶家。我从初中开始就住宿,一直到大学毕业。

早听人说,上海容易赚钱,容易找工作

2005年底,我大学毕业了。因为在我们北方,工资水平很低,平均约1000元。如果像我们这样的大学生,没有工作经历的,一般只能拿到四五百元的工资。早听人说,上海容易赚钱,容易找工作。为了还清家里的债务(借叔叔的钱,叔叔家里经济也很困难,有两个孩子)和扶养母亲,我今年春节一过就来到了上海。

在这里我举目无亲,先找房子,上海的房租很贵。我现租住在长宁路上的一个小区内,和房东阿姨同住一套(房东阿姨丈夫去世,儿子在海外),1000元一个月,吃饭用便当,有时阿姨给我吃一点。当时我曾发信和应聘过好多单位,有外企、国营、民营的等等,后均认为我是外地人和没有工作经验而拒绝了我(无奈、流泪)。来上海后,我一般通过和叔叔打手机来向奶奶报平安的(因为奶奶家没电话)。

访问员:那一开始为什么不找一些工资相对低点的工作呢?

受访者:因为首先在上海租房很贵,通过中介找一般都在1000元左右,而且按规定要付三押一。我哪来这么多钱?(不停地擦眼泪)我也曾做过帮人发传单等工作,感觉工资太低了。

我现在身上已经有了污点,以后出去怎么找工作啊

由于想急于多挣钱,所以我就到酒吧当了服务生。在酒吧工作没有工资,纯靠给客人服务(倒酒、陪喝)得小费,一般是100元至200元,一个月能赚4000元。去掉房租,我还要寄回老家给母亲家用。

我现在刚存了两三千元积蓄。本来想等多赚一些钱,到母亲生日(10月份),给她送一份像样的礼物(衣服什么的)。但现在我在这里(拘留所)要等到9月29日才能出去(失声痛哭,不停地说,对不起妈妈和家人)。我现在身上已经有了污点(被拘留),以后出去怎么找工作啊,别人都不会要我了(痛哭)。

酒吧老板是谁,我到现在都搞不清楚。一般客人都是自己带女友来酒吧,我

们主要是陪客人"甩盅",喝酒、端酒水。我这次是陪客人"甩盅"误喝了客人酒杯里的酒,里面含有 K 粉,是进来后警察告诉我的。

(访问员:刘 漪)

个案 27　男,30 岁,未婚,中专肄业,自由职业者,上海人

我什么生意都做

我是独生子女,和父母同住。父母均为退休工人,感情尚好。我父母的教育属于溺爱型。

我中专没毕业就工作了,当时在一家夜总会里当调酒师(有上岗证书),后来,提升当主管(有经理人上岗证书),从此在娱乐行业一干就是 11 年。

2004 年我辞职开始了自由职业生涯至今。现在我什么生意都做,主要是通过汽车买卖赚差价(因为在娱乐行业干久了,认识很多做生意的朋友)。比如,有朋友想买宝马车,我认识宝马公司的人,就去帮他弄,从中赚取差价。另外,有时有朋友新开夜总会等,被高薪(不比现在收入低)聘请搞经营管理,但这些是短期的。所以一般只要有生意就做,有事情就做。

"摇头丸"是一种时尚

我在夜总会干,长期耳闻目染,吸食后中毒的人,我看得多了,有呕吐的、晕厥过去的。摇头丸是 1995 年开始在上海时兴起来的,它是一种时尚。

我第一次吃摇头丸较早,在 1997 年,是夜总会老板的女朋友介绍我吃的。当时在场有几十个人,我是抱着好奇和试试看的心态吃的。我还吃过大麻和冰毒。我们(指圈内朋友)一般用量很少。冰毒大剂量吸食后会出现癔想症、耳朵听觉下降、言行反应迟钝等症状。尤其是癔想症会出现幻觉,比如怀疑别人在讲她(他)坏话。女性吸食后会出现主动性性行为,而且很有快感。冰毒吸食后人一直会处于很兴奋状态,可以两天两夜不睡觉;大麻吸食后胃口好,睡觉很香。

聚会,90%以上是实行 AA 制的

我圈内玩的朋友 90%都是做生意的,有稳定的收入。一般朋友生日吸食这些东西(指新型毒品)都是由主人(邀请方)做东,也有来宾以礼物形式带来大家分享吸食。但是如果是一般朋友或生意场上的聚会,90%以上是实行 AA 制的。

访问员:前面好几个受访者都说,是朋友请吃的,不用自己花钱。

受访者:哪有这么好的事体,每次都是别人请的。我告诉你,他们都是在

撒谎。

我们吃的时候一般按人头计算，不按品种和剂量算，所以有时候我觉得挺不合算的。比如朋友聚会时，我只吸食了三种（冰毒、摇头丸、大麻），没服K粉，但到时结算也要按人头计算进去。

如果吸食过多剂量的冰毒，朋友都会躲避他

这些东西吸食后，对每个人的反应是不一样的。有的人一吸食就呕吐。我第一次吸K粉后就出现头晕感觉，很厉害，人支撑不住，后来就再也没敢碰过它。我吃这些东西都是根据自己的身体状况，不会到危害自己健康地步的。

我跟临时性伴做爱时都是我主动要求带安全套的。跟恋人（做爱）就从来不带。她对我很信任，我对她也很信任。

一般圈内朋友如果吸食过多剂量的冰毒，朋友都会躲避他，因为他或她会有各种幻觉、癔想症出现，比如无端猜疑别人等行为。一般我们都会劝他减少剂量，要不如此下去朋友都快没了。

心瘾是有的，不看到不想，一看到就想

我是我女朋友叫我吸的，我也曾介绍别人吸食。我跟你（指访问员）说，"摇头丸"服用后，人的心胸会变得开阔，浑身舒服，而且没有什么副作用。现在不是经常报纸上也报道有运动员服用兴奋剂嘛，香港的电影明星很多都吃摇头丸。如果剂量小的话（如半粒）根本没什么关系。反正我们一般服用剂量不大的，没有什么大的念头（瘾）。不过心瘾是有的，不看到不想，一看到就想。如果要是出去后（拘留释放），我不看到肯定不会再去用。你想想，我们这帮做生意的朋友，关在这里15天，生意少做15天，经济损失要多少啊。但是如果和朋友在一起，有人用了，我就肯定会用。

（访问员：刘　漪）

个案28　男，41岁，已婚，高中，私营企业主，上海人

一般是空闲无聊朋友聚会时，看见朋友吃才想吃

我自己拥有商品房，母亲已经退休，和我分开住（我单独为我母亲买了房子）。我在家中是"末子"，上面有两个姐姐，父亲已经去世。我父母的教育属于唠叨型。我儿子现年11岁，老婆无业。

2000年我与几个朋友合伙，投资50万元注册了一家房产中介公司，就是专

门去找那些空置房、烂尾楼,包租后再转租给别人;也有朋友专门委托我们找办公楼和门面房子的。

其实,平时生意很忙,根本没空闲去想弄这个吃,一般是空闲无聊朋友聚会时,看见朋友吃才想吃。服食摇头丸后最让人感觉舒服的是听音乐,真的,一点也不骗你的。吃与不吃听音乐,其效果是不一样的。服用后整个脑子都在震撼。然后,接下去的两三天里,人的精神处于极其兴奋状态,到了第三天至第五天就狂睡。

其实长期吸食后还是有心瘾的

我结交的圈里的朋友一般都是生意上的人,有娱乐业的、运输业等,先前一起做生意的人没人吸食。是后来由于生意往来中的朋友生日聚会、公司开张庆贺到娱乐场所,就有朋友带来分给大家吃。我从 2002 年第一次尝试到 2006 年 4 年中,一般只有朋友聚会时才吸食。我吃的都是朋友给的,自己从来也不买。

冰毒吸食后人的精力特别旺盛,K 粉和摇头丸一样,吸食后听音乐让人有一种飘飘然的舒服感觉。原来我们只知道这些东西都是药用,认为它跟海洛因不一样,不会上瘾,其实长期吸食后还是有心瘾的。只不过是各人的反应症状不一,有的人吸食后出汗、呕吐甚至晕厥。在我玩的朋友圈内有三四人有心瘾。

她生怕我在外面"瞎搞"

从客观上看,我吸食这些东西与我老婆有很大关系。她这个人脾气暴躁,把我看管得很严。我只要跟生意上的朋友吃饭、玩,她就会跟踪追击,打电话呀等等,生怕我在外面"瞎搞"。她最好我每天朝九晚五地准时上下班,不喜欢我结交朋友,她觉得钱已经够用了。我呢,做生意离不开结交朋友,离不开和生意上的朋友一起吃饭、娱乐,要不生意怎么做呀?所以,我们经常为此发生争吵。争吵越厉害,我越不想待在家里,越要往外跑去寻找朋友、找刺激。再说,生意场上的朋友,人家请我尝试,我也情面难却,另一方面不吃吧,怕影响生意的促成。

如果你以前吸的,现在却不吸了,朋友肯定会看不起你的

所以,我觉得这些东西不能当饭吃,但吸吸玩玩也没关系。如果说,出去后(指拘留释放后)周围没人吃,自己也不一定想吃。但如果朋友请我吃,我肯定还会吸。因为如果你以前吸的,现在却不吸了,朋友肯定会看不起你的,进而肯定会影响生意。所以场景影响很关键。

我在娱乐场所吃这些东西,从来不让我老婆知道的;情人是知道的。我与老

婆和情人做爱从来不需要戴安全套,因为她们两人不会乱来,我也是一个不会乱搞的人。我只是同生意上的朋友吃饭、唱歌、洗浴玩玩,仅此而已。

（访问员：刘　漪）

个案 29　女,27 岁,未婚,小学,KTV 小姐,四川人

我从小不爱读书

我是 2005 年 3 月来上海的,间断性地在 KTV 当坐台小姐。我父亲已经去世,母亲是文盲,在家务农。家中有两个哥哥一个姐姐均成家。两个哥哥在家务农,姐姐远嫁云南。

我有个男朋友,他是山东威海市人,2003 年来上海打工,现在洗浴场所当搓背工,月收入 1 000 多元。

因为我是家里最小的孩子,当初如果我爱读书的话,即使家里没钱,父母也会想办法让我读书的。但我从小不爱读书,初中没毕业就辍学了。因为父母都没有什么文化,后来父亲去世了,母亲对我的教育基本是放任型的。

我 16 岁就开始找工作了,曾经当过小保姆,吃、住在东家,一个月工资几十块钱。后来,我到当地的茶楼当迎宾小姐,一个月工资是六七百元。宜宾市人均收入很低,当地人一个月平均收入就在四五百元。像宜宾市五粮液酒厂效益这么好,一个工人一个月的工资,包括福利奖金在内,也就 1 000 元出头一点。

如果去上海当坐台小姐,收入很高

2005 年 3 月,我的一个同乡跟我说,如果去上海当坐台小姐,收入很高,工作也比较轻松。她比我小一岁,当时在上海当坐台小姐已有半年多了。她大概向我描述了当坐台小姐需要干些什么事,我认为这些我都能接受,于是就跟她来到了上海。来上海的第一个月,我就开始在 KTV 当坐台小姐,第二个月,我结识了现在的男朋友,就开始了同居生活。我们现在是跟人合租一套两室一厅的房子,共 1 000 元,我们两人分摊,每人 500 元。我们吃饭基本不"开火",要么在外吃川菜,要么吃饺子点心什么的。

我男友反对我坐台,后来我就间断性地工作,比如一个星期去 KTV 坐台,其余时间就和朋友娱乐,包括吃饭、打牌、打麻将、买衣、购物等等,如果有钱用,可以好几个月不去,但输光了,没钱花了,就去 KTV 坐台一下。我有时也问男友要钱,他会给个两三百元。

访问员：为何不向男友多要点？

受访者：他赚的也是辛苦钱。

我现在月收入有四五千元，一个月光抽烟就要花费300元。每天一包香烟，"打的"两三百元，还有其他消费。我和男友一个月的开销大概在三四千元。

坐台的话，我随时随地都能去。一般晚上7点到12点，陪客人唱歌、喝酒、聊天。来KTV玩的客人，一般都从浦西过来，70％—80％都是做生意的。KTV里大概有一百多个坐台小姐，大部分是固定的，像我这样临时性去的不多。

有时也有的客人不愿用安全套

在K房里，一般客人来后，领班会把我们带到房间供客人挑选，第一次没被挑到的话，第二次再去。一般我如果两次没被挑到的话（意思为倒霉、晦气），我今天就不坐台了。

刚坐台时，面对陌生的客人，你会觉得很尴尬，但过一会儿聊熟了，如果他对你感觉好，你也对他感觉好的话。只要客人有这个意思，你情愿，他合意，就可以出台，跟客人到酒店、宾馆过夜。

现在我平均一个半月出台一次。出台时，一般客人和我都同时要求用安全套，但有时也有的客人不愿用安全套，我一般会做说服工作，就跟他说，你不要害我，有时有的客人最终就接受了。但也有不接受的，这样的话我们就"拜拜"。我这个人脾气就是这样，不行就算。

20岁时我曾有过一次流产史。现在跟男友做爱时从来不用安全套。也可能我们次数比较多，一个星期四五次。有时会感到下身不适，我就会去买点消炎药吃。KTV坐台小姐里也有患妇科炎症的人。如有的人得了盆腔炎，或下身白带有异味等，她们一般（症状）重的会去医院打点滴，（症状）轻的就自己到药房买点消炎药吃。我们一般都比较注意"保护"自己的。

第一次"溜冰"是一个不太熟悉的朋友打电话给我的

我从今年开始"溜冰"，这是第三次。不过，这次还没来得及"溜"就被抓进来了。第一次"溜冰"是一个不太熟悉的朋友打电话给我的，我也不知她是怎么弄到我的手机号码的。她约我到南汇三甲港的一家酒店客房去"溜冰"。当时我只觉得好玩，以前听人说起过这个，但对吸它到底是否属于违法不是太了解。在三甲港酒店"溜冰"时在场有好几个人，他们一边聊天和打牌，我在旁边看他们打牌，当时是一个不熟悉的男朋友介绍我吸的。第二次是在南汇一家酒店的客房里,也是一个我不太熟悉的女性朋友打电话叫我去"溜"的。我一般吸七八口,开始时就感觉人有点兴奋,然后就睡不着觉,吃不下饭。

(访问员:刘　漪)

个案 30　女,26 岁,已婚,小学,坐台小姐,重庆人

我是订的娃娃亲

我家乡那边就是重男轻女。我一生下来,我爸就瞒着我妈把我送给了他的一个好兄弟,算是订的娃娃亲。直到我在这家人家那里长到 10 岁的时候,我父母才过来看过我一次。我开始很恨他们,但现在多少也能理解了。主要是我爸不喜欢我,他只喜欢我哥,我妈是不知情的,她后来知情也没办法了。

我挣的钱都被男朋友赌博输掉了

我在重庆的时候交过一个男朋友,他是给娱乐服务场所看场子的,曾经坐过牢。2004 年,我开始在娱乐服务场所做小姐,因为别人都说做这个挣钱。本来打算做一段时间赚点钱就结婚的,结果我挣的钱都被男朋友赌博输掉了,于是和他分手,来到上海。

在上海我认识了现在的老公,他是搞公路建筑方面的工程师,2005 年底刚结婚。他很喜欢我,曾经说让我在家里做家庭主妇,但我这种人从小玩惯了的,耐不住性子,所以就仍然出来做小姐,他也管不住我。他前两天来看我,但管教没让见面,再过几天我就出去了。

朋友专门打电话邀你去玩,你能说不去吗?

从小到大,我只有一个非常好的朋友。但是,我在老家的时候,她出来做事了,等我出来了,她又回去了,就这样阴差阳错地,已经有 10 年没见过面了。到上海之后,人生地不熟,就只跟场子里的四五个小姐玩得好一些。我之所以沾上这东西,多半原因是场子里的小姐带的。说老实话,我对这些是没什么兴趣的,"溜冰"之后几天几夜不吃饭、不睡觉,不停地要说话,我其实都有点受不了。但你说,这些朋友专门打电话邀你去玩,你能说不去吗? 所以没办法的事。

我没有艾滋病风险

"溜冰"的人分好几种,像我这种隔三差五玩玩的,没什么特别的反应。但听说,经常吸冰的人,都要"散冰"的,也就是要做爱,特别是男的。女的相对好些,

有些小姐也需要"散冰",我是因为结过婚的,所以这个方面不是很强烈。

我没有艾滋病风险,因为我经常检查的,上次我查了就是阴性嘛。这次进来也验血了,但还没告诉我们结果。(该受访者已经感染了艾滋病病毒)

（访问员：李　骏）

个案 31　男,26 岁,已婚,初中,个体户,上海人

我们不得不变卖家产还债,现在已经什么都没有了

由于父母的收入都很稳定,我本来算是同龄人中比较富有的,很早就开店,有车有房有老婆,什么都有,还经常开车跟朋友一起到上海的周边城市去旅游。但最近两年,家里发生很大的变故。先是父亲去世,他是家族遗传性的忧郁症,自杀而死。后来母亲由于和别人一起合伙炒房地产被上家骗,又被下家告,法院判了赔付,我们不得不变卖家产还债,现在已经什么都没有了。

小时候,我爸爸是开出租车的,常年在昆山被别人包车,难得回家,很少看到,直到我 10 岁时才有点印象。父亲没回上海做生意之前,妈妈管我比较严,但父亲回来后,家里就不怎么管我了。于是,我就开始结交一些社会上的朋友,经常在一起玩,后来就碰这些东西了。

我吸冰主要是为了缓解烦恼

我原来是吸海洛因的,1998 年开始吸,1999 年被强制戒毒,之后直到现在再也没有吸过。我之所以吸冰,除了同伴影响和有点好奇以外,主要是为了缓解烦恼。因为我前面说过,最近两年我家里发生了太多的事情。其实人在非常烦恼的时候,总要找个办法排解和倾诉。比如,有些人平时说不出或不想说的话,喝了酒之后就能说了,吸冰也正是同样的道理。

我现在就是吸冰,不碰其他的东西。我也听别人说过把几种药混在一起用会如何如何爽,但我怕吊住,因为我现在家庭散了,又有小孩子要养,要考虑很多,所以不敢试。我到现在就吸了三次,一次是去年(2005 年)的 12 月,一次是今年(2006 年)的 3 月,还有就是前几天。前段时间因为有一个月没见到老婆,所以想吸点冰"嗨"一下,结果两个人都进来了。

吸冰之后一般都是开热空调,出汗排毒

吸冰之后一般分三个阶段:第一阶段比较兴奋,想说话,这样大概持续 5 小时至 10 个小时;到第二阶段,人就变得有点傻;第三阶段,大家散了以后,一个人

就在床上发呆,不想睡觉、不想吃饭、不想喝水。到了精神崩溃后,睡一觉也就恢复了。

吸冰之后的体征反应其实是根据房间的温度不同而不同的。一般都是开热空调,出汗排毒。

(访问员:李　骏)

个案32　男,52岁,大专,个体户,上海人

去钱柜唱歌没什么意思了,而且简直就是老土

我16岁之前的家庭情况十分复杂,父亲入伍当兵,母亲常年吃住在他人家里当保姆。母亲的一个朋友没有孩子,十分喜欢我,便收留并照顾我,后来提出正式收养,但父母没有同意。我父母感情不好,导致离异,我随父亲生活,但母亲那里也经常去。

我认为新型毒品来势汹涌,主要是满足了人们精神调节的需要,特别是在青年一代中十分流行。现在的趋势是从隐蔽到半公开。公安打击还是要的,这是从爱护人们的健康出发。但现在社会上对新型毒品的危害性认识,还是有不同的理解和争议。这些用的人不是傻子,不会说明知对身体有很大的危害还要吸。

之所以这么多人用(新型毒品),我觉得原因有几点:一是娱乐服务场所管理不完善,很多场所老板提供这个东西;二是许多像我一样四五十岁的人,在以前算老的了,可现在还算不上老,我们也需要一些场合娱乐啊,比如说一群人、男男女女、搂搂抱抱,这些都是正常需要;三是用了这些药物确实有兴奋感,而且会觉得比其他人优越、时尚、前卫。现在又不像以前,去钱柜唱歌没什么意思了,而且简直就是老土。

(访问员:李　骏)

个案33　男,44岁,离异,初中,私营企业老板,上海人

父母只要管我就是又打又骂

小时候的事情我都记不清了,父母关系还可以,就像一般家庭那样,一般般吧。反正对我管得也不多,父母只要管我就是又打又骂,我有什么话也不跟他们说,只跟朋友讲,或者自己解决。现在不打不骂了,我都老了,还怎么打(大笑)。我和父母关系也不能说不好,他们过他们的,我过我的,该做的做了就行。你说

我这个年纪也不可能什么事都跟他们说。反正我从小就比较独立，不靠他们（父母）。

经常在一起的，慢慢都玩上这个了

我们在一起经常来往的都是老板，做生意的。我在社会上混得久了，也开过酒吧，人面广。他们有什么难的，我能帮上就尽量帮，他们都觉得我这个人不错，值得交（朋友）。我自己的事都是自己解决，谁也不跟谁说。自己的事就自己办，谁能给你办事像给自己办事一样，所以说还是得靠自己，不要想着靠别人。交朋友就是这样，人家觉得看得起你，你值得交，就是有好处才愿意交，要是没好处，光想让人帮忙，肯定没朋友了。反正就是我帮别人多，我有事也不会跟他们开口，他们都说我这个人够意思（骄傲的口吻）。

经常在一起的，慢慢都玩上这个了，不玩的就慢慢不来往了，他们有他们的圈子，我们有我们的圈子，不搭界（相关）的。玩嘛，谁出钱算得不是很清楚，不可能一块钱一块钱地算，就是这次你请客，下次我请客，大概差不多就行了。我出得多一点也没关系，大家玩个高兴就行了。我这个人很大方，不计较，他们都爱跟我玩。

我以前吸过海洛因，被抓关了一年多放出来，就戒掉了。戒掉4年以后才开始"溜冰"的。我就觉得奇怪了，"溜冰"又不上瘾，对身体也没什么危害，还能减肥，为什么要抓我？

一辈子没试过就是个遗憾

我跟你说啊，女人不吸冰就不叫真正的女人，你不知道女人用了这个以后的样子，啧啧……那可不得了。女的不玩这个，（做爱）最多也就三次，玩了这个，七八次都是正常。不是诱惑你，这个，只有你试过了你才知道那感觉，简直太好了。一辈子没试过就是个遗憾。

我们也找小姐，有时候也带女朋友，大家一起玩呗（吸冰、做爱），两个人没劲的。一般一个月要和十几、二十个女人搞（做爱），当然有小姐，我哪有那么多女朋友啊。不戴安全套，戴了做不了的。怕不怕得病？不怕。你不知道，冰这个东西本来就杀菌，"溜冰"以后得不上病。我们圈子里的人每个月都去药店买药，抗生素，3片就要300多，吃了药这个月都保证不会有问题。我们都这样的，不是都好好的没事吗？（完全陷入了认知误区而浑然不觉）

（访问员：王　水）

个案 34 女,19 岁,未婚,初中,KTV 坐台小姐,安徽人

爸爸妈妈不知道,要知道了他们可能活不下去了

我一直是一个特别听话的孩子,家里的乖乖女,从来也没挨过打,爸爸妈妈就是唠叨唠叨,我也知道他们是为我好,所以和他们关系挺好的。

我学习不好,父母都是农民,也觉得读书没多大用处,初中毕业以后就不上学了,待在家里。时间长了觉得没意思,家里(经济)情况也不好,就想跟表姐结伴到上海打工。

刚开始我是帮人卖衣服,赚钱实在太少了,除了租房子、吃饭剩不下多少,我也不能再跟父母要。正好有住在一起的小姐妹在坐台,钱挺多的,我就跟她一起去做了。我们说好只坐台不出台的。爸爸妈妈不知道,要知道了他们可能活不下去了(擦眼泪)。

我们就是靠小费赚钱的,得罪客人不行

在上海我没有朋友,就是表姐,还有住在一起的小姐妹(小姐)来往多一些,再就是几个客人,经常找我的,后来也熟了,算是朋友吧。但是我不出台的(赶紧补充道)。这次打 K(吸食 K 粉)是因为客人他们在包房里玩,非要我陪他们一起玩,我们就是靠小费赚钱的,得罪客人不行。不是第一次玩这个,但是都不是自己要玩,都是客人要玩,没办法拒绝。刚开始也不愿意吸,后来实在不行,就吸了两口。那些客人都是放钱(高利贷)的,也不敢惹。

我真的不想玩这些,我算是被逼的,自己也很害怕,心里隐隐约约觉得这不是什么好东西。有几个小姐妹陪客人"溜冰",溜完以后要不停地说话,涂指甲油,涂一层,洗掉,再涂,再洗,就像中了邪一样,很吓人的。我玩得少,都是逼不得已才玩的,所以反应不大,就是晕晕的,不会像她们一样(行为失控)。

他们说,不玩那个(群交),吃药还有什么意思

用这些药的人性生活很乱。他们自己人胡闹(发生性关系),还叫一群小姐出台去一起吃药,一起搞(性交)。群交太普遍了。他们说,不玩那个(群交),吃药还有什么意思?女的吃了药性欲也会增强,她们一晚上出一次台,能和五六个男人在一起(发生性关系),赚很多的。不过我没出过台,我很保守的,是听她们(出台小姐)说的,我听了也很害怕。

(访问员:王　水)

个案 35　女,39 岁,已婚,初中,无业,上海人

现在应酬谁还去吃饭呀,都是开个包房"溜溜冰"

我本人对这些东西(新型毒品)是很反感的,能躲就躲。每天在家里做做事情,看看电视,和几个要好一点的朋友打打牌,也不喜欢出去。我老公是做生意的,应酬多一点。

现在应酬谁还去吃饭呀,都是开个包房"溜溜冰"(吸冰毒),洗洗澡。我这个人不喜欢凑热闹,这些应酬也是能推就推。但是人家叫你十次,你一次都不去说不过去吧?

我贫血很严重,痛经很厉害。第一次人家叫我吃(冰毒)的时候我老公还帮我挡了一下,说:"她身体不好,不要给她吃。"那些人就说:"就是身体不好才要吃一点,吃了就有精神了,肚子也不会痛了。"我吸了两口,真的就不痛了,精神也好多了,坐在那里就觉得全身冒汗。

人家都在"溜冰",叫你溜你不溜,很扫兴的

我和我老公说:"你吃一点没有关系,但是一定不要过火,要不然我不能保证我们夫妻感情。我周围的一些朋友就有溜冰溜了离婚的。"溜过冰的人喜欢钻牛角尖,一点点事情都会钻进去,脾气很暴躁,天天吵架,然后就离婚了。现在在外面应酬,不吃这个说不过去,人家都在"溜冰",叫你溜你不溜,很扫兴的。我老公也不喜欢,但是没办法,这个社会就是这样。我们都说只要不让这些东西进家就可以了。在外面没有办法。

上次我去一家大型夜总会,那里的所有服务生都会做这个(指为客人摆设吸食冰毒的器具),你一进包房,一个一个小罐子就已经摆好了。那些"妈妈"身上都有这些东西的,你随便叫一个都可以买到。像我们这些中年人有点经济实力的,也不带什么药在身上,进去开一个大包房,一两千块,直接在里面买。像那些小年轻,没什么钱的,就去大厅(大的迪高舞池)玩,自己嗑一点"摇头丸"什么的就去摇头了。

一讲起"溜冰"来特别激动,眼睛都会放光

在那些场合认识的朋友其实都不是什么朋友,最多就是见面、点个头,我平时也不和他们来往。每次都会有很多生人,我不善于和人打交道,也记不住他们。平时经常在一起的朋友就是几个邻居呀、老公的朋友的老婆呀,我一般不和她们讲我们在外面玩的事。我其实很讨厌那种场合的。我一般都不吸,也不喜

欢和吸的人在一起,你看着他们就感觉自己和一群神经病在一起一样。大家一起吃饭,他们声音特别大,一讲起"溜冰"来特别激动,眼睛都会放光;两口子本来好好的,一句话不对就马上大骂起来,很冲动。他们溜完了以后特别兴奋,打牌要打两天两夜不睡觉,我一个正常人,哪能熬这么久? 一群人在家里"溜冰",大热天也不开空调,又闷又热,我受不了。

(访问员:缪　佳)

个案 36　男,26 岁,初中肄业,无业,上海人

朋友圈子影响太大了,只要你一碰上就很难摆脱

我好朋友大概有十多个吧,都是从小一起玩到大的,有几个还是结拜兄弟。以前他们都不碰这些东西(毒品)的,是我碰了以后把那些吃药的朋友介绍给他们后,他们才开始吃的。其中有几个特别反感(毒品)的,怎么都不吃,后来和我们也慢慢疏远了。

我初中没读完就被开除了。后来在外面玩,认了两个姐姐,是她们第一次给我海洛因的。那是 1995 年。1996 年的时候我因为故意伤害进了少年管教所,在里面一年半。出来后又和以前的社会上的朋友一起玩,就吸上(海洛因)了,有瘾了。

朋友圈子影响太大了,只要你一碰上就很难摆脱。像个魔圈,跳不出来。我进过强制戒毒所,自己也戒过,有戒断的时候,但是每次再碰上他们,又开始吃了。有一次我叫我妈妈做个铁笼把我关起来,在乡下的亲戚家里戒。后来我难过得要自杀,妈妈吓坏了,把我放出来,我马上就去买来吃了。回来后我对她说:"以后你把饭从笼子上面的口吊下来给我吃,不要再看我了,让我自己戒。"这种罪都受过,好不容易戒了,出来后遇到他们(以前的朋友),很快就又开始吃了。

她说:"我就不相信有这么难戒,我戒给你看!"

我的女朋友本来是医院的眼科医生,但在我的诱导下也吸上了毒品,今年 6 月开始劳动改造(他一说到女朋友就声泪俱下)。

女朋友刚开始是和我妈妈一起帮我戒毒的。那时有一种叫"安君宁"的中成药很好,她们就买来给我吃。我一直骗她们我在吃药,不断问她们要钱买药,其实都拿去买海洛因了。后来我女朋友发现了,非常生气,她说:"我就不相信有这么难戒,我戒给你看!"我当时瘾很大,没想这么多,就做了我这辈子做得最没人性的一件事,我就给她打了一针,肌肉注射。第二天她说:"你看好了,我要开始

戒了。"我说:"一天不会上瘾的,你要试就试一个月。"一个月后她自己都不想戒了。我进来前去农场看过她,她说干活很累,干不完就没有菜吃。我很难过。这东西真是太害人了。等我出来我要做的第一件事就是和她结婚,然后我们回我祖籍老家去,那边还有一些亲戚,也有房子住。我再也不想见那些人(以前的朋友)了。就算不回老家,我也不回家住,不想让他们找到我。

还说这个(冰毒)是时尚,好多老板都在吃

我开始用冰毒是在 2005 年初的时候,那时有朋友告诉我这个东西不会上瘾,伤害没有海洛因大,还可以戒掉海洛因的心瘾,还说这个(冰毒)是时尚,好多老板都在吃,我就相信他们了。他们中的一些人都是口碑很好的人,以前也从来没有碰过海洛因。

但结果是,我越吃越想海洛因。海洛因是热性的,冰毒是凉性的。冰吃了睡不着,很难受,就想吃点海洛因来调剂一下,因为海洛因吃了是会飘的,很舒服。

冰毒这个东西生理上是不会成瘾的,不吃也不难受。但是心里还是会想。

我以前吃过海洛因,现在吃冰毒的量比别人大很多。他们一般人只要我的四分之一就够了。但是我觉得我有抗体,量少了没有反应。

(访问员:缪　佳)

个案 37　女,36 岁,已婚,初中,个体户,上海人

我以前吸海洛因的朋友基本都改为"溜冰"了

我想请教你一个问题,我不知道该怎么办。我的弟弟也是吸毒的,他从1993 年开始吸海洛因,曾经被抓劳教,今年 3 月份放了出来,但出来后还是有瘾。后来听朋友说可以吸冰毒来替代海洛因,他就改吸冰毒了,因为海洛因对身体影响太大了。我个人也感觉这种替代很有效果,我以前吸海洛因的朋友基本都改为"溜冰"了,我也是经朋友介绍后"溜冰"的。

我弟弟感觉打电话总是在被人窃听一样

我弟弟 3 月份刚从劳教出来女朋友就不要他,这对他打击很大。当时还很正常,但后来他就开始"溜冰"了。以前吸过海洛因的人"溜冰"量都非常大,基本上有多少他就可以用多少,反正是想变兴奋忘记烦恼,越兴奋越好。"溜冰"一两个月后,我弟弟就感觉打电话总是在被人窃听一样,还让我们不要用家里的电话,说警察在监控我们。再往后,他行动上也变得怪了,经常正在吃饭的时候突

然站起来说要去睡觉,然后就去睡觉。他有时自己也说觉得自己很怪,事后告诉我说他的行动不受自己支配,其实很多事情在做之前根本没有这个想法,等做了之后别人告诉他,他才意识到。我觉得他"溜冰"是钻得太深了。

我有个"溜冰"的朋友上个月自杀了

我觉得心情不好去"溜冰"很危险,很容易钻进去。"溜冰"要心情好时溜,心情不好去溜冰很容易出问题,脑子钻进去就会产生幻觉,然后做很多极端的事情。我有个"溜冰"的朋友上个月自杀了,最后一次一起"溜冰"时,他说怀疑自己的老婆和别人好上了,于是就吸了很多(她说具体多少自己也说不清,0.5 克是他们平时的最低量),后来回去就上吊死了。我弟弟的事情也变得越来越严重,感觉就像神经病一样,想带他去新华医院看病,但又信不过医生,一怕医生歧视,二怕医生报警。

(访问员:沈　壮)

个案 38　男,48 岁,未婚,无业,上海人

吸冰后会引发性冲动,很多朋友都找过小姐

我在使用海洛因的过程中并没有什么性反应,我认为使用海洛因对性没有影响,也没有听其他朋友说过有影响。在使用冰毒的过程中,有性反应。我每次吸冰毒后都有性冲动,如果女朋友在身边一定会发生性关系,不在的话要强忍。因为使用冰毒时,多数情况下是在娱乐场所,如果不强忍就会找小姐,很多朋友都找过小姐,并且频率还比较高。

吸冰比较时髦,不像海洛因被人看不起

我平时社会结交人士很多。吸毒后,以前的朋友圈子受到了影响,有近一半的老朋友和我疏远,也有很多朋友劝我不要吸。我主要因为自己吸的是海洛因,被人看不起。吸海洛因经常是自己一个人躲起来吸,不但老朋友对我疏远,就连家人和亲戚意见也很大。吸新型毒品后,又结交了一个新的朋友圈子,这个圈子里基本都是通过吸毒认识的,我们每次聚会基本上都会吸毒。在朋友的介绍下,今年开始改吸冰毒。吸冰比较时髦,不像海洛因被人看不起。并且吸冰毒都是很多人一起吸才有意思,于是又结交了很多新朋友,每次聚会都吸。

海洛因和冰毒有很多不同

海洛因和冰毒有很多不同。海洛因使用后需要安静的环境,感觉很疲倦很

想睡觉,身体不良反应比使用冰毒多得多;冰毒使用后感觉很兴奋很清醒,身体上的不良反应不是很多;海洛因基本上每天都要吸,不吸根本受不了,冰毒一般每周吸一次,环境和心情的影响较多,朋友聚会多可能吸得多一点,没有聚会很长时间都可以不吸;海洛因一般每次 400 元,冰毒一般每次 70 元左右;海洛因使用后瘾非常大,不管是生理上还是心理上的都很难克服,很多次想戒都戒不掉,今年使用冰毒后才没有用过海洛因,但当时用冰毒的原因不是为了去替代海洛因,主要是觉得时髦。现在使用冰毒,在生理上没有什么瘾,心理上还是有点瘾。我现在有戒毒的打算,但就怕心理会有瘾,戒不掉;吸海洛因没有性冲动,吸冰毒有。

(访问员:沈 壮)

个案 39　男,30 岁,已婚,自由职业者

虽然朋友圈子比较大,但没有什么可以值得信赖的朋友

我的性格比较孤傲,喜欢一个人解决问题,虽然朋友圈子比较大,但没有什么可以值得信赖的朋友,大多是些酒肉朋友。在其吸毒前,已有相当部分的朋友在吸毒,我也是受朋友的影响而使用的。

虽然吸毒时间不长,但已使用过……等五种新型毒品

我从 2005 年开始使用新型毒品,虽然吸毒时间不长,但已使用过冰毒、摇头丸、大麻、麻谷、开心果等五种新型毒品。

新型毒品中,除了冰毒使用后在性方面有反应外,其他的几种单独情况下都没有,如果在和冰毒混合使用的情况下,会有性方面反应。

主要是好奇感,想多尝试几种

用了新型毒品后,心理上会猜忌朋友,朋友也会猜忌自己。因此,对自己的朋友圈子还是有一定的影响。吸毒也影响了家庭关系,妻子因为我吸毒常常和我吵架。但真正令我担心的还是自己的孩子,因为常常在家吸毒,所以给孩子造成了一定的影响。自从在家吸毒后,孩子的睡眠情况变差,食欲也下降了很多,可能是因为自己吸毒的原因。

大麻有瘾,所以尝试了一次后就没敢再用。我之所以用了这么多种毒品,主要是好奇感,想多尝试几种。这些都是从朋友那里得到的,只要是贩毒的人,他们一般的品种都有。

(访问员:沈 壮)

个案 40 男，19 岁，未婚，私营企业主，重庆人

父母在用钱方面对我很大方

我从小和父母的感情就不太好。父亲是驾驶员，跑运输的；母亲是私营业主，她在上海开店已近 10 年。他们各自忙于生意，很少顾及我的教育和成长。我从小跟随祖父母生活，至 16 岁那年初中毕业，来上海随父母一起生活，但毕竟长期不和父母生活在一起，很少与他们之间有沟通和交流。

为了弥补对我教育和关心的欠缺，父母在用钱方面对我很大方，可以说是百依百顺，而且母亲还把自己经营的店也让我来管理，我也成了私营企业主，并且每月工资也有 5 000 元。起初我在店里做买卖还可以，但要整天或十多个小时待在店里，这对我来讲是做不到的。于是，我就断断续续地做，在不做的时候出去结识了社会上新的朋友，开始去各种地方玩，如娱乐场所唱歌、跳舞、网吧、酒吧等。渐渐地，我觉得只有这种生活对自己来说才算有刺激。再说有了钱，自己想怎样就怎样，对父母的抱怨也不放在心上，并产生对立情绪。

自己觉得好玩，想试一下

有一次，我们几个去娱乐场所 KTV 包房唱歌，当时来了很多朋友，有的是熟悉的，有的是熟悉朋友带来的。正在大家尽情欢唱时，有个人自带了叫作"K粉"的东西，点燃后鼻吸起来，而且还鼓动大家说：吃这东西老刺激的，现在娱乐场所唱歌都流行吃这种东西，不会上瘾，大家试试看。当时，自己觉得好玩，想试一下，于是 6 人就一起吸食，吸食后大家都很兴奋，喉咙都很响，自己也不知是在唱什么，也听不清人家在唱什么，只觉得头晕等不适。第二天觉得精神不振。虽然第一次吃了这种东西并没有感到明显刺激，事隔一个月后，第二次与朋友去娱乐场所玩，又吸食了，然后出现第三、第四次……就这样逐渐沾染上了。有时自己心情不好，也会用这种方式来发泄。

（访问员：王宏敏）

个案 41 男，39 岁，未婚，高中，个体户，上海人

我认为海洛因会上瘾，冰毒不会

我吸毒吸了十几年了，1994 年开始，吸过海洛因、冰毒、K 粉等等。我认为海洛因会上瘾，冰毒不会。但服用冰毒的反应最为强烈，人处于兴奋状态，而服用海洛因就想睡觉，迷迷糊糊，我每次吸毒的药效大约能持续 4 至 5 小时。

出去以后肯定会吃，做啥不吃

用毒品一定要用好的，质量不好的用了会不舒服难受的。你问我毒品交易啊，一般是在火车站北广场和大洋桥，不过娱乐场所内也有兜售毒品的商贩。据我了解，现在的毒品一般是从云南、贵州、广州等运输过来，一些新型的品种有的是从巴西过来的。我有时也想戒的，自己在家用美斯康定进行自我戒断的治疗，5片一次，每天3至4次，感觉并不很有效果。出去以后肯定会吃，做啥不吃。

避孕套这个东西从来不用的

吃海洛因不会（有性冲动）的，吃好就想睡觉。"溜冰"有的，吃好要"散冰"。一般跟多少人发生性关系啊，你写二十几个好了。肛交没有的，口交都有的，多个人性交有时也会有的。避孕套这个东西从来不用的，麻烦！

（访问员：金慧琳）

附录 2　调查问卷

A 部分：个人基本情况

1. 你的性别：

（1）男　　（2）女

2. 你出生于_____年_____月

3. 你的文化程度：

（1）初中及以下　　　　　（2）技/职校　　　　　（3）中专

（4）高中　　　　　　　　（5）大专　　　　　　　（6）大学及以上

4. 你的婚姻状况：

（1）未婚　　　　　　　　（2）未婚同居　　　　　（3）已婚（初婚或再婚）

（4）已婚分居　　　　　　（5）离婚　　　　　　　（6）丧偶

5. 你的户口性质：

（1）城市户口　　　　　　（2）城镇户口　　　　　（3）农村户口

6. 你的户口（永久）所在地：

（1）上海（跳答至第 8 题）

（2）江/浙/皖　　　　　　（3）其他省份,请注明：_____

7. 若上题选（2）（3）则你到上海多久了：

（1）_____天,或（2）_____月,或（3）_____年

8. 你最近一年经常居住在哪里：

（1）上海　　　　　　　　（2）江/浙/皖

（3）其他省份,请注明：_____

9. 你最近一个月的所有收入共计大约是_____元

10. 你最近一个月的就业情况是：

（1）在业　　　　　　　　（2）失业/不就业（跳答至第 12 题）

（3）在校学生（跳答至第 12 题）

11. 若上题选（1）,则你从事的职业是：

（1）农民　　　　　　（2）工人　　　　　　（3）商业服务行业员工

（4）个体工商户　　　（5）办事人员　　　　（6）私营企业主

（7）经理　　　　　　（8）专业技术人员　　（9）处级及以上干部

（10）外企职员　　　　（11）演艺文体人员　　（12）自由职业

（13）娱乐服务场所老板　　（14）娱乐服务场所员工

（15）其他，请注明：＿＿＿＿＿＿＿

12. 你第一次就业是在＿＿＿＿＿年＿＿＿＿＿月

13. 你是否有在娱乐服务场所从业的经历？（如舞厅、酒吧、游艺厅、美容美发院、浴室、洗脚屋等）

（1）是　　　　　　　　　　（2）否

B部分：家庭基本情况

1. 你16岁之前的家庭状况是：

（1）父母健在感情好　　　　　　（2）父母健在感情不好

（3）父母离异随母亲生活　　　　（4）父母离异随父亲生活

（5）父母离异随其他亲人生活　　（6）父母离异，独自生活

（7）父母均去世　　　　　　　　（8）父或母一方去世

（9）其他，请注明：＿＿＿＿＿＿＿

2. 你父亲的文化程度是：

（1）初中及以下　　　（2）技/职校　　　　（3）中专

（4）高中　　　　　　（5）大专　　　　　（6）大学及以上

3. 你父亲目前的就业情况是：

（1）在业　　　（2）离退休　　　（3）失业　　　　（4）不适用

4. 你父亲从事时间最长的职业是：

（1）农民　　　　　　（2）工人　　　　　　（3）商业服务行业员工

（4）个体工商户　　　（5）办事人员　　　　（6）私营企业主

（7）经理　　　　　　（8）专业技术人员　　（9）处级及以上干部

（10）其他，请注明：＿＿＿＿＿＿＿

5. 你母亲的文化程度是：

（1）初中及以下　　　（2）技/职校　　　　（3）中专

（4）高中　　　　　　（5）大专　　　　　（6）大学及以上

6. 你母亲目前的就业情况是：

（1）在业　　　　　　（2）离退休　　　　（3）失业　　　　　　（4）不适用

7. 你母亲从事时间最长的职业是：

（1）农民　　　　　　　（2）工人　　　　　　（3）商业服务行业员工

（4）个体工商户　　　　（5）办事人员　　　　（6）私营企业主

（7）经理　　　　　　　（8）专业技术人员　　（9）处级及以上干部

（10）其他，请注明：＿＿＿＿＿＿＿＿

8. 你认为你家总体经济收入状况在社会上处于：

（1）底层　　　　　　　（2）中下层　　　　　（3）中层

（4）中上层　　　　　　（5）上层

9. 你和父母的关系是：

（1）很不好　　　　　　（2）不太好　　　　　（3）一般

（4）比较好　　　　　　（5）很好

10. 你父母对你的教育方式是：

（1）唠叨型　　　　　　（2）溺爱型　　　　　（3）打骂型

（4）放任型　　　　　　（5）谈心型

（6）其他，请注明：＿＿＿＿＿＿＿＿

11. 你对父母的教育通常采取的态度是：

（1）对抗　　　　　　　（2）厌烦　　　　　　（3）应付

（4）勉强接受　　　　　（5）愿意接受

C 部分：心理、行为和社会关系网络

1. 在你长到 16 岁以后，是否曾经有过下列行为？

NS1	在公共场所和人打架	（1）是	（2）否
NS2	坐火车或公共汽车时有意逃票或少买票	（1）是	（2）否
NS3	看见违法事情而没有举报	（1）是	（2）否
NS4	毁坏、朝地上砸过属于别人的东西	（1）是	（2）否
NS5	朝别人扔过石头	（1）是	（2）否
NS6	靠欺骗和说假话骗钱	（1）是	（2）否
NS7	向朋友借钱没有归还	（1）是	（2）否
NS8	从家里拿走不属于你的钱，且不想归还	（1）是	（2）否

NS9　曾经在超市拿了东西没付钱　　　　　　　　　(1) 是　　　(2) 否

2. 你在过去的一星期里出现下述各种情况的程度：

	很少有 1 天以下	有时有 1—2 天	常常有 3—4 天	都有 5—7 天
(1) 感到和你周围的人合群	1	2	3	4
(2) 感到缺少友情	1	2	3	4
(3) 感到没有可以值得你信赖的人	1	2	3	4
(4) 感到孤独	1	2	3	4
(5) 感到你和朋友很融洽	1	2	3	4
(6) 感到你和周围的人有很多共同语言	1	2	3	4
(7) 感到你不再想交朋友了	1	2	3	4
(8) 感到你的兴趣和想法与你的朋友不同	1	2	3	4
(9) 感到自己对人很随和、友好	1	2	3	4
(10) 感到自己和周围的人很亲近	1	2	3	4
(11) 感到自己被人排斥在外	1	2	3	4
(12) 感到你和其他人的交往没有意思	1	2	3	4
(13) 感到没有人能真正理解你	1	2	3	4
(14) 感到自己与周围发生的事情毫无关系	1	2	3	4
(15) 感到当你需要时就可得到朋友的帮助	1	2	3	4
(16) 感到有人真正理解你	1	2	3	4
(17) 感到害羞	1	2	3	4
(18) 感到你的朋友其实并没有和你一条心	1	2	3	4
(19) 感到自己有值得交心的人	1	2	3	4
(20) 感到你有值得信赖的人	1	2	3	4

3. 你是否同意以下说法：

	很不 同意	不太 同意	一般	比较 同意	非常 同意
(1) 我比较容易受朋友言行举止的影响	1	2	3	4	5
(2) 我会在言行举止上尽量模仿我的朋友	1	2	3	4	5

	很不同意	不太同意	一般	比较同意	非常同意
（3）我经常接受朋友的各种建议	1	2	3	4	5
（4）朋友对我的影响很大	1	2	3	4	5
（5）我不管我的朋友怎么说，喜欢我行我素	1	2	3	4	5
（6）我会根据朋友的评价改变自己的行为	1	2	3	4	5
（7）我很在乎朋友对我行为的评价	1	2	3	4	5
（8）我经常和朋友一起休闲娱乐	1	2	3	4	5
（9）我空闲时间总是独自待在家里	1	2	3	4	5

4. 当遇到困难或烦恼时，你一般会向哪些人寻求帮助或倾诉？

第一人：＿＿＿＿＿＿，第二人：＿＿＿＿＿＿，第三人：＿＿＿＿＿＿

（1）配偶　　　　　　　　　（2）恋人　　　　　　　　　　（3）父母

（4）关系密切的同性朋友　（5）关系密切的异性朋友

（6）其他，请注明：＿＿＿＿＿＿＿＿

5. 还没有吸毒的时候，你每天用于娱乐休闲的时间是：

（1）超过 8 小时　　　　　（2）6—8 小时　　　　　　（3）4—6 小时

（4）2—4 小时　　　　　　（5）1—2 小时　　　　　　（6）没有时间玩

6. 还没有吸毒的时候，你平时交往比较多的朋友大概有＿＿＿＿＿＿人？（若为零跳答至第 12 题）

7. 这些朋友和你的关系是：（可多选）

（1）同学　　　　　（2）同事　　　　　（3）邻居　　　　　　（4）亲戚

（5）社会结交　　　（6）网络结交　　　（7）其他，请注明：＿＿＿＿＿＿＿

8. 这些朋友中有正式工作的人所占的比例是：

（1）100％　　　　　　　　（2）75％—100％　　　　　（3）50％—75％

（4）25％—50％　　　　　　（5）25％以下　　　　　　　（6）0％

9. 这些朋友中有＿＿＿＿＿＿＿＿人是当时就已经吸毒的？

10. 你与这些朋友平均每个月聚会的次数是：

（1）超过 10 次　　　　　　（2）5—10 次　　　　　　　（3）3—5 次

（4）1—2 次　　　　　　　　（5）没有聚会（跳答至第 12 题）

11. 若上题选（1）（2）（3）（4），你与这些朋友聚会的一般形式是：（可多选）

（1）吃饭　　　　　（2）打牌/打麻将　（3）唱歌/KTV　　　（4）跳舞/蹦迪

（5）洗浴/按摩　　　（6）泡吧　　　　　（7）其他,请注明：＿＿＿＿＿＿

12. 你有没有因吸毒而结识新的朋友？

（1）有　　　　　　　（2）没有(跳答至第 18 题)

13. 若上题选(1)，这些新朋友大概有＿＿＿＿＿人？

14. 这些新朋友中有正式工作的人所占的比例是：

（1）100％　　　　　　（2）75％—100％　　　　（3）50％—75％

（4）25％—50％　　　　（5）25％以下　　　　　　（6）0％

15. 你与这些新朋友平均每个月聚会的次数是：

（1）超过 10 次　　　　（2）5—10 次　　　　　　（3）3—5 次

（4）1—3 次　　　　　　（5）没有聚会(跳答至第 18 题)

16. 若上题选(1)(2)(3)(4)，你与这些新朋友聚会的一般形式是：(可多选)

（1）吃饭　　　　　（2）打牌/打麻将　（3）唱歌/KTV　　　（4）跳舞/蹦迪

（5）洗浴/按摩　　　（6）泡吧　　　　　（7）其他,请注明：＿＿＿＿＿＿

17. 你与这些新朋友每个月聚会时，一起吸毒的次数是：

（1）超过 10 次　　　　（2）5—10 次　　　　　　（3）3—5 次

（4）1—3 次　　　　　　（5）0 次

18. 吸毒使你与多少原来的朋友疏远？

（1）100％　　　　　　（2）75％—100％　　　　（3）50％—75％

（4）25％—50％　　　　（5）25％以下　　　　　　（6）0％

19. 你在吸毒前后是否有如下的感觉：

	吸毒前		吸毒后	
	没　有	有	没　有	有
（1）活得很累很烦	1	2	1	2
（2）没有生活目标、空虚无聊	1	2	1	2
（3）觉得上班赚点辛苦钱没什么意思	1	2	1	2
（4）觉得学校里教的东西都没用	1	2	1	2
（5）生活工作不错，就是缺少刺激	1	2	1	2
（6）感觉精力有余,需要释放	1	2	1	2

20. 你在吸毒前后是否同意以下说法：

	吸毒前		吸毒后	
	不同意	同意	不同意	同意
（1）人活着就是要及时享乐	1	2	1	2
（2）只要会混，读书不好照样可以赚大钱	1	2	1	2
（3）凭感觉做事，没必要活得太认真	1	2	1	2
（4）在社会上混不可能一点违法的事也不做	1	2	1	2
（5）人活着总要让朋友看得起	1	2	1	2
（6）玩就要玩得新鲜有刺激	1	2	1	2

21. 你为什么会吸毒？（可多选）

（1）同伴影响　　　　　（2）家人影响　　　　　　（3）场景影响

（4）满足好奇感　　　　（5）追求欣快刺激　　　　（6）空虚无聊，为了消遣

（7）满足对药物的渴求感　　　　　（8）被诱骗/逼迫

（9）缓解烦恼或抑郁情绪　　　　　（10）被冷落歧视，破罐破摔

（11）解除戒断症状　　　　　　　（12）沟通和交流感情

（13）其他，请注明：＿＿＿＿＿＿＿

D 部分：药物滥用、性与艾滋病

1. 你第一次吸毒是在＿＿＿＿＿年

2. 你第一次吸毒是谁提供的？

（1）娱乐服务场所人员　　（2）配偶或恋人　　　（3）亲戚或家人

（4）熟悉的同性朋友　　　（5）熟悉的异性朋友　　（6）不熟悉的同性朋友

（7）不熟悉的异性朋友　　（8）工作场所老板　　　（9）自己购买

（10）自己偷窃　　　　　（11）其他，请注明：＿＿＿＿＿＿＿

3. 你第一次吸毒的名称是：＿＿＿＿＿＿＿（对照附录1填写序号）

4. 你当时知道它是违禁药物吗？

（1）知道　　　　　　　（2）不知道　　　　　（3）不太清楚

5. 第一次吸毒之前，你对这些药物的认识是：（可多选）

（1）从未听说过　　　　（2）接受过这方面的宣传教育

（3）从影视和网络上看到吸食这类东西很刺激,也想试试

（4）知道使用这些药品是违法的

（5）其他,请注明: _____

6. 你第一次吸毒时的心理是:（可多选）

（1）有点害怕,但想试一下 　　　　（2）听说不会上瘾

（3）觉得好玩,想试一下 　　　　　（4）不想试,但怕朋友看不起自己

（5）糊里糊涂,无所谓 　　　　　　（6）认为自己能控制

（7）心情不好,想从中解脱 　　　　（8）不知道不能滥用

（9）其他,请注明: _____

7. 你第一次吸毒是在什么地点:

（1）私人居家住所（非租住房）

（2）私人居家住所（租住房）

（3）娱乐场所（舞厅/酒吧/游艺厅等）

（4）服务场所（美容美发院/浴室/洗脚屋等）

（5）宾馆酒店 　　　　　　　（6）其他,请注明: _____

8. 你第一次吸毒物时在场的有几个人?

（1）独自1人（跳答至第10题）

（2）2—3个人

（3）很多人

9. 若上题选（2）（3）,这些人和你的关系是:（可多选）

（1）家人/亲戚 　　　　（2）同学 　　　　　（3）同事

（4）熟悉的同性朋友 　　（5）不太熟悉的同性朋友　（6）熟悉的异性朋友

（7）不太熟悉的异性朋友　（8）场所偶遇

（9）其他,请注明: _____

10. 你（经常）吸毒有哪几种:（对照附录1填写药物序号）

（1）_____,这种药是否使你有性方面的反应或激动? ① 是　　② 否

（2）_____,这种药是否使你有性方面的反应或激动? ① 是　　② 否

（3）_____,这种药是否使你有性方面的反应或激动? ① 是　　② 否

若不止三种,请继续填写: _____

11. 你知道它（们）的主要成分是什么吗?

（1）不知道 　　　　　　（2）知道,是_____

12. 你吸毒（通常）是从哪种途径获得?（可多选）

（1）亲友提供 　　　　　（2）同伴提供 　　　　　（3）零售药店

（4）医院　　　　　　　　（5）个体诊所　　　　　　（6）黑市

（7）偷窃　　　　　　　　（8）其他,请注明：＿＿＿＿＿＿

（9）娱乐服务场所,具体情况是：

① 向娱乐服务场所老板/人员直接购买

② 通过娱乐服务场所老板/人员向他人购买

③ 向场所里兜售这些药物的商贩购买

④ 其他,请注明：＿＿＿＿＿＿

13. 你吸毒(通常)是在哪些地方获得?

（1）上海　　　　　　　　　　　　　　　　（2）江/浙/皖

（3）其他省份,请注明：＿＿＿＿＿＿　　　（4）各省份都有

14. 你知道你的吸毒是从哪里输送/贩运过来的吗?

（1）不知道　　　　　　　（2）知道,是从＿＿＿＿

15. 你吸毒(通常)是在什么地点进行?

第一地点：＿＿＿＿,第二地点：＿＿＿＿,第三地点：＿＿＿＿

（1）私人居家住所(非租住房)

（2）私人居家住所(租住房)

（3）娱乐场所(舞厅/酒吧/游艺厅等)

（4）服务场所(美容美发院/浴室/洗脚屋等)

（5）宾馆酒店　　　　　　（6）其他,请注明：＿＿＿＿＿＿

16. 你吸毒(通常)采用什么方法?（可多选）

（1）静脉注射　　　　　　（2）肌内/皮下注射　　　（3）烫吸(踏食)

（4）香烟吸(卷抽)　　　　（5）口服(手指沾)　　　　（6）溶入饮料中

（7）舌下含服　　　　　　（8）鼻吸　　　　　　　　（9）烟枪吸

（10）其他,请注明：＿＿＿＿＿＿

17. 你是否与他人共用过注射器?

（1）是　　　　　　　　　（2）否

18. 你最近两次吸毒,前后相隔多长时间?

（1）当天　　　　（2）2—3 天　　　（3）1 周左右　　　（4）2 周左右

（5）1 个月左右　　　（6）2—3 个月　　　（7）4—6 个月　　　（8）7 个月及以上

19. 你每次吸毒的量是＿＿＿＿克,或＿＿＿＿片/粒/颗,或＿＿＿＿口,

或＿＿＿＿零包,或＿＿＿＿支(针剂)

20. 你每次吸毒价值大约为＿＿＿＿元人民币(即使朋友请客,也请估价)

21. 你吸毒后生理上是否有瘾?

（1）有 　　　　　　（2）没有 　　　　　　（3）说不清

22. 你吸毒后心理上是否有瘾?

（1）有 　　　　　　（2）没有 　　　　　　（3）说不清

23. 你吸毒后是否有过破坏性行为?（如伤人、自伤、破坏财物等）

（1）有过 　　　　　　（2）没有过

24. 你吸毒后的反应有哪些?（可多选）

（1）兴奋、疯狂 　　　　（2）有性冲动 　　　　（3）想发泄

（4）感觉不舒服 　　　　（5）没特别的反应 　　（6）无忧无虑,很轻松

（7）感觉特别舒服 　　　（8）其他,请注明: _____

25. 在过去一年中,你是否出现了下列情况:

	是	否
（1）由于反复使用某种药物,导致不能完成学习、工作任务或不能料理家务	1	0
（2）在对自己构成身体危害的情况下还反复地使用某种药物	1	0
（3）因反复使用某种药物而多次受到治安处罚或法律制裁	1	0
（4）尽管因反复使用某种药物而导致家庭、人际关系恶化,但仍然继续使用	1	0

26. 在过去一年中,你是否出现了下列情况:

	是	否
（1）需要明显地增加某种药物的剂量才能达到期盼的效应	1	0
（2）停止使用某种药物后会反复出现身体上的不适	1	0
（3）摄取某种药物的剂量和时间远远超过先前的预想	1	0
（4）一直希望减少或控制使用某种药物而进行一些无效的努力	1	0
（5）为获得、使用某种药物或从药物的效应中恢复过来而耗费了大量的时间	1	0
（6）由于某种药物的使用而不得不放弃或减少重要的社交或职业活动	1	0
（7）尽管因使用某种药物而反复引起某些生理或心理问题,但仍然继续使用	1	0

27. 你是否曾经因吸毒而中毒?

（1）是 　　　　　　（2）否

28. 你吸毒后出现的体征是: _____

_____（对照附录 2 填写序号）

29. 你吸毒后出现的精神症状是：_____

_____（对照附录 3 填写序号）

30. 你是否接受过戒断药物依赖的治疗？

（1）是　　　　　　　　　（2）否（跳答至第 32 题）

31. 上题若选（1），你采用的方法是：（可多选）

（1）药物治疗，名称是_____　（2）仪器治疗　（3）其他，请注明：_____

32. 你是否进行过自我戒断药物依赖的治疗？

（1）否　　　　　　　　　（2）是，方法是：_____

33. 你有无劝说或邀请他人吸毒？

（1）有过　　　　　　　　（2）没有过

34. 吸毒是否曾经使你陷入经济困境？

（1）是　　　　　　　　　（2）否（跳答至第 36 题）

35. 若上题选（1），你一般采用哪种办法来增加你的经济收入？（可多选）

（1）问父母要　　　　　（2）向亲戚朋友借　　　　（3）多做兼职多挣钱

（4）变卖家产　　　　　（5）借高利贷　　　　　　（6）赌博

（7）坐台或出台　　　　（8）不择手段，只要能得到钱

（9）以贩养吸　　　　　（10）其他，请注明：_____

36. 你对滥吸毒物的认识是：（可多选）

（1）自娱自乐，与他人无关

（2）可作为海洛因等的替代品，减少对毒品的依赖

（3）扰乱治安，败坏风气

（4）性关系混乱，传染疾病

（5）没什么想法，活到哪里是哪里

（6）其他，请注明：_____

37. 你认为滥吸毒物对社会的危害性如何？

（1）没有任何危害　　　（2）有很小的危害

（3）有一些危害　　　　（4）有很大的危害

38. 你以后还会继续吸毒吗？

（1）肯定还会用

（2）坚决不用了

（3）不想用了，但怕生理上有瘾戒不掉

（4）不想用了，但怕心理上不适应戒不掉

（5）不想用了，但怕生理心理上都有瘾戒不掉

（6）其他，请注明：＿＿＿＿＿＿＿＿＿＿

39. 你认为下列途径是否会传播艾滋病？

NS1	血液接触	（1）是	（2）否	（3）不知道
NS2	性交	（1）是	（2）否	（3）不知道
NS3	合用牙刷/剃须刀	（1）是	（2）否	（3）不知道
NS4	握手	（1）是	（2）否	（3）不知道
NS5	蚊子叮咬	（1）是	（2）否	（3）不知道
NS6	接吻	（1）是	（2）否	（3）不知道
NS7	母婴传播	（1）是	（2）否	（3）不知道
NS8	共用针筒	（1）是	（2）否	（3）不知道

40. 你是否认为自己有感染艾滋病病毒的风险？

（1）是　　　　　　　（2）否　　　　　　　（3）不知道

41. 你是否认为自己的性伴侣中已经有人感染了艾滋病病毒？

（1）是　　　　　　　（2）否　　　　　　　（3）不知道

42. 你是否认为自己已经感染了艾滋病病毒？

（1）是　　　　　　　（2）否　　　　　　　（3）不知道

43. 你是否进行过艾滋病病毒（HIV）感染检查？

（1）否　　　　　　　　　　（2）是，但不知道结果

（3）是，呈阴性　　　　　　　（4）是，呈阳性

最后一部分是有关性行为、性生活的一些比较隐私性的问题。我们设计这些问题的目的，是想知道使吸毒物对人们性行为的影响。所以，我们十分诚恳地请求你抛开顾虑，向我们提供真实有效的信息。现在，我们可以开始了吗？

44. 请在下列答案中选择符合你的一项：

（1）我只和同性做爱　　　　　（2）我只和异性做爱

（3）我和同性、异性都做爱　　　（4）不适用（跳答至第51题）

45. 请填答：

（1）在过去30天里，你曾和除配偶之外的＿＿＿＿＿＿＿人发生过性关系？其中有＿＿＿＿＿＿＿人发生性关系是在滥吸毒物之后？

（2）你与上述这些人发生性关系时自己或对方使用避孕套/安全套的频率是：

① 从来不用　　　② 很少用　　　③ 约一半时间用

④ 大部分时间用　　　⑤ 每次都用　　　⑥ 不适用

（3）你与上述这些人中的＿＿＿＿＿＿＿人有过肛交？

（4）你与上述这些人中的_____人有过口交？

46. 请填答：

（1）你最近三次性行为的对象是：

① 同一个人　　　　　　② 两个人　　　　　　③ 三个人

（2）你最近三次性行为的对象和你的关系是：（可多选）

① 配偶　　　　　　　② 恋人　　　　　　　③ 娱乐服务场所陪侍者

④ 娱乐服务场所偶遇的陌生人

⑤ 熟悉的朋友　　　　⑥ 不太熟悉的朋友

⑦ 其他，请注明：_____

（3）在最近三次性行为中，你或对方使用避孕套/安全套的频率是：

① 都不用　　　　② 用过一次　　　③ 用过两次　　　④ 三次都用

47. 你一般和哪种对象发生性关系时使用避孕套/安全套？

（1）固定性伴：① 每次都用　② 有时用　③ 每次都不用

（2）临时性伴：① 每次都用　② 有时用　③ 每次都不用　④ 不适用

（跳答至第 48 题）

（3）这些临时性伴和你的关系是：

① 恋人　② 娱乐服务场所陪侍者　③ 娱乐服务场所偶遇的陌生人

④ 熟悉的朋友　⑤ 不太熟悉的朋友　⑥ 其他，请注明：_____

48. 在你因吸毒而结识的新朋友中，发生过性关系的有_____人，其中异性有_____人，同性有_____人

49. 你在吸毒后是否发生过同时与多个人性交？

（1）有过　　　　　　　　（2）没有过（跳答至第 51 题）

50. 你发生多个人性交的对象是：（可多选）

（1）熟悉的朋友　　　（2）不太熟悉的朋友　　　（3）商业性交易者

（4）陌生人　　　　　（5）其他，请注明：_____

51. 你在吸毒后感染了哪种性传播疾病？（可多选）

（1）梅毒　　　　　　（2）淋病　　　　　　　（3）软下疳

（4）尖锐湿疣　　　　（5）其他，请注明：_____

（6）没有感染任何性传播疾病

52. 你在吸毒后感染了哪种传染性疾病？（可多选）

（1）甲型肝炎　　　　（2）乙型肝炎　　　　　（3）丙型肝炎

（4）肺结核　　　　　（5）细菌性肺炎　　　　（6）肺脓肿

（7）其他，请注明：_____　　　（8）没有感染任何传染性疾病

附录1 违禁药品名录编码

A	B	C	D
1. 安定	13. 冰毒		20. 大麻
2. 安钠咖	14. 丙氧氨酚片		21. 度冷丁
3. 安非拉酮	15. 丙氧匹林片		22. 丁丙诺啡注射液
4. 安眠酮	16. 丙己君		23. 丁丙诺啡舌下含片
5. 安侬痛	17. 苯丙胺		24. 地芬诺酯
6. 安咪奈丁	18. 巴比妥		25. 导眠能
7. 氨酚待因片	19. 布托啡诺注射剂		26. 冬眠灵
8. 氨酚待因Ⅱ号片			27. 地佐辛注射剂
9. 奥沙西泮			
10. 奥沙唑仑			
11. 阿片酊			
12. 阿法罗定			

E	F	G	H
28. 二氢埃托啡	29. 复方樟脑酊	38. 伽玛羟丁酸（GHB）	39. 海洛因
	30. 复方地芬诺脂片		40. 忽悠悠
	31. 复方甘草片		41. 晃悠悠
	32. 芬太尼		42. 挥发性有机溶媒
	33. 芬太尼透皮贴剂		
	34. 芬氟拉明		
	35. 氟安定		
	36. 福尔可定		
	37. 呋芬雷司		

I	J	K	L
	43. 甲基硫基安非他明	47. 咖啡因	53. 氯芬待因
	44. 佳静安定	48. 可卡因	54. 氯硝安定
	45. 解热止痛药	49. 可待因	55. 利他林
	46. 酒	50. 可待因桔梗片	56. 利眠宁
		51. 可非	57. 力月西
		52. K粉（氯胺酮）	58. 鲁米那
			59. 罗拉
			60. 联邦止咳露
			61. 磷酸可待因糖浆

M	N	O	P
62. 吗啡	73. 萘普待因片		75. 匹莫林
63. 吗啡控/缓释片	74. 纳布啡诺注射剂		76. 平痛新
64. 吗啉乙基吗啡			
65. 麻谷丸			
66. 麻黄素			
67. 美沙酮			
68. 马吲哚			
69. 麦角胺咖啡因			

70. 咪达唑仑 71. 眠尔通 72. 莫达非尼			
Q 77. 去甲伪麻黄碱 78. 去甲麻黄素 79. 去痛片 80. 强痛定 81. 曲马多 82. 羟考酮	R 83. 瑞芬太尼	S 84. 舒乐安定 85. 舒芬太尼 86. 三唑仑 87. 速可眠 88. 双氢可待因	T 89. 泰勒宁胶囊 90. 泰洛其 91. 头痛粉 92. 套装丁丙
U	V	W	X 93. 硝基安定
Y 94. 鸦片 95. 乙基吗啡 96. 罂粟壳 97. 摇头丸 98. 摇头水 99. 右丙氧芬 100. 右旋芬氟拉明 101. 异戊巴比妥 102. 烟硷	Z 103. 止泻宁 104. 止咳药水 105. 镇痛新 106. 唑吡坦 107. 扎来普隆		

附录 2　体 征 编 码

1. 瞳孔扩大 2. 结膜充血 3. 视力模糊 4. 流泪或流涕	5. 口干 6. 胸痛 7. 面红 8. 头晕 9. 心悸 10. 恶心呕吐 11. 呼吸抑制 12. 腹泻 13. 尿多	14. 肌肉抽动 15. 肌肉疼痛 16. 肌肉无力 17. 步态不稳	18. 打哈欠 19. 疲倦 20. 嗜睡 21. 意识模糊 22. 吐词不清 23. 昏迷	24. 出汗 25. 发热 26. 失眠 27. 寒战 28. 震颤 29. 毛发竖起	30. 食欲增加 31. 体重下降 32. 血压上升 33. 血压下降 34. 心律不齐 35. 癫痫发作

附录 3　精神症状编码

1. 心境不佳 2. 烦躁不安或抑郁心境 3. 坐立不安 4. 焦虑 5. 神经过敏 6. 易激惹、挫折感、愤怒	7. 生动的令人不愉快的梦境 8. 失眠或睡眠过多 9. 幻觉(幻视、幻听等) 10. 注意力不集中 11. 思维及言语散漫 12. 受迫害妄想	13. 欣快 14. 兴奋 15. 一段时间内精力充沛

后　记

2004 年 6 月的一个下午,在上海北区某咖啡厅,我与一位男性海洛因依赖者进行了访谈对话。正是这番对话,引发了我对新型毒品问题的研究与思考。

"你觉得强制戒毒有用吗?"

"我觉得铁窗戒毒是没用的。但是吃过劳教的人是有压力的,我现在想想,花掉钞票还要去吃官司,没有自由,实在不值得。现在打击很厉害,所以许多吃大烟的人都开始改'溜冰'了。"

"溜冰?"(惊讶)

"不是你们平时说的溜冰,是冰毒。"(笑)

"为什么会流行'溜冰'?"

"因为大烟可以通过尿检化验出来,'溜冰'化验不出来的。"

"'溜冰'的都是什么年龄的人?"

"什么年龄都有,从 17、18 岁到 20 多岁都有。现在'溜冰'都是三男三女配对的,去三个男的,就要点三盘小菜。"

"点小菜?"(疑惑)

"小菜就是小姐。"(笑)

"找小姐干什么?"

"'溜冰'以后很兴奋的,不做(性交)不行。"

"你们是群交还是一对一的?"

"大家乱来的。"

"用安全套吗?"

"从来不用。"

"这种情况现在多吗?"

"太多了。现在包一个房间 800 元,50 元一张门票,30 元一瓶矿泉水,啤酒和冰自己带。当然里面也有买的,像我们人头已经很熟了,就知道谁是在卖的。"

作为一个社会政策和公共健康问题的研究者，这次访谈让我对滥用新型毒品背后潜在的艾滋病流行风险感到非常担心。我发现，尽管中国新型毒品的流行态势已经十分严峻，但除了媒体报道之外，针对该问题的研究性文献至今十分少见。而这一研究的缺失将直接影响政府对新型毒品管制和艾滋病防治的宏观政策制定，影响有关毒品的立法或法律对毒品概念的修改和解释。

正是基于这一认识，2006 年 8 月，在上海市禁毒办公室周伟航主任等人的支持下，由上海市禁毒专家委员会张声华主任领衔，上海社会科学院和上海市药品不良反应监测中心组织了近 10 名不同学科的研究者，就"新型毒品滥用的现状、发展趋势和应对策略"进行跨学科的实证研究。

调查使用的问卷由课题组邀请美国欧道明大学终身教授、社会学与统计学专家杨秀石博士共同设计。为弥补问卷调查中封闭式问题的局限，我们根据性别、年龄、职业等指标分层，对其中的一部分人进行了半结构式的个案深访，并邀请不同学科的专家学者与公安、司法等实战部门负责人进行了系列专题研讨。

经过为期一年多的努力，课题组完成了"新型毒品滥用的现状、发展趋势和应对策略"的研究报告。在此基础上，又经过了一年多的努力，又完成了"传统毒品与新型毒品的比较研究"。

本书就是在上述研究基础上产生的最终成果。尽管本书的撰写分工是明确的，但实际上每位作者都不同程度地吸纳、采用了课题组其他成员的观点、积累与贡献，其中有些章节的内容根据书稿的要求作了删节、归并和调整，从这个角度说，本书的每个章节都属于集体智慧的结晶：第一章由夏国美和杨秀石教授合作完成；第二章主要由缪佳撰写，其中部分内容由李骏补充；第三章由杜文民、李骏、夏国美合作撰写；第四章由李骏撰写；第五章主要由林少真撰写，夏国美作了修改增补，该章引用的部分个案访谈资料为课题组其他成员撰写；第六章由夏国美撰写。统稿由夏国美和杨秀石教授合作完成。

上海社会科学院院长王荣华教授从本项研究启动之初就给予了大力支持，并对社会学、药理学领域的专家学者合作开展本项研究的重要意义给予了高度肯定。本项研究的中期报告"上海新型毒品的蔓延态势和策略建议"于 2006 年 6 月由上海社会科学院人类健康与社会发展研究中心递交上海市委，时任中共上海市委书记的习近平同志在研究报告上作了重要批示，让上海的禁毒研究工作者深受鼓励，进一步明确了研究方向。

作为上海市第一届禁毒专家委员会的领头人，张声华主任为调研工作的顺利完成和本书成果的形成起到了重要作用。这位曾在上海刑侦战线作出卓越贡献的原上海市公安局副局长,在领导禁毒专家委员会的工作中展现了极高的人格魅力和威望。

担任上海市药品不良反应监测中心常务副主任和上海市食品药品监督管理局科技情报研究所副所长的杜文民博士及其所领导的研究团队,用厚实的药理学知识、强烈的事业心和责任感为本项研究作出了重要贡献。

对本书作出贡献的其他成员还有:上海社会科学院的王水、刘漪、沈康荣、王莉娟;上海绍刚律师事务所律师周丹;上海市药品不良反应监测中心王宏敏、金慧琳;上海政法学院杨彤丹;复旦大学新闻学院2003级学生沈壮。在此一并表示感谢。

感谢在调研工作中给予大力支持与帮助的下列单位领导:上海市公安局、市司法局、市劳改局、市检察院、市高级人民法院,市、区各拘留所、市戒毒所、市劳教所等相关部门,黄浦区禁毒办、区自强服务总社、区公安局、区禁毒社工站、半淞园街道,卢湾区禁毒办、区公安局法制科,以及徐汇、静安、虹口、普陀、长宁、嘉定、浦东、奉贤、闵行、南汇、松江、金山、青浦区看守所等单位的负责人;感谢杨璐、徐泳、沈永坚、吴勇平、李煜、汤军、周芝国、叶枫、李天航、张艳、宋建清、姜晓东、王永明、倪亚平、郭艳、陈华芳、韩骏、陈大力、陈柳、孙振刚、顾伯平、臧重年、卢建勤、周新亚、张明春、倪忠泽、徐烈等为本次调研所作的贡献。

感谢上海市禁毒办研究室主任吉宝荣、胡鹏等同志为调研工作所作的协调努力;感谢为课题组提供咨询和建议的上海大学社会学系顾骏教授、上海政法学院刑事司法系胡训珉教授、上海市精神卫生中心赵敏教授;感谢参与本次调研的全体成员:叶雄、陈国强、陈琪、陈炜祺、陆新超、门小军、程杰、刘卫、陈峦明、董晓君、徐轶儆、盛娉、马果杰、李利娜、阎静虹、翟飞南、祝琳、汪俊豪、杨飞飞、顾丽娟、汪琪、乐茂强、孙德铭、耿浩、崔志钧、李琳、徐法坤、李莉、林之真、唐剑、苏国章、潘振禾、张蕾等。

尤其需要说明的是,在课题的实施和本书的出版过程中,上海市禁毒办主任周伟航不仅对调研工作给予了全面指导和有力支持,而且在百忙中抽时间遍阅了所有章节,提出了重要的修改意见。这位具有坚定的人民公仆意识的禁毒工作领导者以其正直、民主、扎实、谦逊的处事作风赢得了课题组全体成员的敬重。

最为难能可贵的是,上海市人大常委会刘云耕主任——这位曾长期从事政法工作、对禁毒斗争具有深刻洞见和强烈使命感、历史感的领导——不仅利用宝贵的端午节假日认真审读了全部书稿;还极其认真地为本书作序,并两易其稿。

他的谦和、诚恳、严谨以及尊重科学、尊重学者的态度与精神，充分体现了科学发展观时代全新的领导风范。

本书的出版得到了上海社会科学院出版社编审陈军先生的大力支持，衷心感谢他和所有为本书的出版付出辛勤劳动的工作人员。

终结毒品是一个艰难而漫长的过程。期待本书的主张会引起更多人的共鸣。

夏国美

2009 年 6 月 2 日

再版后记

　　《社会学视野下的新型毒品》是一本在禁毒领域和学界都享有赞誉的著作。本书自 2009 年出版以来,已被全国 200 多家省市级和高校的图书馆所收藏,并成为许多高校的教材、研究机构的参考著作、禁毒部门最主要的理论与实践指导类书。《中国社会科学报》曾在其创刊号上,用整版篇幅刊登了该书的核心内容;国家和一些省市禁毒办以及人民网、东方网等,也纷纷邀请本书作者开设专题讲座,深入演绎本书所阐述的观点及内容。

　　本书出版至今虽然已有 8 年,但从总体上看,全球的毒品问题仍处于加剧扩散期,中国的毒品形势也依然严峻复杂,毒品的社会危害更加严重。《2016 年中国毒品形势报告》指出,预计今后一个时期,受经济全球化和社会信息化加快发展的影响,国内毒品问题将在相当长的一段时间内持续发展蔓延,禁毒工作面临着巨大压力和严峻挑战。吸毒人员低龄化、多元化特征突出,肇事肇祸案件多发。不仅如此,本书作者认为,由互联网带来的吸毒行为的改变,将进一步加大我国治理毒品问题的复杂性。

　　但相应地,国内以毒品、社会和人的行为为主题,集学术性、思想性和应用性为一体的著作依然缺失。正是在这一背景下,本书成为近年来颇受关注的著作,并已多年脱销。为适应社会禁毒工作和研究的需要,推进社会文明进步,上海社会科学院出版社决定再版本书。这不仅表明了出版者尊重学术的态度,也体现了一种关注文明的眼光和社会担当的责任感。为此,我们要感谢为再版此书作出努力的上海社会科学院出版社。

　　由于在我国,所谓的"新型毒品"主要是指相对海洛因等传统毒品而言、在近几十年发生滥用的、以化学合成为主的毒品。从这个意义上说,本书亦可更名为《社会学视野下的合成毒品》。

夏国美

2017 年 3 月 2 日

图书在版编目(CIP)数据

社会学视野下的新型毒品/夏国美　杨秀石等著.—上海：
上海社会科学院出版社,2017
（禁毒研究）
ISBN 978－7－5520－1628－4

Ⅰ.①社…　Ⅱ.①夏…　Ⅲ.①毒品－研究　Ⅳ.
①R996

中国版本图书馆 CIP 数据核字(2016)第 276792 号

社会学视野下的新型毒品

著　　者：夏国美　杨秀石等
责任编辑：应韶荃　陈慧慧
封面设计：夏艺堂
出版发行：上海社会科学院出版社
　　　　　上海顺昌路 622 号　邮编 200025
　　　　　电话总机 021－63315947　销售热线 021－53063735
　　　　　http://www.sassp.cn　E-mail:sassp@sassp.cn
排　　版：南京展望文化发展有限公司
印　　刷：上海景条印刷有限公司
开　　本：710 毫米×1010 毫米　1/16
印　　张：19
插　　页：1
字　　数：338 千
版　　次：2017 年 4 月第 1 版　　2022 年 1 月第 6 次印刷

ISBN 978－7－5520－1628－4/R・035　　　　　　定价：49.80 元